Die BSE-Krise
Agrarpolitik im Spannungsfeld zwischen Handelsfreiheit und Konsumentenschutz

Europäische Hochschulschriften
Publications Universitaires Européennes
European University Studies

Reihe XXXI
Politikwissenschaft

Série XXXI   Series XXXI
Sciences politiques
Political Science

Bd./Vol. 374

PETER LANG
Frankfurt am Main · Berlin · Bern · New York · Paris · Wien

Christian Wolters

Die BSE-Krise

Agrarpolitik im Spannungsfeld
zwischen Handelsfreiheit
und Konsumentenschutz

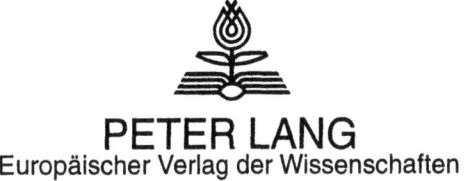

PETER LANG
Europäischer Verlag der Wissenschaften

Die Deutsche Bibliothek - CIP-Einheitsaufnahme

Wolters, Christian:
Die BSE-Krise : Agrarpolitik im Spannungsfeld zwischen Handelsfreiheit und Konsumentenschutz / Christian Wolters. - Frankfurt am Main ; Berlin ; Bern ; New York ; Paris ; Wien : Lang, 1998
   (Europäische Hochschulschriften : Reihe 31, Politikwissenschaft ; Bd. 374)
   ISBN 3-631-33911-9

ISSN 4721-3654
ISBN 3-631-33911-9
© Peter Lang GmbH
Europäischer Verlag der Wissenschaften
Frankfurt am Main 1998
Alle Rechte vorbehalten.

Das Werk einschließlich aller seiner Teile ist urheberrechtlich geschützt. Jede Verwertung außerhalb der engen Grenzen des Urheberrechtsgesetzes ist ohne Zustimmung des Verlages unzulässig und strafbar. Das gilt insbesondere für Vervielfältigungen, Übersetzungen, Mikroverfilmungen und die Einspeicherung und Verarbeitung in elektronischen Systemen.

meinen Eltern

Vorwort

Die gemeinsame Agrarpolitik der Europäischen Gemeinschaft hat anfänglich die nationale Politik von schwierigen Problemen der Umstrukturierung in diesem Bereich entlastet. Abgesehen von der viel kritisierten Überproduktion bei bestimmten Agrarprodukten und den hohen Kosten in diesem Sektor der Gemeinschaftspolitik schienen ihre Vorteile die Nachteile bei weitem zu überwiegen. Der Verlust an nationaler Verantwortung und Steuerungsfähigkeit in der Agrarpolitik wurde durch das zuerst in britischen Beständen sichtbar werdende Auftreten von BSE zum politischen Problem in einer Phase der Integrationspolitik, die mit Maastricht Bürgernähe und Subsidiarität zu Grundzielen der Europäischen Gemeinschaft erklärt hatte. Auch im Agrarbereich konnte es nicht mehr nur um die weitgehende Realisierung von freiem Handelsaustausch zu gleichen Bedingungen gehen, sondern mußte unter Bürgernähe auch der Konsumentenschutz zentrale Bedeutung gewinnen.

Durch die Diskussion um Ursache und Konsequenzen des "Rinderwahns" für die Politik und die Bevölkerung entstand eine weite Kreise der Bevölkerung umfassende Diskussion über europäische Agrarpolitik. Derartige öffentliche Aufmerksamkeit ist zwar unter Demokratisierungsaspekten erwünscht, kann aber durch ihre emotionale Aufladung mit ihren vorzeitigen Schuldzuweisungen auch den angemessenen Zugang zu dem komplizierten Hintergrund der Ereignisse versperren.

Christian Wolters hat mit seiner Magisterarbeit an dieser Stelle angesetzt und systematisch die angesprochenen Vorgänge analysiert. Er behandelt Agrarpolitik im Spannungsfeld zwischen Handelsfreiheit und Konsumentenschutz im Zusammenhang der BSE-Krise zwischen 1988 und 1996, wobei die Europäische Union, Großbritannien und Deutschland als Rahmenakteure erscheinen.

Der gewählte methodische Zugang der Untersuchung - die Policy-Netzwerk-Analyse - erlaubt einen vertieften Einblick in die Art und Weise, wie in der Europäischen Union derartige Probleme bearbeitet werden.

Sein Bemühen, die auf die BSE-Problematik bezogenen Entscheidungs- und Handlungsprozesse innerhalb der komplexen Politikfelder der Agrarpolitik mit ihren jeweils nationalspezifischen *und* gemeinschaftsspezifischen Rahmenbedingungen möglichst umfassend und zugleich deutlich strukturiert darzustellen, müssen zu einem mehrfachen Wechsel der Analyseebenen und Betrachtungsperspektiven führen. Dadurch kann kein einfacher Aufbau, etwa in der Beziehung zwischen nationaler und internationaler Ebene entstehen. Die Realität läßt einen derartigen prägnanten und stringenten Aufbau der Argumentation nicht zu. Durch die Beschränkung der Analyse auf die entsprechende Policy in *einem* Staat wäre der Charakter der Gemeinschaftspolitik in der EU entscheidend reduziert worden. Christian Wolters beschränkt sich nicht auf eine Deskription der Ereignisse und der politischen Handlungsweisen, sondern er analysiert seinen Untersuchungsgegenstand konsequent als dynamischen Interaktionsprozeß der von einer Vielzahl an Akteuren und Determinanten bestimmt wird.

Im Schlußteil faßt Christian Wolters die Untersuchungsergebnisse prägnant zusammen. Diese Ergebnisse könnten und sollten in inhaltlicher und methodischer Hinsicht Voraussetzung weiterer Forschung sein.

Prof. Dr. Ernst Kuper, Göttingen, im Juli 1998

Inhalt

Vorwort	7
1 Einleitung	11
1.1 Fragestellungen	12
1.2 Inhalt und Methoden	13
1.3 Untersuchungszeitraum und Datenerhebung	16
2 Policy-Making im Politikfeld „Agrarpolitik"	19
2.1 Landwirtschaftliche Policy-Prozesse nach herkömmlichem Verständnis	19
2.1.1 Zur Sonderstellung des Politikfeldes „Agrarpolitik"	20
2.1.2 Akteure in der Landwirtschaftspolitik: ihre Ressourcen und Präferenzen	21
2.1.3 Prozesse agrarpolitischer Willensbildung und agrarpolitisches Verwaltungshandeln	34
2.1.4 Zur theoretischen Einordnung	41
2.2 Netzwerkwandel	49
2.2.1 Faktoren des Netzwerkwandels	49
2.2.2 Netzwerkwandel in den Untersuchungsländern	53
2.3 Handelsfreiheit und Verbraucherschutz als potentielle Auslöser von Netzwerkwandel	59
2.3.1 Handelsfreiheit und Konsumentenschutz: Die Gemeinschaftsebene	62
2.3.2 Konsumentenschutz in Großbritannien und der Bundesrepublik	70
2.3.3 Handelspolitik in Großbritannien und der Bundesrepublik	73
2.4 Schlußfolgerung und Hypothesen	75

3 Britische und deutsche Policies während der BSE-Krise — 79
3.1 Die britische Regierung: Handlungen
und Argumentationsweisen — 81
3.1.1 Phase I (88-89) — 82
3.1.2 Phase II (89-90) — 84
3.1.3 Phase III (93-94) — 89
3.1.4 Phase IV (95-96) — 91
3.2 Rahmenbedingungen — 92
3.2.1 In beiden Untersuchungsländern wirksame
internationale Rahmenbedingungen — 93
3.2.2 In Großbritannien wirksame
nationalspezifische Rahmenbedingungen — 106
3.2.3 Institutionelle Voraussetzungen — 126
3.2.4 Instrumentelle Voraussetzungen — 129
3.3 Schlußfolgerung und Zusammenfassung — 131
3.4 Die Bundesregierung: Handlungen und Argumentationsweisen — 133
3.4.1 Phase II (89-90) — 133
3.4.2 Phase III (93-94) — 135
3.4.3 Phase IV (95-96) — 139
3.5 Rahmenbedingungen — 141
3.5.1 In Deutschland wirksame nationalspezifische
Rahmenbedingungen — 141
3.5.2 Institutionelle Voraussetzungen — 158
3.5.3 Instrumentelle Voraussetzungen — 162
3.6 Schlußfolgerung und Zusammenfassung — 163

4 Ergebnisdiskussion — 165
4.1 „Degree of state autonomy" — 166
4.2 „From policy community to issue network?" — 169

5 Resümee und Ausblick — 175

6 Literaturverzeichnis — 179

7 Anhang — 199

1 Einleitung

Als am 20. März 1996 ein britischer Beratungsausschuß die Übertragbarkeit der Bovinen Spongiformen Enzephalopathie (BSE) - im Volksmund auch Rinderwahn genannt - auf den Menschen nicht mehr ausschloß, hatte dies weitreichende Konsequenzen für Verbraucher und Hersteller in ganz Europa. Britische Ausfuhren von Rindern und Rinderprodukten wurden untersagt (F.T., 27.3.96), wochenlang beherrschte die BSE-Thematik die Berichterstattung der Medien.
Noch im Sommer 1998 war der britischen Rindfleischproduktion der Marktzugang auf dem Kontinent verwehrt. Komissionspläne, dies zu ändern, stießen bei deutschen Experten und Politikern auf heftige Ablehnung (Welt, 11.6.98). In Großbritannien lag der pro-Kopf Verbrauch von Rindfleisch noch immer um 19 Prozent unter jenem des Frühjahrs 1995 (MAFF 1998), in Deutschland erwartete man für 1998 ebenfalls einen Rindfleischkonsum, der deutlich unter jenem des Jahres 1995 lag (ZMP 1997).

Auch im politisch-administrativen System blieben die Ereignisse des März 1996 nicht ohne Konsequenzen. Die teilweise heftige Kritik - formuliert etwa vom Untersuchungsausschuß des Europäischen Parlaments (EP 1996) - traf die britische Regierung, das britische Landwirtschaftsministerium und die Europäische Kommission. In Großbritannien machte man sich ebenfalls auf die Suche nach den Ursachen und Verantwortlichen des BSE-Fiaskos. Die Labour-Regierung, die im Mai 1997 ihre Tory-Vorgänger abgelöst hatte, setzte einen BSE-Untersuchungsausschuß ein, der die wissenschaftlichen und politischen Hintergründe der BSE-Krise binnen eines Jahres ermitteln sollte.[1] Bereits im März 1998, zu Beginn der öffentlichen Anhörungen, bat der Ausschuß um eine Verlängerung der Untersuchungsfrist um ein halbes Jahr - sonst sei die gewaltige Aufgabe nicht angemessen zu erfüllen (BSE-Inquiry Press Release, 9.3.98).

---

[1] Im Eröffnungsstatement des Auschßvorsitzenden Sir Nicholas Phillips heißt es zu den Zielen der Untersuchung: „(...) to establish and review the history of the emergence and identification of BSE and new variant CJD in the United Kingdom, and of the action taken in response to it up to the 20 March; to reach conclusions on the adequacy of that response, taking account of the state of knowledge of the time." (BSE-Inquiry Transcripts, 9.3.98).

Zwölf Jahre nach ihrem ersten Auftreten, zehn Jahre nach den ersten politischen Maßnahmen und acht Jahre nach den ersten BSE-bezogenen Konflikten innerhalb der Europäischen Gemeinschaft beschäftigt die Rinderseuche nach wie vor Verbraucher, Medien, Wissenschaft und verantwortliche Politiker. Besonders die Landwirtschaftspolitik steht dabei im Blickpunkt des Interesses, da sie offensichtlich die Probleme, die durch die BSE für die Landwirte, den Ernährungssektor und nicht zuletzt die Konsumenten entstanden, nicht angemessen bewältigen konnte.
Diese Beobachtung wird in der vorliegenden Arbeit als Anlaß genommen, die Muster der Politikgestaltung im Politikfeld Agrarpolitik in der Europäischen Gemeinschaft/Europäischen Union - ausgehend von einem Vergleich der beiden Mitgliedstaaten Großbritannien und Deutschland - genauer zu untersuchen.

1.1 Fragestellungen

Der offensichtlich den Interessen der Landwirte alles andere als zuträgliche Verlauf der BSE-Krise wirft die Frage auf, ob sich die „klassischen" Muster der Gestaltung von Landwirtschaftspolitik in Großbritannien und der Bundesrepublik verändert haben. Wenn sonst im Zusammenhang mit der Landwirtschaft von fortgesetzter Dominanz der Erzeugerinteressen die Rede ist („enduring power of a declining sector", Keeler 1994, S. 13), scheinen im Rahmen der BSE-Krise die Einflüsse handels- und verbraucherschutzpolitischer Erwägungen, die in der Argumentation der zentralen Akteure stets eine hervorragende Rolle spielten, agrarwirtschaftlichen Interessen übergeordnet gewesen zu sein. Gerade ihre Bedeutung gilt es daher im Rahmen der Analyse eines Wandels innerhalb des agrarpolitischen Entscheidungsgeflechts zu untersuchen.

Die in der BSE-Krise unterschiedlichen Regierungshandlungen und Argumentationsweisen in Deutschland und Großbritannien werfen zwei Fragen auf. Generell gilt es zu klären, welche Faktoren zu bestimmten Handlungen der Regierungen führten. Eine Beantwortung dieser Frage kann Rückschlüsse hinsichtlich der Bedeutung verbraucherschutz- und handelspolitischer Einflüsse auf die Gestaltung der BSE-Politik ermöglichen.

Zweitens stellt sich aber auch die Frage, inwieweit in einem vermeintlich „vollständig vergemeinschafteten" Politikfeld wie der gemeinsamen Agrarpolitik nationale Problemlösungsstrategien möglich oder sogar nötig sind. Wenn auch die Frage „wer hat Schuld an der BSE-Krise?" zu pauschal und in diesem Rahmen unbeantwortbar erscheint, so soll zumindest untersucht werden, ob die BSE tatsächlich diejenigen Charakteristika aufwies, die politisch Handelnde vor unlösbare Aufgaben stellen. Sind die Ereignisse des Jahres 1996 unausweichliche Konsequenz der Problemlage oder beweist die „Vorgeschichte", daß es Handlungsspielräume gab, die einen anderen Verlauf der BSE-Krise ermöglicht hätten?

Zweifellos läßt der hier behandelte Teilbereich europäischer Politik auch Rückschlüsse über den allgemeinen Charakter der internationalen Organisation EU zu. Gerade im Zuge der EU-Reform und der bevorstehenden Erweiterungs- und Vertiefungsvorhaben muß die Frage gestattet sein, ob in der Europäischen Union die Belange der Bürger oder die Partikularinteressen bestimmter Wirtschaftszweige im Mittelpunkt stehen. So kann die vorliegende Studie auch darüber Auskunft geben, ob sich Entwicklungstendenzen feststellen lassen, die zukünftig eine bessere Berücksichtigung der Verbraucherinteressen erwarten lassen.

1.2 Inhalt und Methoden

Die BSE-Policies Großbritanniens und Deutschlands dienen in dieser Untersuchung zwar als thematische „Aufhänger", zu ihrer Einordnung bedarf es allerdings allgemeinerer Überlegungen. In Kapitel 2 steht daher zunächst das Politikfeld der Agrarpolitik als solcher im Blickfeld, bevor schließlich in Kapitel 3 die Erkenntnisse aus Kapitel 2 anhand einer Fallstudie zur BSE-Krise überprüft werden.

Die Untersuchung des Politikfeldes der Agrarpolitik in beiden Untersuchungsländern erfolgt unter besonderer Berücksichtigung der Rolle der gemeinsamen Agrarpolitik der EG/EU (GAP) nach herkömmlichem Verständnis und nach den Entwicklungen der letzten Jahre. So soll der Frage nachgegangen werden, ob sich im Politikfeld ein Wandel vollzogen hat und inwiefern dieser Wandel durch Entwicklungen in benachbarten Politikfeldern wie *Verbraucherpolitik* und *Handelspolitik* ausgelöst wurde, bzw. ob andere Faktoren einen Wandel bewirkt haben. Die Befunde politikwissenschaftlicher Literatur und ihrer gängigen Theorien werden hinsichtlich ihrer Aussagekraft zu Prozessen im relevanten Politikfeld untersucht, wobei der analytische Schwerpunkt auf die Initiation und Formulierung von Policies gelegt wird.

Im Rahmen einer policy-analytischen Sichtweise bedient sich die Untersuchung des theoretischen Konstruktes der Policy-Netzwerkanalyse. Netzwerkanalyse wird hier nicht nur im engen, auf Interessenvermittlung und Verbandsaktivitäten bezogenen Sinne verstanden, sondern schließt weitere Rahmenbedingungen des Handelns der Netzwerkakteure ein. Ein somit weiter gefaßter Netzwerk-Ansatz bietet für die Untersuchung des Politikfeldes „Agrarpolitik" verschiedene Vorteile. Wie Héritier et al. (1994, S. 7) herausstellen, zeichnet er sich besonders durch die Vielfalt der in ihm gebündelten Ansätze zur Erklärung von Policies aus. So können Aspekte wie der Ressourcenaustausch der Akteure, ihre Wertesysteme und Problemlösungsphilosophien, die Bedeutung institutioneller Arrangements sowie die klassischen Perspektiven der Policy-Analyse - die Einteilung in Phasen des Policy-Zyklus oder nach Policy-Inhalten - berücksichtigt werden. Diese Blickwinkel sollen in der vorliegenden Arbeit um zwei Sichtweisen, die in der deutschen Literatur z.B. bei Schumann (1993, S. 410), besonders aber in der englischsprachigen (britischen) Diskussion (z.B. Smith 1993) Bedeutung errungen haben, ergänzt werden: Zum einen die *Veränderung* von Policy-Netzen („network-change"), zum anderen die auch schon in der Politikverflechtungstheorie (Scharpf 1985) angeklungenen Überlegungen zum Ausmaß staatlicher Handlungsfreiheit bei voranschreitender europäischer Integration („degree of state autonomy"). Obwohl Marsh/Rhodes (1992, S. 186) anmerken, ihr Begriff „policy-network" sei nur zum Vergleich verschiedener Politikfelder in Großbritannien, nicht aber zum internationalen Vergleich („across countries") bestimmt, soll der Versuch unternommen werden, die britische Terminologie auf die deutsche Situation zu übertragen. Förderlich ist in diesem Zusammenhang sicherlich auch die Tatsache, daß Landwirtschaftspolitik und insbesondere die Beziehung zwischen dem britischen Ministry for Agriculture, Forestry and Fisheries (MAFF) und dem britischen Bauernverband, der National Farmers' Union (NFU) geradezu das „Paradebeispiel" der Netzwerk-Typologiebildung in vielen Aufsätzen ist.

Die Politikfelder (jeweils nach *herkömmlichem Verständnis* und unter dem *Aspekt des Wandels*) werden in Kapitel 2 in drei Arbeitsschritten behandelt. Zunächst wird dargestellt, welche Aussagen die Fachliteratur hinsichtlich der für die Netzwerkanalyse relevanten Kategorien trifft. Die wichtigsten Akteure auf nationaler und europäischer Ebene, ihre jeweiligen Ressourcen und ihre Beziehungen zueinander stehen dabei im Mittelpunkt. Darauf aufbauend erfolgen Aussagen zum Policy-Prozess: Welche Schlußfolgerungen lassen sich zu den Handlungen im Politikfeld Agrarpolitik ziehen? Als dritter Arbeitsschritt der Analyse folgt ein Vergleich. Gefragt wird hier nach strukturellen und inhaltlichen Gemeinsamkeiten der Untersuchungsländer Deutschland und Großbritannien.

Um etwaigen Veränderungen in den relevanten Politikfeldern gerecht zu werden, stellen Kapitel 2.2 und 2.3 die aus Sicht der Netzwerkanalyse entscheidenden Faktoren vor, die zur Veränderung von Policy-Netzwerken beitragen. Die mangelnde Thematisierung des Wandels und der Innovation von Policies ist die von vielen Autoren bemängelte Schwachstelle der Policy-Netzwerkforschung, weil Netze auch als Sinnbild für der Verharrung im Status quo verpflichtete Akteure oder Gruppen gelten (Marsh/Rhodes 1992, S. 196; Dowding 1995, S. 139)[2]. Der Aspekt des Wandels verspricht im Rahmen der Fallstudie interessant zu sein, da z.B. Smith eine Korrelation von Netzwerkstrukturen und Politikinhalten postuliert, mithin also die neuartigen Politik-Ergebnisse der BSE-Krise auch auf einen Wandel der Politikgestaltungsstrukturen schließen lassen.

Ab Kapitel 3 werden die Befunde und die aus ihnen abgeleiteten Hypothesen aus Kapitel 2 am Fallbeispiel „Regierungshandeln im Zusammenhang mit BSE in Großbritannien und in der Bundesrepublik Deutschland von 1988-1996" untersucht. Im Design der Netzwerkanalyse bezieht sich die Arbeit auf die theoretischen Prämissen und Befunde der Studie „*Die Veränderung von Staatlichkeit. Ein regulativer Wettbewerb. Deutschland, Großbritannien und Frankreich in der Europäischen Union*" von Héritier et al. (1994, S. 6f). Die seitens Héritier et al. gewählten Netzwerkvariablen werden dem landwirtschaftlichen Politikfeld angepaßt, ergänzt oder - soweit möglich - übernommen.

---

[2] Rhodes/Marsh sehen diesen Vorwurf für das Landwirtschafts-Politikfeld als nicht gerechtfertigt an: Gerade *weil* es ein geschlossenes Netzwerk gäbe, sei es nur zu inkrementellen Veränderungen und zur langen Lebensdauer einer in vielerlei Hinsicht anachronistischen Politik gekommen.

Die zentrale Frage, der mittels der Fallstudie nachgegangen wird, konzentriert sich auf die Erklärung von Regierungshandeln. Zu diesem Zweck erfolgt eine Darstellung der Handlung und Argumentationsweisen der britischen Regierung und der Bundesregierung - hier verstanden als abhängige Variable (AV). Anschließend werden als unabhängige Variablen (UVn) die jeweiligen nationalspezifischen Rahmenbedingungen und die internationalen Rahmenbedingungen - hier vor allem die Handlungen der Interaktionspartner auf EG/EU-Ebene - aufgezeigt und verglichen. Obwohl diese UVn in den jeweiligen nationalen Netzen einer Gestaltung und einer Interpretation (sozusagen einer weiteren, intervenierenden Variablen) unterliegen und damit lediglich „mittelbar" (Héritier et al.1994, S. 23) für die Handlung der jeweiligen Regierung verantwortlich sind, wird hier analog zu Héritier et al. (1994, S. 22f) von einer guten Vorhersagekraft der UVn ausgegangen: „Das Handeln der Mitgliedstaaten auf der supranationalen Bühne korreliert mit Faktoren, die zum einen die spezifische Perzeption des Problems (...) bestimmen und zum anderen als Netzwerkvariablen die institutionellen und instrumentellen Voraussetzungen des staatlichen Handelns bilden" (Héritier et al.1994, S. 27).

In der abschließenden Diskussion (Kap. 4) wird geprüft, inwiefern die Positionen, Strategien und Handlungen der Regierungen Rückschlüsse auf die Veränderung der Netzwerke zulassen und ob tatsächlich, wie die Rhetorik vieler Politiker im Falle der BSE vermuten läßt, Verbraucherschutz und Handelsfreiheit zu einem dauerhaften Netzwerkwandel geführt haben. Einen zweiten Schwerpunkt bildet hier die eingangs gestellte Frage, ob die BSE-Krise Rückschlüsse über die Veränderung der Autonomie der Regierungshandelnden zuläßt.

1.3 Untersuchungszeitraum und Datenerhebung

Wird im zweiten Kapitel die Landwirtschaftspolitik seit dem Zweiten Weltkrieg (wenngleich mit Schwerpunkt auf den Entwicklungen der letzten Jahre) thematisiert, so ist der Untersuchungszeitraum des Fallbeispiels wesentlich eingeschränkter: Er erstreckt sich vom ersten wissenschaftlich erwähnten Auftreten der BSE 1986 bis zum Bericht des „Spongiform Encephalopathy Advisory Committee" (SEAC), dessen Schlußfolgerungen die britische Regierung am 20.3.1996 dem Unterhaus mitteilte und damit die BSE-Krise auf eine neue dramatische Spitze trieb.

Einleitung

Zur Festlegung des Untersuchungszeitraumes auf die genannte Zeitspanne kommt es aus verschiedenen Gründen: Zentral ist vor allem der methodische Aspekt. Im Rahmen dieser Arbeit hätte die Fülle an Datenmaterial, das in einer Bearbeitung der Zeit nach dem März 1996 hätte berücksichtigt werden müssen, in der Fallstudie nicht angemessen bearbeitet werden können. Zudem erfuhr die Thematik „BSE" eine noch höhere Politisierung und wurde endgültig von *low politics* zu *high politics*. Auch die britische Blockadepolitik[3] gehorchte nicht mehr den Gesetzen der BSE-Policy von zuvor: Landwirtschaftliche und wissenschaftliche Fragen traten gegenüber der PR-Kampagne des angeschlagenen britischen Premiers und der europapolitischen Grundsatzfragen in den Hintergrund.

Selbst im begrenzten Untersuchungszeitraum kann sich die Fallstudie nur auf einige wenige Kulminationsphasen beziehen. Zwar wurde der gesamte Zeitraum ausgewertet, aufgrund der Fülle der Ereignisse und gesetzgeberischen Tätigkeiten können jedoch nur die „Höhepunkte" untersucht werden.[4]

Aus inhaltlichen Gründen läßt sich ebenfalls eine Zäsur im März 1996 rechtfertigen. So bildet der SEAC-Bericht den Höhepunkt einer fehlgeschlagenen Politik und den Zeitpunkt der bisher höchsten Transparenz einer sonst schwer durchschaubaren Entwicklung. Die Möglichkeiten zur Schadensbegrenzung für den Rindfleischsektor und zur einvernehmlichen Einigung auf Gemeinschaftsebene waren im März 1996 endgültig verspielt. Zudem veränderte der Bericht die Rahmenbedingungen der politisch Handelnden entscheidend, da sich erstmals die Beweise eines Zusammenhanges von BSE und der tödlichen Creutzfeldt-Jakob-Krankheit beim Menschen (CJD) verdichteten. Das Kriterium „wissenschaftliche Unsicherheiten" ist somit grundlegend für die Einheitlichkeit des Untersuchungszeitraumes.

---

[3] Aus Protest gegen das seiner Meinung nach überzogene Exportverbot der EU verkündete der britische Premierminister Major auf dem Höhepunkt der Auseinandersetzungen mit der EU eine Politik der „verweigerten Kooperation" („policy of noncooperation"). Britische Vertreter im EU-Ausschuß COREPER stimmten fortan keinen Entscheidungen mehr zu (Welt, 23.5.96).

[4] Einen Überblick über die Kulminationsphasen der BSE-Krise im Untersuchungszeitraum vermittelt Kapitel 3.1.

Das Datenmaterial dieser Arbeit besteht aus Dokumenten, Stellungnahmen und Veröffentlichungen der jeweiligen Akteure sowie Sekundäranalysen. Experteninterviews, die vom Autor mit Vertretern der relevanten Akteure und Akteursgruppen im Zeitraum von September 1996 bis Januar 1997 in Deutschland durchgeführt wurden, dienen zur Illustration und Unterstützung des Gesagten. Aufgrund der Aktualität des Themas und der ihm besonders seit März 1996 eigenen Brisanz kann die Datenmenge als eingeschränkt bezeichnet werden. Hinzu kommt die unterschiedliche Qualität des Materials - da es sich bei der BSE als solcher um ein primär britisches Problem handelte, sind Ausschußberichte und offizielle Dokumente britischer Herkunft ungleich umfangreicher ausgewertet worden.

2 Policy-Making im Politikfeld „Agrarpolitik"

Die Aufgabe dieses Kapitels ist die Vorbereitung des theoretischen und empirischen Hintergrundes der in Kapitel 3 folgenden Fallstudie. Zentral ist hier die Vorstellung der wichtigsten Befunde der Forschung zum Thema. Hieraus werden die im Rahmen der Fallstudie zu überprüfenden Hypothesen abgeleitet.

Um die Dynamik der Entwicklung im Bereich der Agrarpolitik zu verstehen, ist es zunächst erforderlich, sich die klassische Sichtweise der Agrarpolitik in beiden Untersuchungsländern bzw. im Rahmen der gemeinsamen Agrarpolitik der Europäischen Gemeinschaft vor Augen zu führen. Die folgenden Kapitel beruhen auf Studien zu agrarpolitischen Problembereichen wie Preispolitik, Marktordnungen, Subventionen oder GAP-Reform. Der für die Fallstudie relevante Einfluß von Verbraucherinteressen wurde bis in die 80er Jahre nur bedingt - z.B. im Zusammenhang mit Lebensmittelpreisen - thematisiert. Die Lebensmittel*sicherheit* ist hier ein relativ neues Themengebiet, daß besonders durch die Verwirklichung des Binnenmarktes und den Wegfall der Grenzkontrollen Auftrieb erhielt. Diese jüngeren, durch Binnenmarkt und Verbraucherpolitik verursachten Entwicklungen werden in Kapitel 2.2 und 2.3 eingeordnet.

2.1 Landwirtschaftliche Policy-Prozesse nach herkömmlichem Verständnis

Im überwiegenden Teil der Literatur zur Landwirtschaftspolitik der Untersuchungsländer werden für den Zeitraum vom Zweiten Weltkrieg bis zu den frühen 80er Jahren der breiten Öffentlichkeit verschlossene Entscheidungsprozesse unter nahezu ausschließlicher Mitwirkung zweier Akteure - des jeweiligen Ministeriums sowie der verbandlichen Interessenvertretung des Berufsstands - beschrieben. Daran änderte auch die Gründung der EWG (im Falle Großbritanniens: der Beitritt zu selbiger) zunächst nichts, außer daß zu den ursprünglichen Akteuren durch die Kommission und den Agrarministerrat weitere - allerdings gleichgesinnte - Akteure hinzukamen. Über den gesamten Zeitraum garantierten die Beziehungsmuster zwischen den genannten Akteuren die privilegierte Berücksichtigung der Interessen eines schrumpfenden Wirtschaftsbereiches trotz enormen Reformdrucks („unprecedented pressure for liberal reform",

Keeler 1994, S. 13). In den folgenden Kapiteln steht daher die Frage im Vordergrund, wodurch die bemerkenswerten Politikergebnisse und Entscheidungsmuster in der Agrarpolitik erklärt werden können. Besondere Aufmerksamkeit wird dabei den Charakteristika des Politikfeldes Agrarpolitik und den landwirtschaftlichen Policy-Netzen der Untersuchungsländer geschenkt. Der Begriff Policy-Netz bezeichnet hier zunächst nur die „Akteure, die an der Entstehung und Durchführung einer Policy beteiligt sind und ihre Beziehungen" (Héritier 1987, S. 44).

2.1.1 Zur Sonderstellung des Politikfeldes „Agrarpolitik"

Sowohl in der Bundesrepublik als auch in Großbritannien genoß der landwirtschaftliche Wirtschaftssektor - und damit auch die Landwirtschaftspolitik - schon vor der Einführung der GAP eine Sonderstellung. In beiden Ländern wurden nach dem Krieg die wesentlichen Regelungen, mit deren Hilfe zu Kriegszeiten die heimische Landwirtschaft gestützt und die Versorgung der Bevölkerung sichergestellt werden sollte, beibehalten. Im Unterschied zu Deutschland - hier haben Intervention und Protektionismus eine bereits seit dem Kaiserreich bestehende Tradition (Hendriks 1992, S. 27) - hat die Sonderstellung der Landwirtschaft in Großbritannien eine kürzere Geschichte. Erst nach den Erfahrungen des Zweiten Weltkrieges und der vorangegangenen Lebensmittelkrise der 30er Jahre griffen britische Regierungen massiv in die Agrarmärkte ein (Smith 1992, S. 37).

Parallelen gibt es auch in der Gesetzgebung: Die besondere Bedeutung der Landwirtschaft wird in Großbritannien durch den „Agriculture Act" (1947) festgelegt, der jährliche Preisansetzungen (den „annual price review") und obligatorische Konsultationen zwischen MAFF und NFU vorschreibt (Grant 1989, S. 136). Das Pendant zum Agriculture Act ist das bundesdeutsche Landwirtschaftsgesetz von 1955 (Bundesgesetzbl. I 565, § 1.), das „naturbedingte und wirtschaftliche Nachteile" der Landwirtschaft gegenüber anderen Wirtschaftsbereichen einräumt und zu deren Ausgleich staatliche Intervention z.B. über Handels- und Preispolitik vorschreibt. In seiner Zielsetzung der Steigerung der Nahrungsproduktion und der Verbesserung der sozialen und wirtschaftlichen Lage der Landwirte glich das Landwirtschaftsgesetz seinerseits schon sehr dem Art. 39

EWGV (Hendriks 1992, S. 38f),[5] in welchen die deutschen Vorstellungen maßgeblich Eingang fanden. Beide Gesetze dürften identitätsstiftend für die Landwirtschaft gewirkt haben (vgl. Heinze 1992, S. 29): Sie zementierten einen Wertekonsens. Dieser beinhaltete die staatliche Unterstützung der landwirtschaftlichen Produktion und die Verbesserung der Lebensbedingungen für Landwirte als Ziele staatlichen Handelns sowie die Einbeziehung der Landwirte in den Entscheidungsprozeß. Als Gegenleistung für diese staatlicherseits erfolgende „Sonderbehandlung" wurde von den Landwirten die damals als dringendstes Problem empfundene Sicherstellung der Selbstversorgung mit Nahrungsmitteln erwartet.

2.1.2 Akteure in der Landwirtschaftspolitik: ihre Ressourcen und Präferenzen

In beiden Untersuchungsländern sind die landwirtschaftlichen Interessen durch mächtige **Landwirtschaftsverbände** repräsentiert. Anders als in Deutschland gibt es im Vereinigten Königreich allerdings drei regionale Dachverbände (NFU of Scotland, Ulster Farmers' Union, NFU of England and Wales). Die NFU of England and Wales ist dabei der größte und mächtigste Verband und fungiert demgemäß oft koordinierend und als Sprachrohr der Farmer (Burkhardt-Reich/Schumann 1983, S. 311f). Das deutsche Pendant der NFU ist der Deutsche Bauernverband (DBV), der im traditionell dreigliedrigen landwirtschaftlichen Organisationsspektrum (Kammern, Genossenschaften, Bauernverbände) auf allen Ebenen die zentrale Macht besitzt und somit als „quasi-Alleinvertretung" der deutschen Landwirtschaft bezeichnet werden kann (Heinze 1992, S. 56).

Beide Verbände verfügen über eine hervorragende und damit auch für die politischen Entscheidungsträger interessante Menge an Ressourcen, die sie gewinnbringend im politischen Entscheidungs- und Verhandlungsprozeß einbringen können. Erstens zeichnet sie trotz sinkender Zahl der in der Landwirtschaft Beschäftigten ein hoher Organisationsgrad und eine hohe Organisationsdichte aus: Der DBV hatte anno 1992 einen Organisationsgrad von 90% der deutschen Landwirte und erfaßte sogar 99% der

---

[5] Art. 39 EWGV legt als Ziele der GAP u.a. fest, „die Produktivität der Landwirtschaft zu steigern" und „der landwirtschaftlichen Bevölkerung (...) eine angemessene Lebenshaltung zu gewährleisten."

Vollerwerbsbetriebe (Heinze 1992, S. 63).[6] Ähnliches gilt für die NFU, die zwar durch die geringere Zahl britischer Landwirte weniger Mitglieder als der DBV hat, aber ebenfalls einen Organisationsgrad von ca. 85% aufweist (Burkhardt-Reich/Schumann 1983, S. 132).

Zweitens wird den Verbänden in der Fachliteratur aufgrund der strengen Organisation, der hohen Identifikation der Mitglieder mit den Verbandszielen und des hohen (in Notfällen auch disziplinierenden) Einflusses der Verbandsführung auf die Mitglieder bescheinigt, gute und zuverlässige Verhandlungspartner für die Regierungsseite abzugeben (Hendriks 1992, S. 145; Grant 1989, S. 139). Als Beleg für diese Behauptung wird auf die im Vergleich mit Italien, den Beneluxstaaten und besonders Frankreich relativ friedlichen Protestformen der Landwirte verwiesen.

Drittens verfügen beide Agrarverbände über bedeutendes Fachwissen. Dieser Ressource kommt besonders während der Phase der Politikformulierung Bedeutung zu, da Vertreter der Agrarverbände oft in der Lage sind, Regierungsbeamte auf technische Probleme bei der praktischen Umsetzung von Verordnungen hinzuweisen.

Viertens nennen beide Verbände eine gute Finanzausstattung und eine hohe Anzahl hauptamtlicher Mitarbeiter ihr eigen. Hier ist allerdings auf einen weiteren Unterschied hinzuweisen: Während die personelle und finanzielle Kraft der britischen Agrarverbände in den Zentralen gebündelt ist (Grant 1989, S. 139), kommt der DBV mit einer vergleichsweise kleinen Bundesgeschäftsstelle in Bonn aus. Die organisatorische Macht des DBV erwächst aus den regionalen Mitgliederverbänden (Heinze 1992, S. 59f).

Fünftens stellt auch die den Verbänden zugeschriebene Fähigkeit, Wählerstimmen zu garantieren, eine wichtige Ressource dar. Hier lag besonders im Verständnis der deutschen Parteien CDU/CSU und FDP der Hauptgrund für die Sonderrolle der Landwirtschaft: Man meinte, daß eine zufriedene Bauernschaft die soziale Stabilität ländlicher Regionen und damit bei Wahlen ein günstiges Stimmverhalten der Landbevölkerung garantieren könne (Keeler 1994, S. 21).

---

[6] Laut Selbstauskunft des DBV ist bis 1997 zwar die Mitgliederzahl analog zur Beschäftigtenzahl gesunken, der Organisationsgrad liegt aber nach wie vor bei ca. 90%.

Als weitere Ressource landwirtschaftlicher Interessen gilt die personelle Verflechtung. Sie kann zu einer gemeinsamen Problemsicht und zu einem einvernehmlichen Politikgestalten führen. Personelle Verflechtungen zwischen Verbänden, Parteien und Ministerien liegen zum Beispiel dann vor, wenn Verbandsfunktionäre in Fachreferate der Ministerien oder Ministerialbeamte vom Staatsdienst in eine Beschäftigungsposition auf verbandlicher Seite wechseln. Persönliche Kontakte und Wissen über interne Entscheidungsabläufe eröffnen gute Ansatzpunkte für Konsultation, Kooperation oder Lobbying. In ähnlicher Weise wirkt auch die Verbandszugehörigkeit oder auch nur -nähe von Parlamentsmitgliedern: Diese können einerseits die Öffentlichkeitsfunktion der Parlamente zum Vorbringen der Verbandsanliegen nutzen, andererseits in verschiedenen Parlamentsausschüssen ihren Einfluß geltend machen.

Die nahe politisch-inhaltliche Verwandtschaft zwischen den Unionsparteien und der deutschen Landwirtschaft drückte sich erwartungsgemäß in einer deutlichen verbandlichen Färbung eines großen Teils der Unionsabgeordneten in den Parlamenten der deutschen Nachkriegszeit aus. Auch für die FDP galt, daß zahlreiche ihrer Abgeordneten einer der drei im Zentralausschuß der deutschen Landwirtschaft vertretenen Organisationen (Kammern, Genossenschaften, Verbände) angehörten oder nahestanden. Diese Verbandsfärbung der Parlamente hatte in den späten 50er Jahren ihren Höhepunkt (Hendriks 1992, S. 39), aber auch noch 1977 bezeichnete Ackermann den Agrarausschuß des Bundestages als eine „Verbandsinsel" (Ackermann 1977, zit. nach: Heinze 1992, S. 81). Auch in Ober- und Unterhaus sind Agrarinteressen stärker vertreten als ihr Anteil an der Gesamtbevölkerung erwarten läßt (Grant 1989, S. 140).[7] Dennoch scheint dieser Umstand von geringerer Bedeutung als in der Bundesrepublik zu sein (Burkhardt-Reich/Schumann 1983, S. 312), was auf die geringere Beschäftigtenzahl der britischen Landwirtschaft zurückzuführen sein dürfte. Eine (wenn auch nur wahrgenommene) Abhängigkeit von „Landwirtschaftsstimmen" wie bei den Unionsparteien hat es etwa bei den

---

[7] In der Financial Times vom 27. März 1996 hieß es dazu: „Whatever complaints farmers may have, under-representation in parliament is not one of them.There are almost 40 Tory MPs with direct farming interests, including Mr. William Waldegrave, the treasury chief secretary, Sir Patrick Mayhew, Northern Ireland secretary, and Mr Paul Channon, a former trade and industry secretary."

Konservativen nie gegeben - bedingt auch dadurch, daß es in Großbritannien keine Wahlkreise gibt, in denen die „Landwirtschaftsstimme" ausschlaggebend wäre (Grant 1989, S. 140).
Der parlamentarisch vermittelte Einfluß von Parteien und ihren Mandatsträgern auf die Agrarpolitik darf ohnehin nicht überschätzt werden. Diese Feststellung gilt im Falle der Bundesrepublik, besonders aber für das Vereinigte Königreich (Jordan/Richardson 1987, S. 238 u. 252; Heinze 1992, S. 81). Die Bedeutung der Parlamente und ihrer Abgeordneten liegt in ihrer Kontrollfunktion (z.B. über Ausschüsse) und im *agenda-setting* - der Erzeugung einer „Öffentlichkeit" und Initiierung des Policy-Prozesses. Die Schaltstelle im agrarpolitischen Entscheidungsprozeß mit seinen häufig hochkomplizierten, sehr technischen Sachfragen ist allerdings in den Ministerialbürokratien zu finden. Auch hier hat der DBV seine in der Adenauer-Ära erworbene Sonderstellung konservieren können:

> The same habits, the same social profiles of leading civil servants and interest representatives and the transfer of officials from pressure group into ministerial bureaucracy or vice versa has resulted in a high degree of interest homogeneity between the two (Hendriks 1992, S. 147).

Ein ähnliches Verhältnis zwischen den Agrarverbänden und „ihrem" Ministerium läßt sich auch für Großbritannien feststellen. Noch zu Beginn der Ära Thatcher waren Personalwechsel aus dem MAFF in die Führungsetage der NFU keine Seltenheit (Doig 1986, S. 41, zit. nach: Grant 1989, S. 137). Wie auch in der Bundesrepublik ist der *Civil Service* die entscheidende Schnittstelle zwischen Verband und politisch-administrativem System.

Die auf ihren hier vorgestellten Ressourcen beruhende Sonderrolle der Verbände führte in beiden Ländern zu einem besonderen Verhältnis zwischen Verbänden und politischen Entscheidungsträgern, das auch die Politikinhalte prägte. Die Interaktionsformen zwischen der deutschen Landwirtschaft und den gewählten politischen Funktionsträgern läßt sich für die gesamte Nachkriegszeit mit dem Begriff „Kooperation" umschreiben. Phasenweise dominierten die Agrarverbände das politische Geschehen in „ihrem Politikfeld", ohne auf Konfrontationskurs gehen zu müssen. Als Beispiel für letzteres ließe sich unter anderem die Einsetzung und Amtszeit des Landwirtschaftsministers Heinrich Lübke nennen, der von

Adenauer nur um des Friedens mit dem DBV Willen akzeptiert wurde (Kluge 1990, S. 311). Nur in Ausnahmefällen kam es zu Konfrontationen - *belastet* waren die Beziehungen zwischen dem Bundesministerium für Ernährung, Landwirtschaft und Forsten (BMELF) und dem DBV im Grunde genommen nur während der Kinderjahre der GAP, besonders gegen Ende der Ära Adenauer und unter Bundeskanzler Erhard. Nachdem noch während der großen Koalition Bauernproteste auf die gespannte Lage aufmerksam gemacht hatten, leitete die Amtsübernahme durch Landwirtschaftsminister Josef Ertl (FDP) eine lange Phase entspannter, enger Beziehungen zwischen DBV und BMELF ein.[8]

Nach der seitens des DBV begrüßten Machtübernahme durch die Regierung Kohl kamen unter dem neuen CSU-Bundesminister Kiechle Konflikte nahezu ausschließlich „aus Europa" (vgl. Hendricks 1992, S. 158-160). Daheim herrschte indes Einverständnis. Man wollte die Klein- und Familienbetriebe sichern und die Produktionsmengen bei anhaltend hohem Preisniveau begrenzen. Die enge Zusammenarbeit zwischen Ministerium und Agrarverband zeigte sich unter anderem durch deren nahezu einstimmige, fast schon rituelle Zurückweisung von Preisvorschlägen aus Brüssel. Bei Verhandlungen im EG-Agrarministerrat konnte so Minister Kiechle auch seinen Ruf des (erfolglosen) nimmermüden Kämpfers für die Sache der deutschen Bauern kultivieren und erntete dafür stets Lob seitens der DBV-Spitze. Auch in der Öffentlichkeit zeigte sich der enge Schulterschluß deutlich: Bei Protestdemonstrationen gegen die „Brüsseler Preispolitik" 1981 und im Rahmen der GAP-Reformen 1984 adressierten DBV-Präsident, Bundesminister und Staatssekretäre gemeinsam die Bauern. Hatten auch die politischen Vertreter einen schweren Stand, so wurde dennoch oben erwähnte Abgrenzung vollzogen: Auf nationaler Ebene sei man sich ja einig, man unternehme auch alles mögliche, Brüssel mache aber trotz allen Kampfes häufig einen Strich durch die Rechnung (Hendricks 1992, S. 156ff).

Der Eindruck einer besonderen Beziehung zwischen Agrarlobbyisten und Ministerium wird durch den häufigen Kontakt (mindestens wöchentlich stattfindende Konsultationen auf Referentenebene) und den leichten Zu-

---

[8] Zu Verstimmungen kam es allerdings, als DBV-Präsident Heeremann 1976 für den Fall eines Wahlsieges der CDU/CSU mit dem Posten des Bundeslandwirtschaftsministers liebäugelte (Hendricks 1992, S.154).

gang von Verbandsvertretern zu Ministern, bzw. des Verbandspräsidenten Heeremann zum Bundeskanzler untermauert (Hendriks 1992, S. 146).

Eine ähnlich enge Beziehung wird auch für MAFF und NFU konstatiert. Seit dem Ende des Zweiten Weltkrieges herrschte bis in die 80er Jahre eine „working partnership" (Cox 1985, S. 130), welche auf den im Agriculture Act vorgeschriebenen Konsultationsmechanismen basierte und auch den EG-Beitritt 1973 überstand. Wie in der Bundesrepublik prägte die Logik des Interessenausgleiches die Beziehungen zwischen den Partnern eines Arrangements, das häufig korporatistische Züge hatte. Grundlage dieser Austauschbeziehung war, daß die Agrarverbände als Gegenleistung für ihre Beteiligung im Rahmen des Annual Price Review (bis zum Beitritt) für Geschlossenheit in ihren Reihen, für die Umsetzung der Regierungspolitik und vor allem für Effizienzzuwächse und Produktivitätssteigerung sorgten (Cox 1985, S. 135). Wie im Nachkriegsdeutschland (welches diesen Grundsatz auf die GAP übertragen konnte) basierte die Übereinkunft also auf Preisgarantien als Gegenleistung für Sicherstellung der Nahrungsmittelversorgung.

Auch der EG-Beitritt hat nicht zu einer Verschlechterung der Beziehungen zwischen Regierungen und Verbänden geführt. Einhellig war hier die Kritik an einigen der Grundsätze der GAP. So bemängelte man seit Mitte der 70er Jahre deren zu protektionistische Ausrichtung, die im krassen Gegensatz zu den Interessen des kompetitiven, effizienten, auf Commonwealth-Handel ausgerichteten Agrarsektors stand. Des weiteren wurden die auf dem Kontinent nach wie vor geforderten Ertragszuwächse zusehends in Frage gestellt (Smith 1993, S. 110). Auch die britischen Konsumenten beteiligten sich an der Debatte, sie sorgten sich hinsichtlich der Auswirkungen des Beitritts auf die Lebenshaltungskosten. Ein weiterer Einschnitt - die Regierungsübernahme der Tories unter Thatcher - hat ebenfalls die Beziehungen zwischen MAFF und NFU nicht trüben können. Der Thatcherismus brachte eher Probleme für *beide* Partner, da ihre Sonderrolle unter der neuen Ideologie in Frage gestellt wurde (Grant 1989, S. 145f). Dennoch blieb die Maxime für das britische Landwirtschaftsministerium, besonders aber für die Agrarverbände die Beibehaltung dieses Verhältnisses - auch für den Preis, daß bestimmte inhaltliche Positionen, wie das Beharren auf freier Produktion, dem äußeren Druck geopfert wurden (Smith 1992, S. 44).

Neben den Regierungen, Ministerien und Agrarverbänden gilt es **weitere Akteure** zu berücksichtigen. Die wichtigste Multiplikation der Akteure und Veränderung der Akteurskonstellationen ist auf die europäische Integration zurückzuführen. Sowohl für die Bundesrepublik als auch für Großbritannien gilt die Feststellung von Smith (1993, S. 112): Durch die GAP traten *zwei* neue Akteure auf: die europäische Kommission mit ihrem Generaldirektoriat (DG) VI und der Agrarministerrat der EG/EU. Beide üben aufgrund ihrer Steuerungskompetenzen (Kohler-Koch 1992, S. 98, S. 104) einen hohen Einfluß auf die Geschicke der nationalen Policy-Netze aus und können daher auch als Mitglieder derselben bezeichnet werden (Böse/Welschof 1991). Zumindest das **DG VI** verstand sich dementsprechend bis in die 80er primär als Interessenvertretung der Landwirte (Smith 1993, S. 114). Diese Einschätzung teilten jedoch weder DBV noch BMELF. Bereits die Vorschläge zur Einführung der GAP - vor allem die Frage des gemeinsamen Getreidepreises (1963/64) - trafen auf vehemente Ablehnung in Deutschland (Neville-Rolfe 1984, S. 223ff). Diese öffentlichkeitswirksame Opposition des Bundesministers zur Kommission („Bonn gegen Brüssel") setzte sich auch in der Folge größtenteils fort[9] und findet noch heute ihren Ausdruck in rituellen Aufschreien der Empörung bei den jährlichen Preisvorschlägen der Kommission. Kooperation und Depolitisierung sind dennoch in den Beziehungen zwischen Kommission, BMELF und DBV die Regel. Schließlich verfügt die Kommission über Machtressourcen, die für die nationalen Regierungen und Agrarverbände konsensuale Entscheidungsfindungen interessant werden lassen. So ist die Kommission aufgrund des Initiativrechtes, der ihr im Rahmen der GAP zugewiesenen Kompetenzen (Art.43, 44 EWGV), sowie der Entscheidungsvollmacht für den Fall, daß sich der Rat nicht einigen kann, ein mächtiger Akteur im Politikfeld Landwirtschaftspolitik.

Dieses gilt ebenso für den zweiten Akteur, den **Agrarministerrat**. Dessen Rolle im agrarpolitischen Policy-Prozeß wird dadurch bestimmt, daß in ihm die Agrarminister aller Mitgliedstaaten aufeinandertreffen und über die Gesetzesvorlagen der Kommission abstimmen. Der Rat ist daher zwar

---

[9] So z.B. in den 70er Jahren in der Frage der Währungsausgleichsbeträge, die die Kommission und die übrigen Mitgliedstaaten nur als vorübergehende Maßname ansahen, während BMELF und DBV sich zur Entschädigung für monetäre Nachteile für ihr Fortbestehen einsetzten (John 1995, S. 34f; Hendriks 1992, S. 61).

auch Akteur mit eigener Handlungsrationale, besonders aber ein Forum zum Ausgleich nationaler Interessen. Verdeutlicht wurde dieses schon zu einem frühen Zeitpunkt der Gemeinschaftsentwicklung, als das Vorhaben, in der GAP zu Mehrheitsentscheidungen überzugehen, eine schwere Krise auslöste, die nur durch den sogenannten „Luxemburger Kompromiß" (Teasdale 1993, S. 167ff) beendet werden konnte. Diese Vereinbarung begründete die Praxis, daß der Rat bei Entscheidungen, bei denen „sehr wichtige Interessen eines oder mehrerer Partner auf den Spiel standen", von Mehrheitsentscheidungen absah und sich um einvernehmliche Lösungen bemühte. Weil dieses Verfahren den Rat zum Konsens anhielt, leiteten Beobachter und Politiker schnell ein de facto nicht existentes „Vetorecht" der Mitgliedstaaten daraus ab. Bei strittigen Fragen wurde es zum Brauch, die Interessen der Mitgliedstaaten durch sogenannte Paketlösungen[10] in Einklang zu bringen. Auch Großbritannien und die Bundesrepublik machten von der Möglichkeit Gebrauch, durch die öffentlichkeitswirksame Androhung des vermeintlichen „Vetos" den Entscheidungsprozeß im Agrarrat zu beeinflussen.[11] Für den Rat hatte die entscheidungshemmende Wirkung des „Vetos" zweierlei Folgen: Erstens wurde ein Großteil der Kommissionsvorschläge keiner zügigen Entscheidung zugeführt (Nicoll 1984, S. 41), zweitens verlor der Ministerrat insgesamt gegenüber den Gipfeltreffen der Regierungschefs, dem **Europäischen Rat**, an Bedeutung. Hier wurden, quasi auf höchster Ebene, Entscheidungen auch über strittige Fragen der Landwirtschaftspolitik getroffen.[12]

Neben dem Europäischen Rat und dem Ministerrat erfolgt der nationale Einfluß auf supranationaler Ebene in einer weiteren, für die Agrarpolitik und besonders im Hinblick auf die folgende Fallstudie wichtigen Form. Die Rede ist hier von den vielfältigen **Ausschüssen**, die die Arbeit des

---

[10] In diesen werden verschiedene Policies, teilweise auch aus verschiedenen Politikfeldern verbunden, um Mitgliedstaaten Zugeständnisse durch Erfolge in anderen Bereichen zu erleichtern und Abstimmungen zu ermöglichen.
[11] Deutschland nutzte das Veto beim Getreidepreisvorschlag 1985. Großbritannien nutzte es bei den Preisverhandlungen 1982, um seine Haushaltsforderungen (budgetrebate) durchzusetzen (Swinbank 1989, S. 310ff).
[12] Themen waren hier z.B. die Währungsausgleichsbeträge (1978, 1984) oder die von Thatcher unter scharfen Attacken auf die GAP betriebene „I want my money back!"-Kampagne (ebenfalls 1984).

Agrarministerrates und der Kommission unterstützen. Zusammensetzung, Aufgabenbereiche und Einflußchancen der Ausschußtypen lassen sich kurz wie folgt beschreiben (Burkhardt-Reich/Schumann 1983, S. 44ff):

- **COREPER und seine Arbeitsgruppen** sowie der **Sonderausschuß Landwirtschaft** setzen sich aus Mitarbeitern der ständigen Vertretungen der Mitgliedstaaten bei der EG/EU zusammen. Sie bereiten Ratssitzungen und -entscheidungen vor. COREPER (meistens COREPER I) befaßt sich hierbei mit eher technischen Fragen der Landwirtschaft wie Lebensmittel- oder Veterinärfragen, während der Sonderausschuß Landwirtschaft sich mit Fragen der Marktentwicklung und der Verwaltung beschäftigt und dabei die Arbeit der Verwaltungsausschüsse koordiniert.
- **Verwaltungsausschüsse** setzen sich aus Vertretern der zuständigen Ministerien der Mitgliedstaaten zusammen. Sie wurden im Agrarbereich analog zu den einzelnen Marktordnungen eingeführt (z.B. Verwaltungsausschuß für Getreide, für Rindfleisch etc.) und dienen zur Beratung und Kontrolle der Kommission.
- **Ständige Ausschüsse** (Regelungsausschüsse) setzen sich aus Vertretern der zuständigen Ministerien der Mitgliedstaaten zusammen. In ihren Aufgabenbereich fallen diejenigen Bereiche der GAP, die nicht unmittelbar mit den Marktordnungen zu tun haben. Hier haben Vertreter nationaler Ministerien die Möglichkeit, durch Bildung einer qualitativen Mehrheit Kommissionsvorschläge zu blockieren und dadurch zu erreichen, daß sich der entsprechende Ministerrat mit den jeweiligen Sachfragen befaßt. Der im Zusammenhang mit der Fallstudie entscheidende Ausschuß ist der Ständige Veterinärausschuß.
- **Beratende Ausschüsse** sind aus Vertretern betroffener Berufsgruppen zusammengesetzt. Sie existieren analog zu den Verwaltungsausschüssen der einzelnen Produktbereiche („beratender Ausschuß für Eier"). Darüber hinaus wurden sie zu allgemeineren Fragen der Struktur- und Sozialpolitik in der GAP eingesetzt. Ihre Aufgabe ist die Einbringung von Stellungnahmen, Expertise und Kritik bei bestimmten Gesetzesvorhaben. Die Stellungnahmen entfalten keine bindende Wirkung (Burkhardt-Reich/Schumann 1983, S. 51). Der für die Fallstudie entscheidende Ausschuß diesen Typs ist der 1981 eingesetzte Wissenschaftliche Veterinärausschuß (81/651/EWG), in welchem von der

Kommission berufene nationale Wissenschaftler selbige hinsichtlich der zu ergreifenden Maßnahmen beraten. Ebenfalls zu den beratenden Ausschüssen ist der Wirtschafts- und Sozialausschuß (WSA) zu zählen. In diesem sind neben Vertretern der Arbeitgeber-, Arbeitnehmer- oder Verbraucherverbände auch Mitglieder des DBV und der NFU beratend tätig. Allerdings wird auch dem WSA im Entscheidungsprozeß nur ein geringer Einfluß attestiert (Henrichsmeyer/Witzke 1994, S. 445). Somit unterstützen Verwaltungsausschüsse, ständige Ausschüsse und Beratungsausschüsse die Kommission bei der Entscheidungsfindung. Über die Voten der Ständigen Ausschüsse und der Verwaltungsausschüsse können die Mitgliedstaaten, je nach Verfahren, Kommissionsinitiativen verhindern oder aufschieben (vgl. Beutler et al. 1993, S. 218ff).

Neben den Akteuren, die unmittelbar dem Organgefüge der EG/EU zuzuordnen sind, gibt es weitere Akteure auf transnationaler Ebene, die ihren Einfluß im EG/EU-Entscheidungsprozeß geltend zu machen suchen. Als wichtigster Typ sind hier die **europäischen Verbandszusammenschlüsse** zu nennen. Auch die nationalen Spitzenverbände der Landwirtschaft sind auf europäischer Ebene organisiert. Bereits 1958 institutionalisierten sie ihre Zusammenarbeit im Ausschuß der berufsständischen landwirtschaftlichen Organisationen der EWG, COPA und im Allgemeinen Ausschuß des ländlichen Genossenschaftswesens, COGECA. COPA und COGECA stimmen ihre Verbandsarbeit einvernehmlich ab und teilen ihre Aufgabenbereiche dahingehend, daß COPA für die „allgemeine Agrarpolitik" zuständig ist, während COGECA die Organisation und Verwaltung der Märkte als ihr Aufgabenfeld sieht (Burkhardt-Reich/Schumann 1983, S. 347). Kontakte zu den Organen der EG/EU gibt es auf zweierlei Weise: *Informell* - durch persönliche Treffen vom COPA-Präsidium oder Generalsekretär mit dem Agrarkommissar oder dessen Kabinettsmitgliedern, durch Teilnahme von Kommissionsbeamten an den Fach- und Arbeitsgruppen von COPA und COGECA, sowie *institutionalisiert* - COPA stellt die größte Zahl der Mitglieder in den Beratungsausschüssen der Kommission, COPA und COGECA gemeinsam stellen zumeist sogar die Mehrheit der Mitglieder. Auch zum Ministerrat und dessen administrativem Unterbau unterhält COPA „wie kein zweiter Verband (...) intensive Beziehungen" (Kohler-Koch 1992, S. 97).

Zu den Ressourcen transnationaler Agrarverbände zählt vor allem deren bedeutendes Fachwissen, das seitens der Kommission in vielen technischen Fragen gesucht wird (Kohler-Koch 1992, S. 101). In der Ausschußmitarbeit kann COPA allerdings nur Einfluß ausüben, wenn die Mitgliedsverbände sich auf eine gemeinsame Position einigen konnten. Dieses ist jedoch aufgrund der sehr heterogenen nationalen und regionalen Interessen in den Landwirtschaftssektoren der Mitgliedstaaten oftmals nicht der Fall (Kohler-Koch 1992, S. 102). Zudem sind weitere Faktoren, die nach Greenwood et al. (1992, S. 92ff) Verbandsaktivität auf EG/EU-Ebene begünstigen - zum Beispiel schlechter Zugang zum nationalen politisch-administrativen System - im Falle der GAP nicht gegeben. Daher ist sowohl für die NFU als auch für den DBV die Mitarbeit im transnationalen Verbandszusammenschluß COPA nur als Zusatzstrategie zu bewerten, die das traditionelle nationale Lobbying nicht einschränkt oder gar ersetzt, sondern in manchen Sachfragen ergänzt (Keeler 1994, S. 23; Kohler-Koch 1992, S. 103).[13]

Nachdem bedingt durch die Bedeutung der GAP zunächst die supranationalen und transnationalen Akteure vorgestellt wurden, folgen abschließend diejenigen Akteure, die auf nationaler Ebene an der Gestaltung von Landwirtschaftspolitik mitwirken. Landwirtschaftliche Erzeugung ist in keinem Falle isoliert von den **vorgelagerten** (Landmaschinenbau, Futtermittel, Düngemittel, Saatgut etc.) und **nachgelagerten** (verarbeitende Industrie, Handel) **Wirtschaftsbereichen** zu betrachten. Die der landwirtschaftlichen Produktion vorgelagerten Unternehmen sind an einer zahlungskräftigen Landwirtschaft interessiert, um gute Einkünfte für ihre der Landwirtschaft angebotenen Produktionsmittel zu erzielen. Verarbeitung und Handel hingegen sind an günstigen Rohstoffpreisen interessiert, um ihre Produktionskosten niedrig zu halten (Rathke-Hebeler 1988, S. 13ff). Daraus resultiert auf seiten der Abnehmer von landwirtschaftlichen Rohstoffen eine vehemente Ablehnung der den Preiswettbewerb hemmenden Grundsätze der GAP.[14] Die unternehmerische Freiheit der Landwirte zwi-

---

[13] Greeenwood et al. betonen allerdings, daß diese Feststellung nicht auf andere Politikfelder und Akteure, wie zum Beispiel Handel, Industrie oder Gewerkschaften übertragbar ist (1992, S. 35).

[14] So charakterisierte ein Vertreter der Fleischwarenindustrie die GAP mit den Worten: „Katastrophal! Es kann nicht Sinn der Sache sein, Wirtschaftssektoren Gelder

schen beiden Bereichen ist in den Untersuchungsländern beschränkt. Dabei dürfte das Ausmaß dieser vertikalen Integration in Großbritannien aufgrund der größeren, industriellen Betriebsstrukturen sowie des durch Commonwealth-Importe auf die heimische Produktion wirkenden Wettbewerbsdrucks schon seit jeher größer gewesen sein. Die Landwirtschaft in der Bundesrepublik mit ihrer Vielzahl von Klein- und Nebenerwerbsbetrieben tut sich da schon schwerer. Die Vorstellung vom „freien Mann auf freier Scholle" ist für viele deutsche Landwirte nach wie vor das Idealbild, das zwar zuweilen die Realitäten verkennt, aber zur „ideologischen Befriedung" (Rathke-Hebeler 1988, S. 204) dieses Segments der Deutschen Bauernschaft beiträgt. Die Betreiber größerer landwirtschaftlicher Betriebe in der Bundesrepublik haben hingegen, so Priebe, über ihre Tätigkeit in der Spitze des DBV bereits früh zu einer Interessenübereinkunft mit zuliefernden und verarbeitenden Unternehmen gefunden. Als Agribusiness-Netzwerk konnten sie so ihre geballte Macht in die Waagschale werfen (Priebe 1988, S. 220). Der größere Teil der deutschen Landwirtschaft empfindet jedoch den Einfluß der Zuliefer- und Ernährungsindustrie als Abhängigkeit und wehrt sich gegen das Diktat bestimmter Produktionsweisen in Form der Vertragslandwirtschaft.

Bei der Öffentlichkeit der Untersuchungsländer scheint es sich im Zusammenhang mit der GAP auf den ersten Blick lediglich um Betroffene zu handeln, von denen kein Input ins politische System ausgeht. Tatsächlich ist der Einfluß etwa von Verbraucherorganisationen oder Wissenschaftlern eher gering, obwohl die öffentliche Meinung in Einzelfällen Einfluß auf die Problemwahrnehmung der politischen Entscheidungsträger haben kann, besonders wenn die jeweiligen Äußerungen Medieninteresse hervorrufen.
In der Bundesrepublik standen zu hohe Lebensmittelpreise und - seit den 80ern - die Überschußproduktion in der **öffentlichen Diskussion**, insgesamt erregte die GAP aber vergleichsweise wenig Aufsehen. In Großbritannien war die Diskussion, besonders über die Lebensmittelpreise, von Anfang an heftiger. Zusätzlich wurde bereits früh der hohe britische Beitrag zum Gemeinschaftshaushalt thematisiert. Bereits unter den Premiers

---

zuzuleiten, die zur Wohlstandsmehrung überhaupt nichts beitragen." (Interv. Fleischwarenindustrie, 15.10.96); (Rathke-Hebeler, 1988 S. 131f).

Wilson und Callaghan kritisierte man, daß man durch die GAP in die Rolle des „Nettozahlers" geraten werde. Die kleine aber effiziente heimische Landwirtschaft werde kaum von den EAGFL-Zahlungen profitieren und Großbritannien sei somit ungerechterweise zur Subvention der ineffizienten Landwirtschaftssektoren der übrigen Mitgliedstaaten verurteilt (Volle 1989, S. 33).[15]
Kaum nennenswerte Unterschiede gibt es auch hinsichtlich der **Rolle der Wissenschaft**. In beiden Ländern beschäftigt sich vornehmlich die Agrarökonomie mit der GAP und kommt nahezu übereinstimmend zu einem ablehnenden Urteil (vgl. Henrichsmeyer/Witzke 1994, S. 577ff). Trotz des teilweise großen Aufsehens, das ihre Erkenntnisse hervorrufen,[16] erfolgt durch die Wissenschaft jedoch im routinisierten Policy-Prozeß der GAP kein, im Rahmen der Reformprojekten und bei Entscheidungen langfristiger Bedeutung nur ein sehr geringer Input (Hendriks 1992, S. 182f). Als Erklärung stellt Hendriks dazu fest, daß Wissenschaftlern seitens der Ministerien und Agrarverbände aus verschiedenen Gründen kein Gehör geschenkt wird: Die im Regelfall neo-liberal, rein marktwirtschaftlich ausgerichteten Verbesserungsvorschläge nehmen zuwenig Rücksicht auf die *politische Umsetzbarkeit*, um bei Parteien, Regierung und Ministerien Gehör zu finden, und zu wenig Rücksicht auf die *psychologischen* und *sozialen Folgewirkungen*, um bei den Bauernverbänden nicht auf heftige Ablehnung zu stoßen (Hendriks 1992, S. 182ff).

Auch die **Verbraucherverbände** kritisieren das hohe Preisniveau der GAP und - besonders in Deutschland[17] - die Qualität der produzierten Waren. Als Netzwerkakteur gehören sie jedoch weder auf nationaler noch auf supranationaler Ebene zum inneren Zirkel. Dies wird allgemein darauf zurückgeführt, daß sich die heterogenen Interessen der Verbraucher

---

[15] Die kritische Haltung zur GAP war also keineswegs eine Erfindung Thatchers, sehr wohl aber die kompromißlose Haltung, die die neue Regierungschefin in dieser Frage zu Beginn der 80er an den Tag legte.
[16] In Deutschland sorgte z.B. die sogenannte „Göttinger Schule", eine Gruppe von acht Agrarökonomen, für Aufsehen, als sie sich 1983 für Preissenkungen in der GAP aussprach (Kluge 1989, S. 302).
[17] Durch die Skandale im Lebensmittelbereich und das gestiegene Umweltbewußtsein ist es zu heftiger Kritik an den Produktionsverfahren und der Produktqualität gekommen (Hendriks 1992, S.164 ff).

schwieriger zu einem Verbandsakteur mit der Schlagkraft der Bauernverbände formieren lassen. Zudem weist z.b. Keeler darauf hin, daß der Problemdruck der traditionell schwerwiegendsten Folge der GAP - gemeint ist das überhöhte Preisniveau - durch die proportional stärkeren Einkommenszuwächse der Konsumenten beseitigt wurde, mithin also kein Anlaß bestand, sich zu organisieren (Keeler 1994, S. 19).
Die nationalen Dachverbände der Untersuchungsländer, die Arbeitsgemeinschaft der Verbraucherverbände (AgV)[18] auf deutscher und die *Consumers in the European Community Group* (CECG)[19] sowie der *National Consumer Council* (NCC) auf britischer Seite arbeiten in mehreren Ausschüssen auch der nationalen Landwirtschaftsministerien mit.[20] Ihr Einfluß beschränkt sich jedoch auf die beratende Funktion. Auf Gemeinschaftsebene ist dies ähnlich. Der transnationale Verbraucherverband BEUC, dessen Mitglieder die nationalen Dachverbände sind, kann Stellungnahmen abgeben, verfügt aber über recht geringe Verhandlungsressourcen (NCC 1988, S. 108).

2.1.3 Prozesse agrarpolitischer Willensbildung und agrarpolitisches Verwaltungshandeln

Um die Art der Interaktion der Akteure in den Policy-Netzwerken differenziert abzubilden, empfiehlt es sich, ein Policy-Prozeß-Modell zugrundezulegen. Darin wird der Prozeß des Politikgestaltens als ein in verschiedene Phasen oder Sequenzen teilbarer Vorgang betrachtet.
Aus einer vom mangelnden theoretischen Interesse ihrer Verfasser zeugenden (Schubert 1991, S. 71), verwirrenden Vielfalt nicht immer vergleichbarer Prozeßmodelle mit unterschiedlich benannten und abgegrenz-

---

[18] Die AgV umfaßt die 16 regionalen Verbraucherzentralen und 21 weitere verbraucherorientierte Verbände (AgV, VR 7-8/95, S. 11).
[19] Die CECG hatte 1988 27 Mitgliedsverbände und vertrat diese durch einen relativ kleinen Mitarbeiterstab von fünf Personen (NCC 1988, S. 138).
[20] AgV-Vertreter arbeiten im Verbraucherausschuß des BML sowie im Verbraucherbeirat des Wirtschaftsministeriums mit (AgV, VR 7-8/95, S. 11); CECG und NCC z.B. im *Combined Consumers Committee for Great Britain* (CCC) des MAFF. Darüber hinaus werden Vertreter der Verbraucherverbände auch in den Landwirtschaftsausschüssen der Parlamente gehört.

ten Phasen soll hier ein **vereinfachtes Prozeßmodell** abgeleitet werden. Der Policy-Prozeß wird dabei in lediglich drei Phasen unterteilt. [21]

PHASE:	INHALT, HANDLUNG:	TEILBEREICHE:
Initiationsphase	Auftauchen eines Sachverhalts, der zu politischem Handeln Anlaß gibt; Erkennen dieses Umstandes durch politische Entscheidungsträger; Erzeugung einer Absicht zu handeln	„problem identification", Problemartikulation, „agenda-setting"
Formulierungsphase	Erstes Tätigwerden der politischen Entscheidungsträger bis zum Treffen einer aus ihrer Sicht geeigneten Maßnahme (in der Regel Verabschiedung eines Rechtsaktes)	„issue analysis", Zieldefinition, Programmentwicklung, „decision" und „selection"
Implementationsphase	Umsetzung der Entscheidung; hier auch: Überführung von legislativen Akten der EG/EU in innerstaatl. Recht; Kontrolle der Effektivität und Effizienz - bei Defiziten: evtl. Neubeginn des Policy-Prozesses; bei erfolgreicher Zielerreichung - Terminierung	„monitoring", „control", „evaluation"

Vereinfachtes Phasenmodell des Policy-Prozesses

Die Einteilung des Policy-Prozesses in zeitlich aufeinanderfolgende Sequenzen erfolgt hier aus methodologischen Gründen. In der Realität gibt es Überschneidungen und vielfältige Feedback-Mechanismen, durch die sich die Handlungsschritte der Phasen nicht immer eindeutig trennen lassen.

---

[21] Die folgenden Phasenbezeichnungen beziehen sich auf die synoptische Übersicht verschiedener Prozeßmodelle von Löbel (1988), zit. nach Schubert (1991, S. 70).

Angewendet auf „klassische" Policy-Prozesse im Politikfeld Agrarpolitik zeigt sich schon bei der Analyse der **Initiationsphase** eines der wichtigsten Charakteristika der Landwirtschaftspolitik der Nachkriegszeit: Bei vielen Grundverordnungen, wie z.b. der Festlegung der Richt- und Interventionspreise, vor allem aber beim Erlaß von Durchführungsverordnungen der GAP, in denen es im Gegensatz zu den Grundverordnungen nicht um das „ob", sondern um das „wie" bestimmter Policies geht (Beutler et al. 1993, S. 465), beginnt der Policy-Prozeß quasi mit der Formulierungsphase. Eine vollständige Initiationsphase findet nicht statt. Das Gros der Maßnahmen zur Preispolitik im Rahmen der gemeinsamen Marktordnungen oder die Stützungskäufe beruhen auf den routinisierten und automatisierten Policy-Prozessen der GAP. So kommt es zwischen September eines *jeden* Jahres und der Mitte des darauffolgenden Jahres zum langwierigen Prozeß der Festsetzung der Interventionspreise. Dieses geschieht nicht etwa als Reaktion durch einen aktuellen *Problemdruck*, sondern weil die GAP die jährliche Neubewertung der Preise vorschreibt. Gleiches gilt zum Beispiel für die Milchquoten. Noch „schlanker" ist der Policy-Prozeß im Bereich der Marktstützung: „Automatisch" erhebt die Kommission auf eingeführte Agrarprodukte eine Abschöpfung, deren Höhe sie etwa bei Getreide täglich, ebenfalls ohne daß es einer Initiationsphase bedarf, festlegt (Swinbank 1989, S. 316).

Viele - auch umstrittene - Policies der GAP gelangen somit automatisch (oder überhaupt nicht) auf die Tagesordnung. Dies hat wichtige Rückwirkungen auf den agrarpolitischen Policy-Prozeß: Beginnt dieser mit der Formulierungsphase, so verläuft die Entwicklung von Anfang an im politisch-administrativen System. Dorthin richten sich auch die Aktivitäten der interessierten Verbände. Es bedarf einigen Fachwissens, um unter solchen Voraussetzungen am Policy-Prozeß mitzuwirken. Außenseiter werden vor ein großes Hindernis gestellt. Der Wegfall des in der Initiationsphase oft erzeugten öffentlichen Drucks und die Abwesenheit von ausgedehntem Medieninteresse halten außenstehende Akteure von der Partizipation ab. So bleibt der Kreis der Akteure klein und überschaubar, Zugangsmöglichkeiten werden verbaut und ohnehin privilegierte Akteure können ihre Vormachtstellung im Entscheidungsprozeß festigen.

Durch die GAP gilt im Politikbereich „Agrarpolitik" zunächst einmal, daß die Kommission in der Ausübung ihres Initiativrechts (Art. 155 EGV) und ihrer Befugnisse zum Erlaß von Durchführungsvorschriften (Art. 145 EGV) sowie der Rat durch seine Entscheidungsbefugnisse (Art. 145 EGV) als herausragende Akteure im Policy-Prozeß angesehen werden können. Bei einer genaueren Betrachtung der **Formulierungsphase** ergibt sich jedoch ein weitaus komplexeres Bild. Eine Anzahl weiterer Akteure greift innerhalb der langwierigen Konsultations- und Verhandlungsprozesse in den Politikprozeß ein. Auf supranationaler Ebene dominiert die Kommission keineswegs so eindeutig, wie die Vertragsbestimmungen annehmen lassen. Die Regierungen der Mitgliedstaaten treten hier nicht nur im Rahmen des intergouvernementalen Akteurs „Ministerrat" zur Beschlußfassung auf, sondern sind auf vielfältige andere Weise vertreten. Dabei richtet sich die Zusammensetzung der Policy-Netze jeweils danach, ob es sich bei den zu erlassenden Rechtsakten um Grund- oder Ausführungsnormen handelt.

Beim Erlaß von *Grundnormen* (hierzu zählen Fragen der Strukturpolitik, aber auch Richt- und Interventionspreise) erarbeitet zunächst das GD VI einen Vorschlag, an dessen Vorbereitung bei Interesse auch andere GDs in der *Gruppe der interessierten Mitglieder* beteiligt sein können. Dieser Vorschlag der Kommission wird dem Rat, dem EP, dem WSA und dem transnationalen Verbandszusammenschluß COPA vorgelegt. Bei Preisverhandlungen folgt nun eine ca. acht-monatige Phase zunächst der Konsultation und, nachdem alle Akteure ihre Positionen durch Stellungnahmen festgelegt haben, der Verhandlung. Die Aktivitäten der Akteure lassen sich wie folgt zusammenfassen (Burkhardt-Reich/Schumann 1983, S. 358f): EP und WSA beteiligen sich durch *Stellungnahmen* am Formulierungsprozeß. Zur Erarbeitung selbiger konsultieren sie intensiv die interessierten und betroffenen Interessengruppen und stimmen ihre Position in Ausschüssen ab. COPA entfaltet währenddessen, nachdem durch Konsultationen zwischen ihren Mitgliedern und mit Experten ihre Position (z.B. zur „nötigen" Preissteigerung) abgesteckt wurde, intensive Lobbying-Aktivitäten bei der Kommission, den Ausschüssen des EP sowie bei den nationalen Vertretungen der Mitgliedstaaten.
Darüber hinaus bringt COPA die gemeinsame Position der Agrarverbände als Mitglied des WSA ein. Die abschließende Entscheidung des EG/EU-

Gesetzgebers, in diesem Falle also des Agrarministererrates, wird durch eine Abstimmung der nationalen Positionen der Mitgliedstaaten in den dem Rat zuarbeitenden Ausschüssen übernommen. Hier versuchen die Mitglieder nationaler Ministerien oder die ständigen Vertreter der Mitgliedstaaten bei der EG/EU, über einen Vorschlag Einigung zu erzielen. Nur falls dieses nicht gelingt, werden strittige Punkte im Ministerrat quasi „auf höchster Ebene" verhandelt und einer Entscheidung zugeführt (Schwinne 1994, S. 144f).

Parallel hierzu finden auch auf der nationalen Ebene Konsultationen und Verhandlungen statt. So stimmen sich z.b. die Vertreter des BMELF oder des MAFF mit ihren Kollegen aus den Wirtschafts- und Finanzministerien ab, wobei die jeweiligen Landwirtschaftsministerien jedoch die „federführende Rolle" nicht aufgeben. Ferner versuchen die herausragenden Vertreter der nationalen Landwirtschaftsverbände, wenn es in COPA eine Einigung über eine gemeinsame Position der Mitgliedsverbände gegeben hat, diese Position bei den nationalen Vertretern im Agrarministerrat oder den zuarbeitenden Ausschüssen durchzusetzen. Gibt es keine einheitliche COPA-Position, erfolgt über die gleichen Kanäle die Entfaltung von Lobbying-Aktivitäten im Sinne der nationalen Verbandspräferenzen.

Eine andere Zusammensetzung ergibt sich beim Erlaß von *Durchführungsnormen*. Schon seit Beginn der GAP hat die Kommission, ermächtigt durch den Rat, von der Befugnis Gebrauch gemacht, die zur Umsetzung der Grundverordnungen nötigen Detailmaßnahmen zu veranlassen. Allerdings kann die Kommission auch in diesem Bereich nicht willkürlich handeln. Im Rahmen des sogenannten Ausschußverfahrens üben Beamte nationaler Ministerien (in den Verwaltungs- und Regelungsausschüssen) bzw. Vertreter der betroffenen Berufsgruppen (in den Beratungsausschüssen) beratende und kontrollierende Funktionen aus. So haben die Vertreter der nationalen Landwirtschaftsministerien z.B. in Regelungsausschüssen wie dem Ständigen Veterinärausschuß die Möglichkeit, durch die Formation der Sperrminorität Gesetzesvorlagen der Kommission „in den Rat zu bringen". Dieser kann dann mit qualifizierter Mehrheit die Kommissionsvorlage abändern (Beutler et al. 1993, S. 219). Die Zahl der Fälle, in welchen die Ausschüsse von ihren Blockademöglichkeiten Gebrauch machen, ist äußerst gering (Nugent 1991, S. 87). Ursache hierfür ist, daß die Kommission bereits *bevor* sie ihre Vorschläge unterbreitet, eingehende

Konsultationen mit den Ausschüssen und ihren Mitgliedern durchführt und zumeist nur solche Vorlagen einbringt, die unter den Mitgliedstaaten konsensfähig sind. Auch über die Beratungsausschüsse können nationale Problemsichten auf Gemeinschaftsebene verankert werden. Allerdings sind die Empfehlungen der beratenden Ausschüsse wie erwähnt nicht bindend, die Kommission ist lediglich verpflichtet, bei ihrer Beschlußfassung die Stellungnahmen zu berücksichtigen (Beutler et al. 1993, S. 219).

Anhand der Formulierungsphase läßt sich feststellen, daß auch in einem Politikfeld wie der GAP Akteure der nationalen Policy-Netze großen Einfluß besitzen. Die gängige Beschreibung der GAP als „einzige echte gemeinsame Politik" vermittelt einen verzerrten Eindruck (Schumann 1994, S. 139). Außer der Kommission und mit Abstrichen dem EP (dessen Agrarausschuß) greift kein supranationaler Akteur in den Formulierungsprozeß ein. Da sich die Kommission bei der Ausarbeitung ihrer Vorschläge freiwillig dem Konsensprinzip unterwirft und dieses durch gründliche Konsultationen sicherzustellen sucht, stehen nationale Präferenzen während der gesamten Formulierungsphase im Vordergrund. Diese werden im Ministerrat, aber vor allem durch die die Ratsphase vorbereitenden Ausschüsse abgestimmt. Auch die Kompetenzen der Kommission im Rahmen der Verabschiedung von Durchführungsbestimmungen werden durch nationale Einflußchancen in Form der Komitologie beschränkt.

Wie bereits in der Einleitung erwähnt, liegt der Schwerpunkt dieser Untersuchung auf der Initiation und Formulierung von Policies. Diese lassen sich jedoch nicht isoliert betrachten, durch Fragen der Umsetzbarkeit und Feedback-Effekte spielen Implementationsaspekte bereits in den ersten Phasen eine Rolle.

Der zentrale Akteur in der **Implementationsphase** der GAP ist offiziell die Kommission - sie erläßt die zur Durchführung nötigen Bestimmungen und überwacht deren Umsetzung. Da allerdings der Erlaß von Durchführungsnormen im Prozeß-Modell noch zur Formulierungsphase gezählt werden soll, interessiert hier vor allem die Überwachung. Dabei ist die Kommission auf die Zusammenarbeit mit nationalen Ministerien und Behörden angewiesen, denen die Implementation vor Ort obliegt.

Je nachdem, in welche Rechtsform die am Ende der Formulierungsphase getroffene Entscheidung gekleidet wurde, sind nationale Rechtssetzungsinstanzen unter Umständen mit einem gewissen Gestaltungsspielraum der Formulierung auf europäischer Ebene und der Implementation vor Ort zwischengeschaltet (Art. 189 EWGV). Dieses gilt allerdings nicht für **Verordnungen**. Beschlüsse des Rates zur Festsetzung der Preise oder Beschlüsse der Kommission zu Beihilfen auf bestimmte Agrarprodukte werden als eben solche Verordnungen verfaßt und sind damit in der Gesamtheit der Mitgliedstaaten unmittelbar (sofern dies nicht ausdrücklich anders bestimmt ist) ab Veröffentlichung gültig. Sie bedürfen keiner Umsetzung in innerstaatliches Recht (Nugent 1991, S. 168-173; Beutler et al. 1993, S. 192). Der oben erwähnte Spielraum ergibt sich aber für Entscheidungen und Richtlinien. **Entscheidungen** (z.B. die Gesamtheit der untersuchten Rechtsakte der EG/EU im Zusammenhang mit BSE) sind für ihre Adressaten bindend und setzen oft eine Umsetzung in nationales Recht voraus. Sollte keine ausdrückliche Frist vorgegeben sein, können die Mitgliedstaaten durch eine Verzögerung der Überführung in nationales Recht die Anwendung der Entscheidung aufschieben. Erwähnenswert sind hier die Einflußchancen der deutschen Bundesländer, die bei zustimmungspflichtigen Gesetzen die Verabschiedung verhindern können.[22]

Einen größeren Spielraum haben die Mitgliedstaaten bei **Richtlinien** (Nugent 1993, S. 169), die sich an alle oder nur an die bezeichneten Mitgliedstaaten richten. Sie legen lediglich die Ziele der zu ergreifenden Maßnahmen verbindlich fest. Auf welche Weise Richtlinien in nationales Recht überführt werden und welche Verfahren mit welchen Zuständigkeiten die Zielerreichung gewährleisten sollen, liegt im Ermessen der Mitgliedstaaten. Zur Umsetzung vor Ort haben beide Untersuchungsländer im Rahmen der nationalen bzw. regionalen Verwaltung Behörden eingesetzt.[23] Bedingt durch die föderale Struktur des politischen Systems der Bundesrepublik entfällt ein Großteil der Implementation auf die Landwirt-

---

[22] Dieses „Veto" konnte der zuständige Bundesminister Seehofer im BSE Fall durch Erlaß einer auf das FlHG gestützten Dringlichkeitsverordnung - allerdings mit begrenzter Gültigkeitsdauer von 6 Monaten - umgehen.
[23] So hatte die Bundesrepublik zum Beispiel zur Marktregulierung sogenannte Einfuhr- und Vorratsstellen eingerichtet, die inzwischen in der Bundesanstalt für landwirtschaftliche Marktordnung aufgegangen sind (Beutler et al. 1993, S. 466). Die Durchführung der Saatgut-Marktordnung wird z.B. durch das Bundessortenamt in Hannover überwacht.

schaftsverwaltungen der Bundesländer[24] und damit, je nach Bundesland, auf den Landwirtschaftsministerien der Bundesländer untergeordnete Behörden oder auf die Landwirtschaftskammern. In Großbritannien herrscht im Gegensatz zu Deutschland zwar eine traditionell zentralistische Struktur der Politikimplementation vor, bei der Implementation von Landwirtschaftspolitik ist allerdings „administrative devolution (...) the norm" (Greer 1994, S. 410). In der Veterinärverwaltung waren z.B. bis 1995 (ähnlich den deutschen Kreisveterinärämtern) die *local authorities* für die Kontrolle der BSE-Maßnahmen in den Schlachthäusern zuständig. Die territorialen Landwirtschaftsministerien für Schottland, Wales und Nordirland sorgen zwar für die regionale Umsetzung national ausgehandelter und formulierter Programme, ihr Einfluß beschränkt sich damit aber auf die Implementation.

Die Betrachtung der Implementation der Landwirtschaftspolitik zeigt, daß sich auch im Rahmen der Umsetzung der gemeinschaftlichen Maßnahmen Spielräume für nationale Regierungen öffnen. Zudem gibt es, besonders in der Bundesrepublik, auch auf der subnationalen Ebene Akteure, die die letztendlichen Politik-Ergebnisse beeinflussen.

2.1.4 Zur theoretischen Einordnung

Agrarpolitische Policy-Prozesse, Formen der Interaktion der an diesen Prozessen beteiligten Akteure sowie die Bedeutung dieser Interaktionsformen hinsichtlich der Politikergebnisse sind ein klassischer Untersuchungsgegenstand der politikwissenschaftlichen Forschung. Auch das Netzwerkkonzept ist - besonders in der britischen Politikwissenschaft - auf das Politikfeld „Agrarpolitik" angewendet worden (Greer 1994, S. 381). Dabei kommen die Autoren zu recht unterschiedlichen kategorischen Einordnungen. Diese sind nicht nur auf abweichende empirische Befunde, sondern auch auf zuweilen recht eigenwillige und konträre Begriffsbestimmungen zurückzuführen. Im folgenden Abschnitt werden daher die Befunde der britischen Forscher vorgestellt, die begriffliche Problematik wird aufgezeigt und die eigene, in dieser Arbeit vertretene Position festgelegt. Anschließend wird geprüft, welche begriffliche Einordnung sich bei einer Übertragung auf Deutschland anbietet.

---

[24] Nicht alle Bundesländer verfügen über eigenständige Landwirtschaftsministerien, der Politikbereich wird z.B. dem Umweltministerium (NRW) oder dem Innenministerium (Hessen) zugeordnet.

Um eine gewisse Ordnung in die Vielfalt unterschiedlicher Schlußfolgerungen zu bringen, sind zwei Vorüberlegungen nötig: Erstens bedienen sich alle aufgeführten Autoren des Netzwerkkonzeptes als analytisches Hilfsmittel. Die Existenz von Netzwerken, so lautet der Grundkonsens, bringt in unterschiedlichem Ausmaß Stabilität und Kontinuität in die Beziehungen zwischen Regierenden und Interessengruppen. Zweitens gilt es bei der Unterscheidung zwischen den Autoren und ihrer Sicht des Politikfelds mit Rhodes/Marsh (1992, S. 1) zu bedenken, daß es sich beim Policy-Netzwerk-Konzept lediglich um ein „meso-level-concept" (Rhodes/Marsh 1992, S. 1) oder eine „meso-level"-Theorie (Smith 1993, S. 7) handelt, die von Vertretern unterschiedlicher (macro-level-) Staatstheorien in der Policy-Analyse angewendet wird. Je nachdem, ob die Autoren ihre Analyse der gesellschaftlichen Machtverteilung auf pluralistische, korporatistische oder auch marxistische Denkmodelle stützen, gelangen sie auch in der Untersuchung der Netzwerk-Ebene (meso-level) zu unterschiedlichen Schlußfolgerungen. Pluralismus oder Korporatismus sind auf der mittleren Ebene Kategorien zur Beschreibung der Formen des Interessenausgleichs zwischen Verbänden und Ministerien und *nicht* (etwa unter demokratietheoretischen Gesichtspunkten) der Machtverteilung in der Gesamtgesellschaft (Rhodes/Marsh 1992, S. 2ff).

In der politikwissenschaftlichen Forschung herrscht dahingehend Übereinstimmung, daß sich zwischen dem MAFF und der NFU nach 1945 außerordentlich enge Beziehungen entwickelt haben (Greer 1994, S. 398), deren begriffliche Einordnung allerdings für „terminological confusion" sorgt. Dies ist darauf zurückzuführen, daß die Bezeichnung der Interaktionsformen zwischen MAFF, NFU und weiteren Akteuren durch den Begriff „network" in der englischsprachigen Forschung noch keine präziseren Rückschlüsse hinsichtlich der Art der Interaktion, der Machtverteilung oder der Zugangsmöglichkeiten für Außenstehende erlaubt.[25] Daher erfolgt in einem weiteren Schritt der Analyse jeweils die Bezeichnung des Netzwerktyps. Dies geschieht in der Regel durch Termini wie **policy community** oder **issue network**. *Issue networks* lassen sich als offene, fragmentierte Policy-Netze ohne überragenden zentralen Akteur

---

[25] Deutlich aussagekräftiger ist der Netzwerkbegriff in der deutschen Forschung, z.B. bei Mayntz (1993, S.39ff).

(Waarden 1992, S. 30) beschreiben. Über Netzwerkzugang können sowohl die Regierenden und die Interessengruppen aus dem Wirtschaftsbereich als auch Akademiker, Journalisten und interessierte Bürger verfügen. Nimmt man mit Rhodes (1986, zit. n. Marsh/Rhodes 1992, S. 183) ein Kontinuum von Netzwerktypen an, welches von geschlossenen zu offenen Netzen reicht, so ist der *issue network* Typ eindeutig am „offenen" Ende einzuordnen.

Problematischer wird es allerdings beim entgegengesetzten Ende des Kontinuums, den sogenannten *policy communities*. Mit diesem von Jordan/Richardson (1983) geprägten Begriff beschreiben pluralistisch orientierte Autoren das Politikfeld Agrarpolitik in Großbritannien ebenso wie (neo-) korporatistisch orientierte Wissenschaftler.

Zu den *pluralistisch* orientierten Autoren gehören die „Väter" des Begriffes selbst, die sich durch ihr Verständnis der britischen *agricultural policy community* ausdrücklich von korporatistischen und neokorporatistischen Analysen abgrenzen. Sie kritisieren vor allem Grant (1983), der ihrer Meinung nach die Einflußchancen der NFU auf die britische Agrarpolitik viel zu hoch bewertet.

Korporatistisch orientierte Autoren wie Cox et al. (1985) oder Grant sprechen ebenfalls von einer *agricultural policy community* (Grant 1989, S. 136), meinen damit aber offensichtlich etwas anderes als Jordan/Richardson. Trotz aller Bedrängnis in den 80er Jahren haben ihrer Meinung nach MAFF und NFU das Diskussions- und Entscheidungsmonopol in einem korporatistischen Arrangement bewahren können, daß sich vor allem während der Preisverhandlungen bewährt.

Eine Stellung zwischen den beiden Lagern nimmt Smith ein, der sich in seinen zahlreichen Arbeiten über agrarpolitische Entscheidungsprozesse ebenfalls des „labels" *policy community* bedient. Er sieht den Begriff *policy community* in der Verwendung von Jordan/Richardson als von zu geringem analytischen Nutzen, zu deskriptiv und in seiner Betonung von Fragmentation und Zugang zum Netzwerk auch als zu pluralistisch an. Smith teilt die Feststellung der korporatistischen Autoren, daß eine *policy community* ein geschlossenes Netz darstellt, durch das bestimmte Gruppen aus dem Policy-Prozeß herausgehalten werden können. Dennoch bezeichnet Smith die Beziehungen zwischen MAFF und NFU nicht als korporatistisch, hierfür ist seiner Meinung nach der Einfluß der NFU nicht bedeutend genug (Greer 1994, S. 398). Smith unterstreicht, daß es sich bei der *policy community* nach seinem Verständnis um einen dritten, weder pluralistischen noch korporatistischen Typus handelt. Die *policy community* in der Agrarpolitik Großbritanniens erhöht nach Smith die Autonomie der Regierungshandelnden und ermöglicht einen reibungslosen Policy-Prozeß (Smith 1992, S. 35). Auch der EG-Beitritt hat nach Meinung Smiths nicht unmittelbar zu einer Öffnung des Netzes geführt: Durch die GAP haben sich die Policy-Prozesse verkompliziert (verbürokratisiert) und nach Brüssel verlagert. Dies hat den Einfluß der in Brüssel weniger präsenten NFU und außenstehender Akteure erschwert bzw. verringert. Um weitere Akteure wie den NCC in sein Konzept mit einbeziehen und deren zuweilen erfolgende Konsultation erklären zu können, unterscheidet Smith zwischen einer *primary* und einer *secondary policy community*. Die Akteure aus der *secondary policy community* haben Bedeutung für die Art des Umfelds, innerhalb dessen eine Policy implementiert werden muß. Sie sind auch in der Lage, sich z.b. über die Medien Gehör zu verschaffen. Einfluß und Macht werden ihnen jedoch nur zuteil, wenn dieses von den Akteuren der *primary policy community* gewünscht ist (Smith 1992, S. 35). In Smiths Sichtweise der *policy community* dominiert das Landwirtschaftsministerium zu stark, als daß man ihn zu den korporatistisch orientierten Autoren zählen könnte, gleichzeitig impliziert sein Verständnis eine zu hohe Stabilität und Geschlossenheit, um bei Jordan/Richardson auf Zustimmung zu treffen. So kommt Jordan in seiner Kritik an Smith zu der Schlußfolgerung, daß Smith zu sehr vereinfacht und Konflikte auf sektoraler Ebene sowie Spannungen innerhalb der Bürokratien außer acht läßt (Jordan et al. 1994).

Um die Konzepte *policy community* und *issue network* auch in dieser Arbeit nutzen zu können, bedarf es angesichts der Dehnbarkeit der Begriffskategorien einer Festlegung der eigenen Position. Eine von Rhodes/Marsh vorgestellte Typologie scheint hinsichtlich ihrer Anwendbarkeit die meisten Vorteile zu bieten (1992, S. 187). In dieser Typologie grenzen Rhodes/Marsh die Idealtypen *policy community* und *issue network* voneinander ab und vermeiden einen expliziten Bezug zu pluralistischen oder korporatistischen Theorien. Die **policy community** und der **issue network**-Typus - in vielen Aspekten das exakte Gegenteil zur *policy community* - zeichnen sich nach Rhodes/Marsh durch eine Reihe von Eigenschaften aus, die in der folgenden Übersicht kurz vorgestellt werden.

- Die Zahl der Akteure ist begrenzt, bestimmte Akteure werden bewußt ausgegrenzt.
- Ein bestimmtes wirtschaftliches und (oder) professionelles Interesse dominiert.
- Die Interaktion zwischen allen Mitgliedern findet häufig und zu allen wichtigen Themen statt.
- Mitgliederkreis, Werte und Politikergebnisse sind über einen langen Zeitraum keinem Wandel unterworfen.
- Zwischen allen Mitgliedern bestehen Tauschverhältnisse, im Rahmen der Verhandlungen bringen alle Mitglieder Ressourcen ein.
- Innerhalb der beteiligten Organisationen sind die Ressourcen hierarchisch verteilt, so daß die Führung den Gehorsam ihrer Mitglieder garantieren kann.
- Es besteht ein Machtgleichgewicht, von dem nicht alle Mitglieder notwendigerweise profitieren, das aber alle für sich von Vorteil betrachten.

Definition der *policy community*, nach: Rhodes/Marsh 1992, S. 183f.

- Die Zahl der beteiligten Akteure ist groß und prinzipiell unbegrenzt.
- Die Mitglieder repräsentieren eine Reihe unterschiedlichster, oft auch nicht-ökonomischer Interessen.
- Kontakthäufigkeit und Kontaktintensität fluktuieren.
- Zugangsmöglichkeiten und Mitgliederkreis fluktuieren, einem Minimum an inhaltlicher Übereinstimmung steht die ständig drohende Möglichkeit des Konflikts gegenüber.
- Die Ressourcen sind ungleichmäßig verteilt, statt gemeinsamer Entscheidungsfindung durch Verhandlung findet vornehmlich Konsultation statt.
- Die Fähigkeit der Akteure, ihre Mitglieder zu regulieren oder zu disziplinieren, variiert.
- Es besteht eine ungleichmäßige Verteilung der Macht zwischen den Netzwerkakteuren, für die die Interaktion ein Nullsummenspiel darstellt.

Definition des *issue network*, nach: Rhodes/Marsh 1992, S. 183f.

Sicherlich läßt sich in der politischen Realität keiner der beiden Netzwerktypen in Reinform entdecken. Im Rahmen der hier vorgelegten Untersuchung reicht es allerdings bereits aus, in einem ersten Schritt zu überprüfen, welchem Typ die vorgefundenen Netze *ähneln*, um dann in einem zweiten Schritt zu untersuchen, ob sich die Netze in Richtung des einen oder anderen Typus *verändern*. Eingedenk der in Kapitel 2.1.2. und 2.1.3. aufgeführten Akteure und ihrer Interaktionsformen im Policy-Prozeß ergibt sich eine Vielzahl von Hinweisen für die Existenz von *policy communities*. Auf der britischen Seite besteht seitens der zitierten Wissenschaftler dahingehend Einigkeit, daß im Politikfeld Landwirtschaft bis in die 80er Jahre ein Netzwerk des Typs der *policy community* vorzufinden ist. Jordan et al. (1994) bestreiten zwar die Existenz einer sektorübergreifenden *policy community*, bestätigen aber deren Existenz auf subsektoraler Ebene.

Da hier ein Vergleich zwischen den landwirtschaftlichen Politiksektoren in Großbritannien und der Bundesrepublik Deutschland angestellt wird, muß überprüft werden, ob sich die Arrangements zwischen Regierung und Interessenverbänden auch auf deutscher Seite mit dem eingeführten begrifflichen Instrumentarium erfassen lassen. Dabei spielt es zunächst einmal keine Rolle, daß die Netzwerktypologie ausschließlich auf Untersuchungen des britischen Policy-Prozesses beruht. So behaupteten Jordan/Richardson, die Väter des *policy community*-Konzepts, daß sich ihre Befunde auch auf andere westliche liberale Demokratien anwenden lassen (Schubert 1991, S. 94; Rhodes/Marsh 1992, S. 9).

Überprüft man die Aussagen verschiedener Autoren zu den Beziehungen zwischen dem BMELF und den im DBV organisierten agrarischen Interessen, so ergibt sich eine Vielzahl von Übereinstimmungen mit den Charakteristika der *policy community*: Die Interaktion zwischen den beiden Netzwerkakteuren auf höchster Ebene (Bundeskanzler, Landwirtschaftsminister und DBV-Präsidium) und auf Referentenebene verläuft offensichtlich tatsächlich regelmäßig, dauerhaft und intensiv (Hartmann 1985, S. 202). Heinze weist darauf hin, daß das BMELF Gesetzesentwürfe in den Kabinettssitzungen nur nach intensiven Beratungen mit dem DBV (speziell dessen Präsidium) einbringt (Heinze 1992, S. 82). Auch kommt der DBV dem *policy community*-Idealtypus durch seine streng hierarchische Organisationsform und die damit verbundene Fähigkeit des Präsidiums, für seine Mitglieder zu sprechen und deren „Gehorsam" als Verhandlungsressource einzubringen, recht nahe. Relativierend muß hier allerdings der föderale Verbandsaufbau mit den mächtigen, teilweise konträre Interessen vertretenden Landesverbänden berücksichtigt werden. Auch Heinzes Befund, daß an der Basis die Zustimmung zur lokalen Verbandspolitik am größten sei und daß es einen nicht unerheblichen Widerstand gegen die „zu kompromißbereite" Verbandsführung gäbe (Heinze 1992, S. 67), muß in diesem Sinne verstanden werden. Zugunsten der *policy community*-Typologie ließe sich hier jedoch einwenden, daß die Landespräsidenten über das Präsidium des DBV auch für die Bundeslinie verantwortlich sind.

Auch der Kontinuitäts- und Stabilitätsaspekt scheint für den größten Teil der deutschen Nachkriegsgeschichte zuzutreffen. Die geringe Fluktuation führender Netzwerkmitglieder zeigt sich nicht zuletzt an den vergleichsweise langen Amtsperioden der Landwirtschaftsminister Ertl (14 Jahre) und Kiechle (10 Jahre) sowie der Verbandspräsidenten Rehwinkel (10 Jahre) und Freiherr v. Heeremann (27 Jahre). Auch die Variabilität der Ziele der Agrarpolitik blieb bis in die achtziger Jahre äußerst gering: Stets galt es, möglichst hohe Festpreise und die Beibehaltung des Währungsausgleiches sicherzustellen. Zwar wurde eine Produktionssteigerung um jeden Preis seit den späten 70ern zaghaft hinterfragt, man lehnte aber (trotz des ausufernden Agrarhaushalts) eine Produktionsminimierung über reduzierte Preise ab. Stets verwies man als Leitlinie deutscher Landwirtschaftspolitik auf die nur durch eine angemessene heimische Produktion sicherzustellende Selbstversorgung (Hendriks 1992, S. 78ff).

Ebenfalls der *policy community* entspricht die geringe Zahl der Akteure und die Ausgrenzung anderer, unerwünschter Akteure. Letzteres trifft zum Beispiel auf die „Arbeitsgemeinschaft bäuerliche Landwirtschaft" (AbL) zu, die sich seit den frühen 80er Jahren, besonders aber seit der 1987/88 erfolgten Gründung des Dachverbandes der deutschen Agraropposition gegen die Ziele und Methoden des DBV („Wachstumspolitik") wandte und dessen Repräsentationsmonopol herausforderte (Heinze 1992, S. 75). Wie erwähnt, gehört auch die AgV nicht zur *policy community*. Obwohl sie zu bestimmten Policies gehört wird, stoßen ihre Positionen auf scharfe Kritik des DBV oder werden von Ministerien mangelnder Expertise beschuldigt (Hendriks 1992, S. 166).

Abstriche sind bei den Kriterien *Ressourcenaustausch* und *Machtgleichgewicht* zu machen. Zweifellos ist der DBV der herausragende Akteur neben dem Landwirtschaftsministerium. Seine Macht basiert auf seinem Wählerstimmen- und Obstruktionspotential sowie seiner Expertise. Als Gegenleistung bietet das politisch-administrative System seine hervorragende Ressource, nämlich Zugang, Gehör, Konsultation und Machtteilhabe. Heinze (1992, S. 83) weist allerdings darauf hin, daß die - zweifellos bedeutende - Fähigkeit des Verbandes, seine Mitglieder als Wählerpotential zu garantieren und für eine reibungslose Umsetzung der Regierungspolitik zu sorgen, geringer als gelegentlich behauptet ausfällt und zudem hinter dem „Entzugspotential" etwa der Gewerkschaften und der Unternehmerverbände zurücksteht. Ebenso dürfte man kaum von einem völligen Machtgleichgewicht sprechen können. So hat es immer wieder Fälle gegeben, in welchen das Landwirtschaftsministerium auch gegen den Willen des DBV Maßnahmen ergriffen oder Beschlüsse der GAP durchgesetzt hat. Beispiele hierfür sind die Festsetzung des Getreidepreises 1964 (Kluge 1990, S. 315), die auf agrarwissenschaftlichen Ideen basierenden Strukturreformen, die Herrmann Höcherl 1968 einleitete (Kluge 1990, S. 316ff) oder Ignaz Kiechles Projekt der Milchquoten (Kluge 1989, S. 303).

Dennoch läßt sich zusammenfassend feststellen, daß auch in der Bundesrepublik die Landwirtschaftspolitik durch ein Policy-Netzwerk geprägt wurde, daß in der Mehrzahl seiner Charakteristika einer *policy community* entspricht. Trotz unterschiedlicher, im europäischen Kontext teilweise sogar entgegengesetzter Interessen, trotz verschiedener institutioneller Strukturen und unterschiedlicher nationaler Akteurskonstellationen ergeben sich also wesentliche Gemeinsamkeiten der Landwirtschaftssektoren in Deutschland und Großbritannien. In beiden Nationen dominieren ein Ministerium, das vorwiegend die Interessen seiner Klientel vertritt und ein Agrarverband, der privilegierten Zugang zum politisch administrativen System besitzt und dem es regelmäßig gelingt, seine Partikularinteressen als Maxime auch für Regierungshandeln zu etablieren.
Im Hinblick auf die in *Kapitel 3* folgende Fallstudie bietet diese Kategorisierung eine sehr interessante Perspektive, da verschiedene Autoren als Charakteristikum der Politiknetzwerke deren „gemeinsame, dauerhafte Handlungsorientierung" (Eising/Kohler-Koch 1994, S. 190) und deren

Fähigkeit, bestimmte Interessen auszuschließen, betonen. Genau dies scheint für viele Beobachter ein Charakteristikum der BSE-Politik während der letzten 10 Jahre und eine der Ursachen für die ungenügenden „Policy-Outcomes" gewesen zu sein.

Wie bereits wiederholt angeklungen ist, sind die Netzwerke jedoch seit den 80er Jahren „unter Druck geraten": Politikgestaltung im Politikfeld Landwirtschaftspolitik scheint an Stabilität, Exklusivität und Konsens eingebüßt zu haben. Die Ursachen dieser Entwicklung und deren Auswirkungen auf die Netze und Policy-Prozesse stehen im Mittelpunkt des nächsten Kapitels.

2.2 Netzwerkwandel

Im Rahmen dieses Kapitels wird der Standpunkt vertreten, daß die *agricultural policy communities* von mehreren Seiten unter Druck geraten sind und ihre Stabilität durch unterschiedliche Entwicklungen herausgefordert sahen. Dabei wird in einem ersten Schritt dargelegt, unter welchen Umständen sich Netzwerke verändern. Anschließend wird aufgezeigt, inwieweit empirische Belege diese theoretische Vorstellung vom Netzwerkwandel im Bereich der Agrarpolitik unterstützen. Abschließend werden zwei für die Fallstudie wichtige Politikfelder, Handelspolitik und Verbraucherpolitik kurz vorgestellt und hinsichtlich ihrer Bedeutung im Zusammenhang mit Wandel im Politikfeld untersucht. Alle Politikfelder (Agrarpolitik, Handelspolitik, Verbraucherschutzpolitik) werden in einem Spannungsverhältnis der Interessen positioniert.

2.2.1 Faktoren des Netzwerkwandels

Die Urheber des *policy community*-Konzepts, Jordan und Richardson, sehen Stabilität und Kontinuität als die entscheidenden Charakteristiken britischer Politik (1987, S. 259ff). Ihrer Meinung nach bestimmen weder Ideologien noch Regierungspersonal die konkreten Politikinhalte - das *policy-making* verläuft in Beziehungsnetzwerken, in deren Zentren sich die Staatsbediensteten (civil servants) der Ministerialbürokratie befinden (Jordan/Richardson 1987, S. 179). Diese sehen in der Beibehaltung des Status quo, solange dieser tolerierbar ist, ihre erste Handlungspräferenz und bevorzugen inkrementale Anpassung gegenüber radikalem Wandel. Diese Sichtweise scheint durch die Charakteristika der abgeschotteten, innovationsfeindlichen *policy community* unterstützt zu werden. Schwierigkeiten tauchen jedoch dann auf, wenn in einem Politikfeld - trotz der Existenz von Netzwerken - Wandel zu beobachten ist. Die Privatisierung von Staatsbetrieben, die Neuordnung des „local government" oder die Machtbeschneidung der Gewerkschaften unter Thatcher sind solche Entwicklungen, die unter alleinigem Bezug auf die Netzwerkstrukturen schwer zu erklären sind. Gleiches gilt auf deutscher Seite zum Beispiel für die verschiedenen Stufen der Gesundheitsreform, welche für Ärzte und Pharmaindustrie einschneidende und unwillkommene Neuerungen brachte. Auch auf europäischer Ebene sind solche Entwicklungen zu entdecken, so wirft nicht zuletzt die Reform der GAP von 1992 Probleme auf, wenn man nur auf Verharrung im Status quo orientierte *policy communities* zugrundelegt. Die Vernachlässigung der Netzwerkwandel-Thematik in seiner früheren Arbeit gesteht auch Rhodes selbstkritisch ein und äußert seine Überzeugung, daß es zur Erklärung von Policy-Wandel und grundlegenden Innovationen einer Untersuchung des Kontextes, in dem sich Netzwerke operieren und sich herausbilden, mithin also der Netzwerkumwelt bedarf (Rhodes/Marsh 1992, S. 14). In ihrer Analyse einer Reihe von Fallstudien über Netzwerke im britischen Regierungssystem ziehen Marsh/Rhodes das Resümee, daß Wandel in der Regel durch exogene Faktoren, also unter Verweis auf die *Netzwerkumwelt* erklärt wird. Diese Entwicklungen in der Netzwerkumwelt lassen sich vier Kategorien zuordnen:

- ideologische Entwicklungen
- wirtschaftliche Entwicklungen
- wissenschaftliche/technische Entwicklungen
- institutionelle Entwicklungen.

Auslöser des Netzwerkwandels, nach: Marsh/Rhodes 1992, S. 257f.

In ihrer Betonung ideologischer Faktoren unterscheiden sich Marsh/Rhodes erheblich von Jordan/ Richardson: Zwar räumen sie auch wirtschaftlichen Faktoren als Katalysatoren des Wandels eine große Bedeutung ein, jedoch entscheidet ihrer Meinung nach die Zusammensetzung des Regierungspersonals und dessen parteipolitische Ausrichtung oder Ideologie ganz maßgeblich darüber, auf welche Art der Wandel sich vollzieht. Interessant ist auch die dritte Kategorie: Marsh/Rhodes behaupten, daß jede Veränderung des Wissens, jede neue Information über ein zentrales Thema des Netzwerks zu einem Auslöser des Wandels werden kann. Die vierte Kategorie bezieht sich schließlich auf die in unserem Zusammenhang interessante Frage nach der Bedeutung der europäischen Integration. Besonders die Kommission wird hier als neuer institutioneller Akteur gesehen, der durch seine Kompetenzen (z.B. in der Policy-Initiation) Impulse für den Wandel nationaler Policy-Netzwerke geben kann (Marsh/Rhodes 1992, S. 259).

Als größter Nachteil dieser vier Kategorien erweist sich, daß Wandel in Netzwerken lediglich auf exogene Faktoren zurückgeführt wird. Diesen reduktionistischen Ansatz versucht Smith (1993, S. 76ff) zu vermeiden, indem er in einem differenzierten Modell exogene und endogene Faktoren des Wandels aufzeigt und auf deren Kombinationsmöglichkeiten verweist (Smith 1993, S. 97). Smith führt daher eine Reihe von Faktoren an, die zu einer Bedrohung und damit gegebenenfalls auch zum Wandel von Politiknetzwerken führen können. Die bereits bei Marsh/Rhodes angesprochenen Kategorien werden um folgende Faktoren erweitert:

- Wandel in den auswärtigen Beziehungen eines Landes
- neue Probleme/Versagen traditioneller Interessen bei der Lösung der Probleme
- Brüche innerhalb des Netzwerks
- Herausforderung durch *despotic powers* politischer Akteure
- Herausforderung durch andere Netzwerke
- Herausforderung innerhalb der Netzwerke

Auslöser des Netzwerkwandels, nach: Smith 1993, S. 93 ff.

Brüche innerhalb des Netzwerks können demnach dann auftreten, wenn externe Entwicklungen auch durch Verhandlungen der Netzwerkakteure nicht beantwortet werden können und die Netzwerkakteure sich gegenseitig blockieren. In diesem Falle, so Smith, kommt es vor, daß sich die Medien für ein Problem interessieren, Politiker höchsten Ranges sich desselben annehmen und es einer Lösung ohne Netzwerkbeteiligung zuführen. So kann es zu einem Auseinanderbrechen der alten, obsolet gewordenen Netze kommen. Davon zu unterscheiden ist die Kategorie „Herausforderungen innerhalb der Netze". Hier kommt es zu einer Machtverschiebung innerhalb der Netze, zum Beispiel zugunsten von

Akteuren, die vorher lediglich der *secondary policy community* angehört haben. Durch deren Machtgewinn erfolgt eine neue inhaltliche Ausrichtung der Netze, unter Umständen auch eine Öffnung für neue Akteure. Die Möglichkeit schließlich, daß *despotic powers*, die despotische Macht von Regierungshandelnden dazu eingesetzt werden kann, Netzwerke zu zerbrechen, stieße bei Jordan/Richardson auf Kritik. Smith geht allerdings, wie bereits oben (Kap. 2.1.4) erwähnt, von einer relativ autonomen Stellung Regierungshandelnder auch in *policy communities* aus. Er sieht daher Möglichkeiten für das Auftreten eines „despotic-power-Effekts" besonders nach einem Regierungswechsel oder einem (ideologischen) Wandel innerhalb der regierenden Parteien.

Einen anderen Schwerpunkt als Smith oder Marsh/Rhodes setzen Héritier et al.: Von herausragender Bedeutung für den Wandel von Staatlichkeit (und damit auch für den Wandel nationaler Policy-Netzwerke) ist ihrer Meinung nach der auf EG/EU-Ebene ausgetragene „regulative Wettbewerb" (Héritier et al.1994, S. 386). Rückwirkungen auf die nationalen Policy-Netzwerke haben dabei einerseits die Art und Weise, auf welche die Mitgliedstaaten versuchen, ihre nationalen Policy-Präferenzen auf europäischer Ebene durchzusetzen, andererseits aber auch das Ergebnis dieses „Wettbewerbs" - die EG/EU-Gesetzgebung. Héritier et al. betonen damit besonders Marsh/Rhodes' Kategorie „institutionelle Entwicklungen" und Smiths „auswärtige Beziehungen" als Auslöser für Veränderungsprozesse. Sie weisen aber darauf hin, daß sich Policy-Netze nicht passiv solchen Entwicklungen ausgesetzt sehen. Während aller Phasen des Policy-Prozesses nehmen die Netze ihrerseits auf die Policies Einfluß, wodurch sie sowohl sich als auch die Policies verändern. „Strukturen und Strategien ebenso wie Problemlösungstraditionen sind in einem Prozeß der wechselseitigen Transformation verflochten" (Héritier et al. 1994, S. 5 u. S. 388ff).

Offensichtlich bedarf es im Rahmen einer Analyse des Wandels von Netzwerken einer Berücksichtigung sowohl wirtschaftlicher und sozialer als auch politischer Faktoren. Entscheidend dabei ist, daß etwa wirtschaftlicher und sozialer Wandel nicht unmittelbar Netzwerkwandel auslösen, sondern zunächst die Machtressourcen und Problemsichtweisen der Netzwerke oder auch einzelner Akteure verändern und damit Wandel hervorrufen können (Smith 1993, S. 98). Art und Ausmaß des Netzwerkwandels hängen nicht nur von den externen Veränderungen ab, sondern auch von der Beschaffenheit vorhandener Netze und der Art, in der sie sich der Probleme annehmen.

2.2.2 Netzwerkwandel in den Untersuchungsländern

Seit den 80er Jahren sind die *agricultural policy communities* von verschiedenen Seiten unter Druck geraten. Teilaspekte sowohl nationaler als auch gemeinschaftlicher Landwirtschaftspolitik wurden durch ranghohe Politiker und die Medien herausgegriffen, thematisiert und im Rahmen einer öffentlicheren Diskussion auch politisiert. Lebensmittelberge in den Lagerbeständen der Europäischen Gemeinschaft, intensive Tierhaltung und Lebensmittelskandale wurden zu Themen hoher öffentlicher Resonanz, Reformen der GAP wurden zum Dauerthema. Aufgrund dieser Entwicklungen muß die Frage gestellt werden, ob der Begriff *policy community* die agrarpolitischen Netze noch treffend beschreibt, oder ob die Unfähigkeit, Themen zu entpolitisieren und unter Ausschluß der Öffentlichkeit über Politikinhalte zu verhandeln, nicht eher als ein Indiz für die Existenz von *issue networks* gesehen werden muß. Bei genauer Betrachtung ist diese Vermutung jedoch zurückzuweisen: Bei den hier untersuchten *policy communities* ist zwar eine Entwicklung in Richtung *issue-network* festzustellen, momentan entsprechen die Netzwerke aber nach wie vor eher dem *policy community*-Typ.

Im Fall der britischen *agricultural policy community* wird diese Entwicklung besonders anhand der Charakteristika „Akteure", „Interessen" und „Werte/Politikergebnisse" deutlich. Neue Akteure sind aufgetreten, deren Ausgrenzung den etablierten Mitgliedern nicht immer möglich war. Neben den bisher dominierenden wirtschaftlichen Interessen mußten daher auch neue Interessen berücksichtigt werden, so zum Beispiel der Umweltschutz. Auch die Konstanz der gemeinsamen Werthaltungen und der Konsens über wünschenswerte Politikergebnisse (z.B. fortgesetztes Wachstum und Produktionssteigerungen) ist seit den 80er Jahren weniger evident als zuvor.

Als Ursachen für diesen Wandel einiger Charakteristika der Netzwerke (und damit auch für den Wandel der Policies im Landwirtschaftsbereich) kommen eine Reihe exogener und endogener Entwicklungen in Frage, die sich mehreren der oben genannten Kategorien oder Faktoren zuordnen lassen. Auf *Wettbewerb oder Herausforderung zwischen Netzwerken* führen Jordan et al. die Veränderungsprozesse innerhalb der britischen *agricultural policy community* zurück. Sie kommen zur Schlußfolgerung: „While an iron-triangle type perspective may have been plausible in the past, we prefer to view current arrangements in a much more dynamic way - associated with uncertain outcomes" (Jordan et al. 1994, S. 507). Ihrer Meinung nach gibt es seit den 80er Jahren eine Vielzahl unterschiedlich großer, sich teilweise überschneidender, themenspezifischer Netzwerke auf subsektoraler Ebene, in welchen neben den betreffenden Einheiten des MAFF nicht zwangsläufig die NFU der stärkste Akteur sein muß (Jordan et al. 1994, S. 514). Solche sub-sektoralen Netzwerke haben sich zum Beispiel im Zusammenhang mit Fragen des Umweltschutzes, der Lebensmittelsicherheit, dem Handel von Lebensmitteln, der Fleischproduktion oder der Getreideproduktion herausgebildet. Als Beleg für diese Entwicklung führen Jordan et al. (1994, S. 524) die umfassenden und je nach Themengebiet variierenden Verteiler- und Konsultationslisten des MAFF an.

Auch Cox (1986) und Smith (1991) sehen in Großbritanniens EG-Mitgliedschaft und den in den 80ern voll wirksamen Folgen der GAP, aber auch in der zunehmenden Spezialisierung und im Ausbau der Kompetenzen der EG entscheidende Auslöser für den Wandel der britischen *agricultural policy community*. In seiner Analyse des Nahrungsmittel-Sektors verweist Smith auf die verarbeitende Industrie und den Handel als „Herausforderer" der durch die NFU verkörperten Produzenteninteressen. Bis in die 80er Jahre wurden Lebensmittelfragen in einer *food policy community* entschieden. Hierbei handelte es sich um das Landwirtschaftsnetz in einer um die Verarbeiter- und Handelsinteressen erweiterten Form. Billige Agrargüter-Importe aus dem Commonwealth waren allerdings durch die GAP nicht mehr möglich, so kam es zu ersten Interessendivergenzen zwischen der britischen Landwirtschaft, die das hohe Preisniveau der GAP begrüßte, und dem abnehmenden Gewerbe, daß auf niedrigere Preise drängte (Smith 1991, S. 246). Die Interessenvermittlung innerhalb der *policy community* gestaltete sich zusehends schwieriger, so daß es schließlich zur Herausbildung eines selbständigen, offeneren Lebensmittelnetzwerks kam. Wirtschaftliche und soziale Entwicklungen haben den Handel und das verarbeitende Gewerbe innerhalb ihrer Netze zu wichtigeren, einflußreicheren Akteuren gemacht und teilweise auch zur Opposition von Agrarinteressen geführt. Die hohe Konzentration im Lebensmittel-Einzelhandel, der in Großbritannien von einigen wenigen Ketten dominiert wird, steigerte die Macht dieser Konzerne, ihre homogene Struktur führte zu einem Gleichklang ihrer Interessen (Smith 1991, S. 247).

Ein „unangenehmerer" Partner im Landwirtschaftsnetz ist der Handel aus mehreren Gründen: Zum Beispiel hat die enorme Wirtschaftskraft des Handels diesen nach Smith in die Lage versetzt, Preise nach Belieben zu „drücken". Außerdem hat der zunehmend schärfere Wettbewerb auch zu einem vermehrten Bemühen um Kundennähe geführt: Lebensmittelhygiene wurde aufgrund verschiedener Skandale und der damit verbundenen Absatzeinbußen zu einem wichtigen Thema für den Handel. Der Gesundheitsaspekt bei Nahrungsmitteln oder ethische Aspekte der Tierproduktion traten durch einen Wertewandel auf seiten der Verbraucher (z.B. „Fitnesswelle") mehr in den Vordergrund (Smith 1991, S. 247).

Divergierende Interessen sowie ein Machtgewinn und neue Handlungsorientierungen der der Landwirtschaft nachgelagerten Wirtschaftsbereiche haben somit die in Kapitel 2.1.4 vorgestellte *agricultural policy community* geöffnet und die Durchsetzung von Erzeugerinteressen erschwert.

Cox wies währenddessen zusätzlich auf Brüche auch innerhalb der landwirtschaftlichen Interessen hin. Durch die GAP und ihre Spezialisierung in verschiedene Produktregime sei auch die Fähigkeit der NFU verringert worden, ihre Klientel auf eine Linie einzuschwören. So entstanden im Zuge der in den 80er Jahren nötig gewordenen Agrarreformen regelrechte Verteilungskämpfe. Konflikte existierten zum Beispiel zwischen Pflanzenproduzenten (Getreidefarmern), die an hohen Preisen für ihr Produkt und an Flächenprämien interessiert waren und Viehzucht betreibenden Landwirten, die niedrige Preise für Futtergetreide befürworteten und sich durch Flächenprämien benachteiligt sahen (Cox 1986, S. 205).

Diese scheinbar einstimmige Betonung des Wandels durch die hier zitierten Autoren darf aber nicht darüber hinwegtäuschen, daß alle die nach wie vor bestehende Bedeutung landwirtschaftlicher Interessen in den jeweiligen Netzwerken betonen. Smith meint, es sei wichtig, das Ausmaß des Wandels nicht zu hoch einzuschätzen (Smith 1991, S. 252). So sieht er die Öffnung und den Einflußverlust landwirtschaftlicher Interessen auch nur im Lebensmittelnetzwerk. Das mit Subventionen und Preisen beschäftigte Landwirtschaftsnetzwerk, so Smith, hat sich weitaus geringfügiger gewandelt und Herausforderungen des Wandels stets innerhalb der bestehenden *policy community* bewältigt (Smith 1991, S. 253). Auch Jordan et al. weisen darauf hin, daß die landwirtschaftlichen Interessen in den verschiedenen nationalen sub-sektoralen Policy-Netzen nach wie vor eine bedeutende Rolle spielen (Jordan et al. 1994, S. 519) und führen dies auf deren durch die GAP garantierte Stellung zurück. Die NFU ist weiterhin in nahezu allen subsektoralen Netzwerken präsent. Auch wenn ihre Bedeutung von Netz zu Netz variiert, erwachsen ihr durch diese „Omnipräsenz" personelle und informative Ressourcen, über die in einem solchen Ausmaß ansonsten nach wie vor nur das MAFF verfügt.

Als vorläufiges Fazit läßt sich ein gradueller Wandel des britischen agrarpolitischen Netzwerkes konstatieren. Eine zunehmende Spezialisierung, wirtschaftlicher Wandel, Interessendivergenzen innerhalb bestehender Netzwerkstrukturen, der Einfluß der EG/EU und Prozesse sozialen Wandels haben dazu geführt, daß die NFU und das MAFF nicht in allen Bereichen der Landwirtschaftspolitik das Geschehen wie ehedem dominieren können. Die Omnipräsenz auch in subsektoralen Netzen sowie der Einfluß der Landwirtschaftsinteressen gegenüber freundlich gesonnenen Kommission garantieren jedoch eine fortgesetzte Dominanz der Erzeugerinteressen.

Obwohl explizit netzwerktheoretische Arbeiten über die deutsche Landwirtschaft fehlen, lassen sich anhand der vorliegenden Analysen bestimmte Aspekte des Wandels auch im deutschen Netzwerkgefüge feststellen. Dabei gilt es jedoch zu bedenken, daß der Ausgangspunkt des Veränderungsprozesses in Deutschland ein anderer ist. Bedingt durch den föderalen Staatsaufbau der Bundesrepublik hat es seit jeher eine Vielzahl territorialer Netzwerke gegeben, deren Bedeutung sich im Gegensatz zu den britischen territorialen Netzwerken (Greer 1994, S. 401) auch auf die Policy-Initiation und Formulierung erstreckt. Die vergleichsweise heterogenere Struktur der deutschen Landwirtschaft (Niendieker 1996, S. 405) führte auch unter Produzenten zu oft widerstreitenden Interessen. In der deutschen *policy community* schlägt sich der Wandel nicht in neuen Akteuren oder einem Machtgewinn alter Akteure, sondern in zunehmenden Spannungen zwischen den etablierten Akteuren nieder. Er wird somit durch Prozesse der Art ausgelöst, die oben durch den Begriff „Brüche innerhalb der Netzwerke" beschrieben wurden. Das Auftreten dieser Brüche bedarf jedoch auslösender Faktoren, die häufig nicht dem Netzwerk selbst zuzuordnen sind: So kam es im Zuge der immensen Haushaltsprobleme der Gemeinschaft zu einem immer größeren Reformdruck auf die GAP, der sich z.B. in Streitigkeiten über die Milchquote und den Währungsausgleich niederschlug. Kluge sieht in der Amtszeit des Bundeslandwirtschaftsministers Kiechle, neben vielen Aspekten der Kontinuität, auch größere Differenzen zum DBV, die in vielfältigen persönlichen Anschuldigungen mündeten. Besonders nach Verhandlungsrunden in Brüssel, in welchen Kiechle stets den besten Deal für „seine Bauern" zu erreichen suchte, wurde er nach Kompromissen oft als „Verräter" bezeichnet. Gerade dieses gespannte Verhältnis zwischen BMELF und DBV läßt die „klischeehafte Vorstellung von der *Juniorpartnerschaft* staatlicher Agrarbehörden zum DBV" (Kluge 1990, S. 224) fragwürdig erscheinen.

Ein weiterer Aspekt des Wandels, den Kluge anspricht, sind Spannungen innerhalb der deutschen Landwirtschaft. Wie erwähnt, existieren hier seit jeher Differenzen zwischen den produktiven Großbetrieben in Nordwestdeutschland und den kleineren Familienbetrieben Süddeutschlands, zwischen Voll- und Nebenerwerbsbetrieben, zwischen der kleinen Zahl politisch mächtiger Großbetriebe und der Mehrzahl unterrepräsentierter mittlerer und kleinerer Bauern. Durch die Kürzung von Subventionen und die zunehmend schwierige wirtschaftliche Lage treten diese Interessendifferenzen mit neuer Schärfe zutage. Die deutsche Vereinigung und die Einbeziehung der Großbetriebe im Osten Deutschlands dürfte die Situation noch verschärft haben.

Auch Heinze führt verschiedene Entwicklungen an, die als Ressourcenverfall des DBV gedeutet werden können: Erstens schrumpft die Mitgliederzahl analog zum Rückgang der Beschäftigungszahlen in der Landwirtschaft insgesamt (Heinze 1992, S. 63), zweitens sind Partizipationsbereitschaft und Zustimmung zur Bundesführung an der Basis rückläufig (Heinze 1992, S. 67), und drittens kann die AbL als ein Indiz für die sinkende Integrationskraft des DBV angesehen werden.

Die zunehmende Bedeutung des Umweltschutzes, von der man annehmen könnte, sie habe als Wertewandel und über neue Akteure wie die Grünen oder Greenpeace das Policy-Netz „gesprengt", kann hingegen kaum als Ursache für Netzwerkwandel in Deutschland ausgemacht werden. Wie für die *policy community* typisch, hat es die deutsche Landwirtschaft verstan-

den, sich von den Fehlern der Vergangenheit (Pestizideinsatz, Flurbereinigung etc.) zu distanzieren und sich selbst als wahre Umweltschützerin darzustellen.[26]
Auch weitere Herausforderungen wurden - wie in Großbritannien - durch Anpassungen der etablierten Netzwerkakteure *innerhalb der bestehenden Netze* gelöst: Die GAP-Reformen von 1984 und 1992 wurden seitens der Agrarlobby akzeptiert, obwohl man deren Inhalte ablehnte (Hendriks 1992, S. 159; DBV-Präsidium 1992). So erreichte man statt einer langanhaltenden Debatte, bei der man eine Isolation riskiert hätte, die Entpolitisierung der Agrarreformen und die Stabilisierung alter Netzwerkstrukturen. Innerhalb dieser Strukturen konnte dann auf die Abfederung der europäischen Maßnahmen durch nationale Regelungen gedrängt werden.
Die auf Großbritannien zutreffende Feststellung, daß neue Akteure an Macht und Einfluß in sub-sektoralen Netzwerken gewonnen und damit für eine Fragmentierung alter Strukturen gesorgt haben, läßt sich derart deutlich in Deutschland nicht feststellen. Smiths These, daß der Handel zu einem neuen Verbündeten der Konsumenten geworden sei, wurde seitens der deutschen Verbraucherverbände zurückgewiesen. Einen Interessengleichklang zwischen Verbrauchern und Handel gäbe es nur im Streben nach möglichst niedrigen Erzeugerpreisen (Interv. AgV, 2.9.96; Interv. VZN, 10.9.96).
Insgesamt scheint daher das deutsche Policy-Netz wie auch das britische unter Druck geraten zu sein. Eine Annäherung an das *issue network* ist allerdings nicht in dem Ausmaß festzustellen, wie dies in Großbritannien der Fall ist. Der Wandel beschränkte sich in der deutschen *agricultural policy community* auf Veränderungen innerhalb der bestehenden Strukturen. Diese blieben - wie auch in Großbritannien - bestehen und konnten die Reaktion auf externe Problemlagen bestimmen.

Im Rahmen der erfolgten Analyse des Wandels der nationalen Policy-Netzwerke fällt trotz der Unterschiede auf, daß externen Faktoren wie GAP-Reformen und anderen Entwicklungen auf EG/EU-Ebene in beiden Ländern - wenn auch nicht die alleinige Bedeutung - so doch eine immens wichtige Rolle zukommt. Im Zusammenhang mit der BSE-Krise und der

---

[26] DBV und BMELF betonen in jüngster Zeit zunehmend die „Rolle der Landwirtschaft als Pflegerin und Erhalterin der Landschaft" (BMELF 1996b, S.46).

darauf folgenden Debatte traten zwei dieser externen Entwicklungen besonders in den Vordergrund: die Liberalisierung der Handelspolitik und die Ausgestaltung der Verbraucherpolitik - beides elementare Bestandteile des Binnenmarktes. Während in der britischen *agricultural policy community* als übertrieben eingestufte Verbraucherschutzforderungen für Unruhe sorgten, verhinderte der Grundsatz der Handelsfreiheit in Deutschland diejenigen Policy-Optionen, die der Landwirtschaft kurzfristig am wirkungsvollsten gedient hätten. Im Zentrum des nächsten Kapitels soll daher neben einer Darstellung dieser externen Entwicklungen die Frage stehen, inwiefern Policies zur Verwirklichung von Handelsfreiheit und Verbraucherschutz auf die GAP und die nationale Agrarpolitik sowie die jeweiligen Netze einwirken: Gilt Schumanns Feststellung (1993, S. 409) eines hohen Maßes an Segmentierung und dementsprechend geringer Verflechtung der Agrarpolitik mit anderen Politikbereichen, oder induzieren Handelspolitik und Verbraucherschutzpolitik Impulse zum Netzwerkwandel?

2.3 Handelsfreiheit und Verbraucherschutz als potentielle Auslöser von Netzwerkwandel

Wie bereits in den vorangegangenen Kapiteln wiederholt angesprochen wurde, lassen sich die Interessen der Landwirte nicht immer mit den Interessen der gesamten Gesellschaft vereinbaren. Zwei der Gruppen, deren Interessen in ein Spannungsverhältnis zu den Interessen der Landwirte geraten können, sind die Verbraucher sowie der Nahrungsmittelhandel und die Ernährungsindustrie. Ziel staatlicher Agrar-, Handels- und Verbraucherpolitik muß es daher sein, die betreffenden Interessen abzuwägen, wenn es zu Interessenkonflikten kommt. Bevor in einem zweiten Schritt überprüft wird, inwiefern die Untersuchungsländer diesen Anforderungen nachkommen und welche Bedeutung der EG/EU in diesem Zusammenhang zukommt, soll zunächst aufgezeigt werden, auf welche Weise Forderungen des Konsumentenschutzes oder der Handelsfreiheit generell mit agrarpolitischen Zielen konfligieren.

Staatliche Konsumenten- oder Verbraucherpolitik wird gemeinhin als Verbraucher*schutz*politik verstanden und umfaßt den Schutz der Gesundheit, den Schutz der Sicherheit und den Schutz der wirtschaftlichen Interessen der Verbraucher (Weindl 1993, S. 257).

Die Verbindung zwischen Konsumenten und Landwirtschaft ergibt sich traditionell im Bereich der Herstellung und des Kaufes von Nahrungsmitteln. Die Forderungen der Konsumenten beziehen sich auf drei Aspekte der landwirtschaftlichen Güter: den Preis, die Vielfalt und die Qualität (Ritson et al. 1986, S. 4). Der klassische Streitpunkt ist in diesem Zusammenhang der Preis. Hier richtet sich die Kritik der Verbraucher und ihrer Verbände gegen die Mechanismen der GAP. Das Prinzip der Gemeinschaftspräferenz, daß den EG/EU-Landwirten beim Absatz ihrer Produkte Vorrang vor außereuropäischen Produzenten garantiert, selbst wenn diese billiger und zu besserer Qualität anbieten könnten (z.B. Tabak, Bananen) oder die Preisstützungsmechanismen, die selbst im Falle einer sehr guten Ernte die Preise innerhalb der EG/EU auf einem marktuntypisch hohen Niveau halten, sind den Verbrauchern ein Dorn im Auge (NCC 1988, S. 102).

Sehr an Aufmerksamkeit und Bedeutung gewonnen hat in den letzten Jahren der Qualitätsaspekt, der so unterschiedliche Gesichtspunkte wie die Art der Herstellung, den Nährwert der Produkte oder die im BSE-Fall zentrale Sicherheit der Produkte einschließt. Lautstarke Forderungen der Verbraucher nach artgerechter Tierhaltung oder biologischer Pflanzenproduktion treffen auf den Widerwillen besonders der intensiv wirtschaftenden Großbauern, vor allem, weil eine Umstellung der Produktion mit erheblichen Mehrkosten verbunden wäre. Auch der Gesundheitsaspekt - der Nährwert von Lebensmitteln - ist für die Branche ein zweischneidiges Schwert: Käme man den Forderungen vieler Ernährungswissenschaftler nach einer geänderten Diät nach und reduzierte drastisch die Anteile tierischer Fette und des Zuckers, bedrohte man nicht nur ganze Zweige der europäischen Landwirtschaft, sondern auch große Teile des verarbeitenden Gewerbes (Ritson et al. 1986, S. 14).

Ebenfalls mit Kosten verbunden sind Maßnahmen zur Steigerung der Produktsicherheit. Die „klassischen" Gebiete von Staatstätigkeit im Zusammenhang mit der Sicherheit von Lebensmitteln sind Fragen der Hygiene (also auch der in Kap. 3. relevante Bereich der Tierhygiene/Veterinärgesetzgebung) und der weite Bereich der Zusatzstoffe. Auch hier gelten die bereits erwähnten Konfliktlinien: Zunehmende Regulierung im Bereich der Lebensmittelsicherheit führt zu komplizierteren Produktions- und Verarbeitungsprozessen, bzw. schließt bestimmte Produktionsmethoden völlig aus. Die entstehenden Kosten sorgen für Kritik der Erzeuger, die strenge Auflagen zwar hinnehmen, aber eindringlich auf Wettbewerbsnachteile gegenüber Mitgliedstaaten mit weniger strengen Auflagen verweisen (DBV 1996, S. 76).

Ähnlich wie die Belange des Konsumentenschutzes haben auch Bestrebungen zur Verwirklichung von Handelsfreiheit ihre Auswirkungen auf die Landwirtschaft. Bereits in den Verträgen von Rom wurde die Verwirklichung eines einheitlichen Marktes und des freien Warenverkehrs auch für landwirtschaftliche Güter festgelegt.[27] Trotz der Abschaffung der Binnenzölle wurden diese Grundsätze jedoch bis in die 80er Jahre nicht vollständig verwirklicht, da die Regierungen der Mitgliedstaaten darauf drängten, Schutzmechanismen für die eigene Landwirtschaft aufrecht zu erhalten (Ahner 1991, S. 819). Sogenannte „grüne Wechselkurse" und die bereits erwähnten Währungsausgleichszahlungen beim innergemeinschaftlichen Handel mit Agrargütern sollten Wettbewerbsnachteile aufgrund der schwankenden Währungen ausgleichen, setzten aber gleichzeitig die Idee des einheitlichen Marktes außer Kraft. Als weitere Barriere des innergemeinschaftlichen Handels fungierten technische (nichttarifäre) Handelshemmnisse wie nationale Qualitätsstandards oder Regelungen zum Verbraucherschutz. Auch diese wurden ein Mittel, um etwaige Wettbewerbsnachteile im Gemeinsamen Markt mittels nationaler Strategien zu bekämpfen, dabei aber den Schein des freien Handels zu wahren.

Schwierigkeiten mit dem Grundsatz der Handelsfreiheit im Agrarbereich wurden freilich erst mit einer gewissen Zeitverzögerung sichtbar. Als es in den Anfangsjahren der GAP noch um die Steigerung der Produktion und ein Erreichen eines möglichst hohen Selbstversorgungsgrades der Gemeinschaft mit Agrargütern ging, war man sich des Problem- und Wettbewerbsdruckes nicht bewußt, den die in den 70er Jahren eintretende Überproduktion erzeugen würde. Die hohe Selbstversorgung der EG führte in bestimmten Produktbereichen (z.B. Milch) zur Entstehung eines Käufermarktes (Brandes 1991, S. 477; Wirtschaftslehre 1993, S. 139).

---

[27] In Art. 38 Abs. 1 EWGV heißt es dazu: „Der Gemeinsame Markt umfaßt auch die Landwirtschaft und den Handel mit landwirtschaftlichen Erzeugnissen. Unter landwirtschaftlichen Erzeugnissen sind die Erzeugnisse des Bodens, der Viehzucht und der Fischerei sowie die mit diesen in unmittelbarem Zusammenhang stehenden Erzeugnisse der ersten Verarbeitungsstufe zu verstehen."

Europäische Landwirte wurden dadurch im Binnenhandel einem starken Konkurrenzdruck ausgesetzt, und die dem Druck nicht gewachsenen Anbieter forderten nationale Schutzmaßnahmen. Besonders leistungsfähige Landwirtschaften - zum Beispiel die britische - begannen darauf zu drängen, die Absatzchancen auf dem innergemeinschaftlichen Markt zu verbessern, während viele der Mittel- und Kleinbetriebe Deutschlands im freien Wettbewerb Nachteile gegenüber der Konkurrenz aus den Niederlanden oder Großbritannien befürchteten. Hier gerieten die deutschen Landwirte in einen Konflikt auch zu der heimischen Ernährungsindustrie, die aufgrund moderner Produktionsformen ein Interesse am Bezug möglichst großer Mengen gleichwertiger, qualitativ hochwertiger und dabei günstiger Rohstoffe interessiert war - die sehr wohl die holländische und dänische, in geringerem Maße aber die deutsche Landwirtschaft zu liefern in der Lage war (Weindlmaier 1991, S. 458; Interv. Fleischwarenindustrie, 15.10.96).

Durch die Einsetzbarkeit des Verbraucherschutzes als „Schutzschild" gegen ausländische Konkurrenz und aufgrund eigener Exportinteressen stehen agrarpolitische Interessen keineswegs in einem dauerhaften Spannungsverhältnis zu Konsumentenschutz und Handelsfreiheit. Je nach Interessenlage bilden sich wechselnde „Koalitionen". So kommt es, daß Landwirte in der einen Situation aus Angst vor Konkurrenz Verbraucherschutz fordern, um in der nächsten aus Sorge um Exportchancen auf Handelsfreiheit zu pochen. In Preisfragen gibt es indes Übereinstimmungen zwischen Handel, Industrie und Verbrauchern - alle sind an einer großen Auswahl von günstigen Agrarprodukten interessiert und begrüßen daher die Handelsfreiheit. Ein *zu hohes* Verbraucherschutzniveau ohne EU-weite Harmonisierung ist wiederum weder im Interesse der Landwirte noch der Ernährungsindustrie.

2.3.1 Handelsfreiheit und Konsumentenschutz: Die Gemeinschaftsebene

Nach diesen allgemeineren Überlegungen über die Parameter des Verbraucherschutzes und der Handelsfreiheit und ihre Auswirkungen auf die Landwirtschaftspolitik soll abschließend in Kapitel 2.3.1 bis 2.3.3 geklärt werden, welche Rolle die EG/EU und die Untersuchungsländer in diesem Spannungsfeld einnehmen.

Äußerst wichtige Entwicklungen in Fragen der Handelsfreiheit und des Verbraucherschutzes fanden auf der europäischen Ebene statt. Hier bestimmten die Einheitliche Europäische Akte (EEA) und vor allem das in ihr festgeschriebene Binnenmarktprojekt die Parameter auch der nationalen Verbraucher- und Handelspolitik neu. Betrachtet man die Rechtsgrundlagen, so brachte die EEA einen Fortschritt für die Verbraucherpolitik. Erstmals wurde durch den neuaufgenommenen Art. 100a EWGV der Verbraucherschutz als Vertragsziel aufgegriffen.[28] Dieser hält die Kommission dazu an, in ihren Vorschlägen im Bereich des Verbraucherschutzes „von einem hohen Schutzniveau" (100a, Abs.3 EWGV) auszugehen. Ein Tätigwerden der Kommission nach Art.100a setzte aber voraus, daß dieses zur Errichtung und zum Funktionieren des Binnenmarktes beitrug. Diese Beschränkung wurde jedoch 1991 im Zuge der Vertragsrevision von Maastricht aufgehoben - mit Art.129a EGV tauchte der Verbraucherschutz erstmals als selbständiger Titel im Vertragswerk der Gemeinschaft auf. Die Kommission wurde vom Zwang (Kompetenzproblem) befreit, jeweils begründen zu müssen, inwiefern ihre Verbraucherschutzmaßnahmen zur Errichtung des Binnenmarkts beitragen sollten (Weindl 1993, S. 255).

Parallel zu dieser offensichtlichen Ausweitung der Rechtsgrundlage kam es auch zu institutionellen Veränderungen auf EG/EU-Ebene: Nachdem Verbraucherbelange seit 1981 innerhalb der Struktur des Generaldirektoriats XI neben Angelegenheiten des Umweltschutzes und der Nuklearenergie bearbeitet wurden, löste man 1989 den *Dienst Verbraucherschutz* aus dem DG XI mit der Perspektive, den Status eines selbständigen Generaldirektoriats zu erhalten, heraus. Obwohl letzteres erst 1995 (DG XXIV) geschah, kann der Bedeutungsgewinn des *Dienstes Verbraucherschutz* deutlich an dessen gestiegenen Haushaltsmitteln abgelesen werden.[29]

---

[28] Bisher fanden Verbraucherbelange nur im Rahmen der Vertragsbestimmungen zur GAP Erwähnung (Art. 39.1e EWGV) - und dort auch nur hinsichtlich des Preisniveaus.

[29] Wurden für Konsumentenbelange im Rahmen des DG XI nur 2,8 Mio. ECU aufgewendet, so war diese Summe 1992 bereits auf 19 Mio. ECU gestiegen (Maier 1993, S. 361).

Sowohl die rechtlichen als auch die institutionellen Entwicklungen auf europäischer Ebene deuten also in einer Zeit, da die Landwirtschaftspolitik Haushaltsbeschränkungen hinnehmen mußte und sich starkem Reformdruck ausgesetzt sah, auf einen Ausbau des Konsumentenschutzes und eine höhere Priorität der Verbraucherpolitik als Gemeinschaftsziel hin. Es gilt jedoch, diese Entwicklungen im Kontext zu bewerten, da parallel zur Ausweitung der institutionellen und rechtlichen Basis auch die Anforderungen an eine gemeinschaftliche Verbraucherschutzpolitik enorm gestiegen sind.

Zum einen hängt ein funktionierender EG-Binnenhandel nicht zuletzt auch von dem Vertrauen ab, daß die Kunden in die Produkte aus den übrigen Mitgliedstaaten setzen. Ein Wegfall von Zollschranken nutzt recht wenig, wenn sich jenseits der Landesgrenzen keine Abnehmer finden.

Zum anderen liegt es aber auf der Hand, daß sich im Binnenmarkt mit freiem Kapital-, Dienstleistungs- und Warenverkehr bei einem entschieden höheren innergemeinschaftlichen Handelsaufkommen und gleichzeitigem Wegfall der Grenzkontrollen Gefahren, Risiken und Schutzbedürfnis der Konsumenten erhöhen (Van der haegen 1996, S. 997). Auch im Bereich der Nahrungsmittel wird diese Problematik deutlich: Der große Vorteil des Binnenmarktes für die Konsumenten liegt in der Vielfalt des Nahrungsmittelangebotes. Es ermöglicht einen Zugriff auch auf bestimmte regionale Spezialitäten anderer Mitgliedstaaten. Zugleich ergibt sich jedoch die Frage, wie die Konsumenten vor Anbietern zu schützen sind, die den Wegfall der Grenzkontrollen dazu nutzen, Produkte minderer oder gar mangelhafter Qualität zu verkaufen (Van der haegen 1996, S. 997). Dieses soll durch gemeinschaftliche Gesundheits- und Hygienebestimmungen verhindert werden, deren Kontrolle den staatlichen Behörden des jeweiligen Herstellungslandes der Waren unterliegt. Auch die Kommission weist allerdings darauf hin, daß der Verbraucher bislang häufig nur die Möglichkeit hat, dem System zu *vertrauen*, da er aufgrund mangelnder Etikettierung von Lebensmitteln oft nicht in der Lage ist, sich ein genaues Bild der Produkteigenschaften zu machen (Europ. Kommission 1995, S. 130).

Ohnehin sind dem Ausmaß gemeinschaftlicher Regelungen Grenzen gesetzt. Im Lebensmittelbereich ist die Gemeinschaft von ihrem Vorhaben abgegangen, ein gemeinschaftliches Lebensmittelrecht aufzubauen (Freidhof 1991, S. 926). Die Harmonisierung hatte sich als zu langwierig

erwiesen, da der Ministerrat in produktspezifischen Detailfragen häufig nicht zu einer Einigung gelangen konnte. Daher setzt die Kommission seit 1987 in der Regulierung des innergemeinschaftlichen Lebensmittelhandels durch eine Anwendung des Ursprungsprinzips konsequent auf die gegenseitige Anerkennung, die bereits durch das Cassis-Urteil des EUGH im abgeleiteten EG-Recht verankert wurde (Wallace/Young 1996, S. 130; Borrman/Michaelis 1990, S. 52). Danach ist jede Ware von jeglichen Importrestriktionen zu befreien, wenn sie in einem der EG-Mitgliedstaaten aufgrund des dort herrschenden Lebensmittelrechtes zugelassen ist. Eine Harmonisierung erfolgt seit der EEA nur noch in Fällen, in welchen die Gesundheit und die Sicherheit der Verbraucher in allen Mitgliedstaaten dieses dringend erfordert (Borrmann/Michaelis 1990, S. 57). Selbst dann wird jedoch im Rahmen horizontaler (produktklassenübergreifender) Gesetzgebung lediglich der kleinste gemeinsame Nenner zwischen den Mitgliedstaaten angestrebt, nationale Besonderheiten können so ihre Gültigkeit behalten. Durch das Prinzip der gegenseitigen Anerkennung wird der Schwerpunkt auf die Ursprungsländer und die dortigen Erzeuger, Verarbeiter und Händler gelegt. Deren Verantwortungsbewußtsein und die Kontrolltätigkeiten nationaler Behörden sind Grundvoraussetzung für eine Gewährleistung der Lebensmittelsicherheit.
Der im Binnenmarkt gestiegene Druck auf die Landwirte, im Rahmen der Produktion von Agrargütern Sicherheits- und Qualitätsaspekte zu berücksichtigen, kann als logische Konsequenz neuer Handels- und Vermarktungsstrukturen und der damit verbundenen Risiken für Verbraucher verstanden werden. Nach wie vor liegt der Schwerpunkt des Regierungshandels in Verbraucherschutzfragen jedoch auf nationaler Ebene.

Im Kontrast zur Verbraucherpolitik ist das Prinzip der Handelsfreiheit nachhaltiger auf der Gemeinschaftsebene etabliert, wenngleich Abweichungen davon sich interessanterweise mit Verbraucherbelangen rechtfertigen lassen.
In Handelsfragen sind für die Haltung der Kommission und des EUGH die Art. 30-37 EWGV/EGV entscheidend. Oberstes Ziel ist die Verwirklichung des freien Warenverkehrs, zu dessen Gewährleistung Art. 30 EGV mengenmäßige Einfuhrbeschränkungen „sowie Maßnahmen gleicher Wir-

kung" (nichttarifäre Handelshemmnisse) verbietet.[30] Die recht eindeutig auf Handelsfreiheit zielende Position der Art. 30ff erfährt jedoch in Art. 36 EGV eine Ausnahme, der Konflikte zwischen Protektionismus und Handelsfreiheit vorzeichnet: Er erlaubt Einfuhr-, Ausfuhr- und Durchfuhrverbote, wenn sie „aus Gründen der öffentlichen Sittlichkeit, Ordnung und Sicherheit, zum Schutz der Gesundheit und des Lebens von Menschen, Tieren oder Pflanzen (...) gerechtfertigt sind." Die entscheidende Einschränkung des Artikels 36 besteht darin, daß er nicht zur Rechtfertigung von Verboten „zur willkürlichen Diskriminierung" oder zur verschleierten „Beschränkung des Handels zwischen den Mitgliedstaaten" herangezogen werden kann. Einfuhrbeschränkungen zum Schutz der heimischen Wirtschaft sind somit verboten, auch wenn dieser schwere Störungen drohen (Beutler et al. 1993, S. 299). Beruft sich ein Mitgliedsstaat beim Erlaß handelshemmender Maßnahmen auf die Schutzklausel des Art. 36, wird seitens der EG/EU neben der Frage, ob die in Art. 36 aufgezählten Rechtsgüter bedroht sind, auch die Frage aufgeworfen, ob neben der Marktabschottung nicht auch andere, mit den Vertragszielen (Handelsfreiheit) nicht in Konflikt stehende Maßnahmen zur Sicherstellung der in Art. 36 genannten Ziele dienen könnten. Analog zur bereits mehrfach erwähnten Cassis de Dijon-Rechtsprechung des EUGH (Rechtssache 120/78) und deren Weiterentwicklung durch den EUGH (Beutler et al. 1993, S. 296) vertreten die Unionsorgane daher den Standpunkt, daß zum Beispiel bei Nahrungsmitteln, wenn sie (wissenschaftlich) erwiesenermaßen nicht gesundheitsgefährdend sind, weder Einfuhrverbote noch Harmonisierung nötig sind. Ausreichend ist in solchen Fällen eine Kennzeichnung (Etikettierung) der betreffenden Produkte, die dem Konsumenten eine informierte Produktwahl ermöglicht.[31]

Neben der Auslegung der Verträge sind auch die im Zuge der Binnenmarktinitiative erfolgten Harmonisierungsmaßnahmen entscheidende Parameter für die Handelspolitik der EG/EU. Sie ersetzten evtl. marktabschottende nationale Regelungen durch Handelsfreiheit sicherstellende EG/EU-weite Regelungen. Auch hier bietet das Vertragswerk jedoch die

---

[30] Die Anwendung des Art. 30 auf die GAP ergibt sich aus Art. 38 EGV.
[31] Dies sind zwei zentrale Probleme der BSE-Policies, da eine ausreichende Etikettierung von Fleisch- und Fleischprodukten häufig nicht gewährleistet wird und die Meinungen über die Gesundheitsgefährdung variieren.

Möglichkeit zu „Alleingängen" der Mitgliedstaaten: Art.100 a Abs.4f gestattet einzelstaatliche Maßnahmen, auch wenn im Rat Harmonisierungsmaßnahmen erlassen wurden. Der Kommission obliegt es, die Rechtmäßigkeit der Begründung nationaler Maßnahmen zu überprüfen, auf eine Aufhebung der handelshemmenden Regelung zu drängen oder schließlich den EUGH zur Klärung der Sachfrage anzurufen. Letzteres steht auch den Mitgliedstaaten offen, wenn sie im Verhalten eines anderen Mitgliedstaats eine Vertragsverletzung sehen.

Die rechtliche Verankerung und das den Akteuren zur Verfügung stehende Instrumentarium in Fragen der Handelsfreiheit sind somit insgesamt - trotz der Bedeutung des Verbraucherschutzes im Rahmen von Schutzklauseln - fester etabliert und weiter fortgeschritten als jene des Verbraucherschutzes. Daß Abweichungen von der Norm der Handelsfreiheit trotzdem nach wie vor üblich und auch für das Politikfeld Agrarpolitik sehr bedeutend sind, belegen nicht zuletzt die seit den späten 70er Jahren recht häufigen Streitigkeiten in Sachen Agrarprodukte und Nahrungsmittel: Italienische Bemühungen zum Importstopp deutscher Eiernudeln, das deutsche Reinheitsgebot für Bier und britische Vorbehalte gegenüber französischem Weichkäse sind nur einige der bekannteren Beispiele für handelspolitische Interessenkonflikte, die unter Verweis auf Verbraucherbelange ausgefochten wurden.[32]

Die feste Etablierung der Handelsfreiheit auf Gemeinschaftsebene hat auch Auswirkungen auf die Agrarsektoren der Mitgliedstaaten. Die Binnenmarktinitiative birgt bei konsequenter Umsetzung der Handelsfreiheit für die Landwirtschaft nachteilige Effekte dreierlei Art: Es kann zu einer Abhängigkeit der Landwirte von der Ernährungsindustrie und vom Handel kommen, der Wegfall von Subventionen und staatlicher Protektion droht, und schließlich sorgt auch der verschärfte Wettbewerb für ein schwierigeres Umfeld.

Eine Folge des im Binnenmarkt sich verschärfenden Wettbewerbs ist eine verstärkte Konzentration der verarbeitenden Industrie und des Handels. Die Erzeuger laufen Gefahr, gegenüber wirtschaftlich stärkeren und marktbestimmenden Handelskonzernen in ein Abhängigkeitsverhältnis zu

---

[32] „Farm ministers milk the mad cow scare: The BSE scare has exposed conflicts in the EC's bid to dismantle trade barriers" (F.T., 09.07.90).

geraten, in dem der Handel Produktionsweisen und Preise bestimmt (Ahner 1996, S. 895).[33]
Die wohl einschneidendste Veränderung erfuhr die GAP durch das Ende des Währungsausgleichssystems. Diese an den Binnengrenzen erhobenen oder ausgezahlten Beträge widersprachen den Grundsätzen des Binnenmarktes und wurden daher 1993 abgeschafft (Ahner 1996, S. 858). Auch der durch die technischen Handelshemmnisse wie Qualitätsnormen oder Reinheitsgebote gewährte „Wettbewerbsschutz" nationaler Landwirtschaften wurde durch das Prinzip der gegenseitigen Anerkennung beschnitten. Als Nahrungsmittel-Importnationen traf die erhöhte Konkurrenz zwar die Erzeuger in beiden Untersuchungsländern, die Folgewirkungen sind aber aufgrund der schwierigeren Exportbedingungen für die deutsche Landwirtschaft größer. Die durch die vergleichsweise ungünstigeren Betriebsgrößen höheren Produktionskosten deutscher Betriebe können hier als Wettbewerbsnachteile wirken. Hinzu kommt, daß strukturelle Defizite im Verarbeitungssektor auch dort die Kosten (verglichen mit Großbritannien) in die Höhe treiben.[34]

Trotz dieser teilweise nachteiligen Effekte der Handelsfreiheit (besonders für die deutsche Landwirtschaft) besteht zwischen den Untersuchungsländern und der Kommission in der Initiationsphase und auch im Verlauf der Politikformulierung ein weitestgehender Konsens hinsichtlich des Inhalts und der Umsetzung handelspolitischer Maßnahmen im Binnenmarkt. Wenn allerdings konfligierende Ziele bestimmter Policies (z.B. Protektion der heimischen Agrarwirtschaft und konsequente Verwirklichung des Binnenmarktes) zu Interessenabwägungen führen, zeigen nationale Sonderwege und Nachlässigkeiten bei der Implementation den Handlungsspielraum der Mitgliedstaaten (Schumann 1993, S. 414) und die Grenzen des Machtbereiches der Gemeinschaft. De jure ist die Kommission in der Implementationsphase der zentrale Akteur, da ihr die Durchführung von Gemeinschaftspolitik auf der Basis von Ratsbeschlüssen sowie die Kontrolle der Rechtmäßigkeit nationaler Implementationshandlungen obliegt

---

[33] Der DBV beklagt genau diese Entwicklung: „Konkurrenzkampf und Konzentrationsprozeß im Lebensmittelhandel erfreuen den Verbraucher, weniger aber den Erzeuger." (DBV Situationsbericht 1996, S.31).
[34] Im Rindersektor fällt z.B. die hohe Zahl zu kleiner Schlachthöfe negativ in Gewicht (Von Urff 1992, S. 71).

(Art.155 EVG; Schumann 1993, S. 401). Die notwendige Überführung von EG/EU-Recht in innerstaatliches Recht und die mangelhafte Infrastruktur für Kontrolltätigkeiten sorgen jedoch für eine Abhängigkeit der Kommission vom „guten Willen" der Mitgliedstaaten.
Zeigen sich die Mitgliedstaaten nicht kooperativ, so können für die Kommission Zielkonflikte zwischen Handelsinteressen, Verbraucherinteressen und Agrarinteressen entstehen. Ihr Handeln läßt sich dabei anhand ihrer allgemeineren Prioritäten prognostizieren: Als um die Stärkung seiner Verfassungsposition bemühter Akteur, dessen Handeln primär auch die Lage der Organisation EG/EU (Haushalt etc.) reflektiert, geht es der Kommission neben den inhaltlichen Aspekten (Problemen) vorrangig um Konfliktvermeidung, Kostenvermeidung, die Wahrung der eigenen Kompetenzen sowie des Primats der EG/EU-Rechtsprechung (Schumann 1993, S. 415). Als Konsequenz dieser Prioritäten hat der freie Warenverkehr eine hohe Wertigkeit. Gerade der Binnenmarkt als zentrales europäisches Projekt der letzten Jahre kann Vorrang gegenüber anderen Politikbelangen erhalten, und unter Umständen mit der GAP auch das integrative „Urprojekt" in den Schatten stellen.[35] Da die Kommission hier als wichtiger Akteur der landwirtschaftlichen Policy-Netze angesehen wurde, kann dies durchaus als Wandel - nicht der Zusammensetzung oder Offenheit, aber der Machtbalance und Wertvorstellungen der Netze - angesehen werden. Besonders die gemeinschaftlich noch schwach entwickelte Verbraucherpolitik kann hier ins Hintertreffen geraten, da die Kommission weder über die Instrumente noch über die Ressourcen verfügt, um Verbraucherschutz gegen den Willen der Mitgliedstaaten durchzusetzen. Auch die durch Art. 129 EGV eingeführten Kompetenzen der Kommission in Fragen des gesundheitlichen Verbraucherschutzes unterliegen der Einschränkung durch das Subsidiaritätsprinzip (EP 1996, S. 8).

Die Prioritätensetzung bei Zielkonflikten im beschriebenen Spannungsfeld wird auch durch den Ministerrat nicht wesentlich verändert. In seiner Funktion als Legislative und als Gremium zur Beilegung von Konflikten ist der Rat der Agrarminister in der Nahrungsmittelgesetzgebung sowohl

---

[35] Angesichts der z.B. von Wilkinson (1994, S. 29f) festgestellten Bestrebungen von „leading politicians in some member states" (S. 31), bestimmte Policies der GAP dem Kompetenzbereich der EU zu entziehen (renationalisation), bietet sich eine Überwachung des Binnenmarktes der Kommission als „neues Arbeitsfeld" geradezu an.

für Handelsfragen als auch für Fragen des Verbraucherschutzes zuständig. In Fragen des gesundheitlichen Verbraucherschutzes können zwar auch die Gesundheitsminister zusammentreten, über Entscheidungskompetenzen bei Maßnahmen mit handelspolitischen Auswirkungen verfügt allerdings allein der Agrarrat. Wie gezeigt wurde, war für den Agrarrat die Handelsfreiheit nicht immer das Maß aller Dinge, da die Agrarminister stets auch ihre landwirtschaftliche Klientel zu bedienen hatten. Dennoch ist auch der Agrarrat an die Verträge gebunden und verfügt damit nur über begrenzte Spielräume bei der Kompromißfindung, zumal auch viele Kommissionsvorschläge nur einstimmig abzuändern sind (Schwinne 1994, S. 147).

In Konsumentenbelangen ist schließlich das Europäische Parlament ein zunehmend wichtiger Akteur auf EG/EU-Ebene (Kohler-Koch 1992, S. 96), der dem Politikbereich hohe Bedeutung beimißt und diese auch den etablierten (agrar-) wirtschaftlichen Interessen überordnet. Da Artikel 43 EWGV dem EP indes keine Kompetenzen in der Agrargesetzgebung zugesteht, kann es lediglich über seine Kontrollbefugnisse und veröffentlichte Ausschußberichte zur Erzeugung einer Öffentlichkeit für Verbraucherbelange beitragen, nicht jedoch direkt in den Policy-Prozeß eingreifen (Böse/Welschof 1991, S. 10).

2.3.2 Konsumentenschutz in Großbritannien und der Bundesrepublik

Grundsätzlich ist festzustellen daß beide Untersuchungsländer im Vergleich mit anderen EG/EU-Mitgliedstaaten über eine relativ fortgeschrittene Verbraucherschutzgesetzgebung verfügen, Ervine/Hunter (1994, S. 207) sprechen sogar von „the UK's position as a leader in consumer protection".

Vom verbraucherschutzpolitischen Regulierungsansatz der Bundesrepublik scheinen höhere Belastungen für die Produzenten und eine potentiell stärkere Behinderung des freien Handels auszugehen, als dies den Vorstellungen sowohl der Kommission als auch Großbritanniens entspricht. Eine Erklärung für diese unterschiedlichen Ansätze liefert der Verweis auf die Verbraucherleitbilder (Wendt 1991, S. 215; Borrmann/Michaelis 1990, S. 130). Während Großbritannien und (spätestens seit Mitte der 80er Jahre) auch die Kommission und der EUGH vom sogenannten „mündigen Ver-

braucher" ausgehen, zu dessen Schutz es ausreicht, eine informierte Produktwahl durch eine angemessene Kennzeichnung zu ermöglichen, gilt in der Bundesrepublik das Leitbild des „flüchtigen Verbrauchers". Dieser bedarf eines zusätzlichen Schutzes durch den Gesetzgeber, weil er nicht immer in der Lage ist, über das Gefahrenpotential bestimmter Nahrungsmittel zu entscheiden.[36]
Deutsch-britische Gemeinsamkeiten gibt es in der Vertretung von Konsumenteninteressen. Diese erfolgt in beiden Ländern durch regierungsfinanzierte Verbände. Hohe Mitgliederzahlen oder Beitragszahlungen erbringen jedoch nur die Produkttestfunktionen. Forschung und Einflußnahme auf die Politikformulierung treten demgegenüber in den Hintergrund. In beiden Ländern hat es bereits relativ früh eine Institutionalisierung der Verbrauchervertretung gegeben. (Gründungsdaten: CA 1957, NCC 1975, AgV 1953, Stiftung Warentest 1964) In Großbritannien fanden Verbraucherbelange im Organgefüge der Zentralregierung Niederschlag - zeitweise wurde sogar ein Verbraucherministerium unterhalten.[37]

Durch ihre vielfältige Repräsentation scheinen Konsumenteninteressen in Großbritannien traditionell eine größere Rolle als in der Bundesrepublik gespielt zu haben und in Agrarbelangen vergleichsweise besseren Zugang zu besitzen. Dieser Eindruck ist jedoch in verschiedener Hinsicht zu relativieren. Erstens gilt auch hier die Feststellung, daß *Zugang* und *Institutionalisierung* nicht gleich *Einfluß* bedeuten muß. Smith schlußfolgert sogar, daß es sich bei der vielfältigen Repräsentation nur um ein Mittel der Kontrolle handelte, daß die Durchsetzung der wirtschaftspolitischen Ziele der jeweiligen Regierung ohne Störung durch starke Verbraucherverbände gewährleisten sollte (Smith 1993, S. 203f). Zweitens kommt es durch die Vielzahl von Akteuren und Gremien des Verbraucherschutzes in Großbritannien zu einer Überschneidung und Überlagerung der Handlungsbereiche und somit zu einer Fragmentierung und Schwächung verbraucher-

---

[36] Auch bei ausreichender Kennzeichnung kann es beispielsweise passieren, daß der Konsument die Informationen nicht wahrnimmt, wenn es sich um eine ritualisierte, wenig Aufmerksamkeit erzeugende Kaufhandlung handelt.
[37] Der *Consumer Council* von 1959 oder das *Office of Fair Trading* unter Heath hatten Konsumentenbelange zu vertreten. Die Labour-Regierungen in den 70er Jahren richteten den NCC (1975) und das *Department of Prices and Consumer Protection* ein.

schutzpolitischen Handelns. Drittens hat gerade der Regierungswechsel zu Thatcher zu einer Neubewertung (im negativen Sinne) des Konsumentenschutzes geführt. Die Verbraucher in Großbritannien sind daher zwar insgesamt besser organisiert, aber durch die stärkere Einbindung ihrer Verbände ins politisch-administrative System auch leichter zu kontrollieren als jene der Bundesrepublik - ein Unterschied, der sich auch in den vergleichsweise „zahmeren" Forderungen der britischen Verbraucherverbände niederschlagen dürfte.

Die Zuständigkeiten für Verbraucherbelange sind in beiden Ländern zudem auf mehrere Ministerien aufgeteilt, ein Ansprechpartner oder Akteur, wie ihn z.b. MAFF und BMELF für landwirtschaftliche Interessengruppen darstellen, ist für Verbraucher nicht vorhanden. Hüben wie drüben sind Verbraucherbelange den Geschäftsbereichen der Wirtschaftsministerien untergeordnet. Sie müssen dort mit den ungleich einflußreicheren, vielen Zielen des Verbraucherschutzes gegenüber abgeneigten, Akteuren der Wirtschaft konkurrieren (Smith 1993, S. 210). Dies gilt auch für Großbritannien, da die Thatcher-Regierung das *Department of Prices and Consumer Protection* abschaffte und die Zuständigkeiten dem *Department of Trade and Industries* unterstellte. Dort fiel der Verbraucherschutz bis 1990 in den Geschäftsbereich eines *Minister of State*, danach jedoch nur noch eines *Parliamentary Under-Secretary*. Daß es neben diesen institutionellen Rückschritten in Großbritannien auch Fortschritte in Sachen Verbraucherschutz gegeben hat, führt Smith auf die im Rahmen der Binnenmarktinitiative erlassenen Verbraucherschutzregulierungen aus Brüssel zurück, die - soviel sie auch aus Sicht der Verbraucherverbände zu wünschen ließen - die Vorstellungen der britischen Regierung noch übertrafen (Smith 1993, S. 217).

Anzumerken ist hier, daß die erwähnten Rückschritte in der Repräsentation im Selbstverständnis der Tories keine Verschlechterung der Verbraucherpolitik nach sich zogen. Man ging eher davon aus, daß im Zuge der Deregulierungspolitik die Konsumenten vom zunehmenden Wettbewerb profitieren und der Privatsektor bisherige Staatsaufgaben auch zu einer höheren Zufriedenheit der Konsumenten lösen werde.[38] Die Verbraucher-

---

[38] Michael Howard behauptete als *Minister for Consumer Protection* in diesem Sinne, daß der beste Konsumentenschutz durch „free competition in a free market" zu erreichen sei (Smith 1993, S. 210).

politik scheint hier also eine Funktion der Wirtschaftspolitik zu sein, was sich auch in der Verfolgung von Verbraucherinteressen niederschlug. Ein gutes Beispiel dafür ist die Umsetzung der EG-Richtlinie 85/374, die in Großbritannien 1987 durch den sogenannten Consumer Protection Act erfolgte. Sowohl Wirtschafts- als auch Landwirtschaftsinteressen bemühten sich - gegen den Protest der Verbraucherverbände - erfolgreich um eine verwässerte Umsetzung in nationales Recht. So machte die britische Regierung von der ausdrücklich vorgesehenen Möglichkeit, auch Agrarprodukte in die strikte Produkthaftung einzubeziehen, keinen Gebrauch. Man erweiterte sogar den von der Produkthaftung ausgeschlossenen Warenbereich, indem man nur *industriell verarbeitete* Agrarprodukte in den Consumer Protection Act miteinbezog. In der Richtlinie war von allen Produkten der ersten Verarbeitungsstufe (also auch nicht-industriell verarbeiteten Agrarprodukten) die Rede (Ervine/Hunter 1994, S. 215). Die Bundesregierung handelte in diesem Falle verbraucherfreundlicher und schloß alle Agrarprodukte der ersten Verarbeitungsstufe in die Produkthaftung ein (ProdHaftG § 1).

Verbraucherschutz ist in beiden Untersuchungsländern zwar durchaus ein bedeutendes Politikfeld, besonders anhand der Situation in Großbritannien läßt sich jedoch belegen, daß wirtschaftliche Interessen nach wie vor Verbraucherbelangen übergeordnet werden. Die Verbrauchervertretung ist in beiden Ländern trotz etablierter Zugangsmöglichkeiten recht schwach, wofür nicht zuletzt die mangelnde finanzielle Unabhängigkeit verantwortlich sein dürfte. Im Gegensatz zu Großbritannien entstehen durch den deutschen Regulierungsansatz in der Verbraucherpolitik potentiell eher Folgekosten für Landwirte und Handel, was auf das besondere Verbraucherleitbild zurückzuführen sein dürfte.

2.3.3 Handelspolitik in Großbritannien und der Bundesrepublik

In den handelspolitischen Konzeptionen Großbritanniens und der Bundesrepublik überwiegen seit Mitte der 80er Jahre auf den ersten Blick die Gemeinsamkeiten. So kam es zur EEA und der Einigung über die Binnenmarktinitiative nicht zuletzt durch einen wirtschafts- und handelspolitischen Interessengleichklang (Moravcsik 1991, S. 48f). Als Exportnationen war beiden Staaten an einem Wegfall der Handelsschranken und einer Durchsetzung marktwirtschaftlicher Prinzipien gelegen. Besonders traf dieses auf die britische Regierung unter Thatcher zu, deren handelspolitische Vorstellungen mit den Vorschlägen des britischen EU-Kommissars Cockfield nahezu völlig konform gingen. Die Binnenmarktinitiative, so Scott, reflektierte die tiefe Abneigung, die die Thatcher-Regierung gegen jegliche Form staatlicher Intervention und wirtschaftlicher Protektion hegte (Scott 1992, S. 25). Auch die Bedeutung der Ernährungsindustrien macht diese Position verständlich. Beide Staaten gehörten 1985 gemeinsam mit Frankreich zu den drei größten Lebensmittelproduzenten der EG - ihre Ernährungsindustrien verfügten über einen Marktanteil von jeweils 20% (Borrmann/Michaelis 1990, S. 34). Auch im Rahmen der durch die EG/EU stellvertretend für die Mitgliedstaaten geführten GATT-Verhandlungen ergaben sich gemeinsame handelspolitische Zielvorstellungen. Beide Staaten befürworteten eine Liberalisierung des Welthandels und waren weniger für die Interessenkollision mit den USA verantwortlich als z.B. Frankreich.[39] Für die EG/EU liegen als weltweit zweitgrößter Agrarexporteur[40] die Vorteile einer Liberalisierung auf der Hand. Aufgrund unterschiedlicher landwirtschaftlicher Strukturen und Handelsbeziehungen kam es jedoch zu graduell unterschiedlichen Haltungen auch der Untersuchungsländer. Der deutsche Handel mit Agrarerzeugnissen und Lebensmitteln liegt im europaweiten Trend und basiert hauptsächlich auf innereuropäischem Handel. Für Großbritannien hingegen zählt z.B. auch die USA zu den wichtigeren Abnahmeländern (Borrmann/Michaelis 1990, S. 42). Dieses kann als Auslöser eines im Vergleich zu Deutschland stärkeren Drängen auf Liberalisierung des Weltagrarhandels angesehen werden.

Handelspolitisch dürfte daher die Bundesrepublik in einer Mittelposition zwischen Frankreich (eher protektionistisch orientiert) und Großbritannien (eher liberal) einzuordnen sein: Trotz der ungünstigen Voraussetzungen der deutschen Landwirtschaft im innereuropäischen und internationa-

---

[39] Rausser (1995, S. 12) charakterisiert die Rolle Frankreichs in den GATT-Verhandlungen mit den Worten: „(...) the government of France, however, has taken violent exception."
[40] 1989: 8%, 1993: 9% der weltweiten Agrarausfuhren (Ahner 1991, S. 825, Ahner 1996, S. 864).

len Wettbewerb[41] nimmt die Bundesrepublik aufgrund der Bedeutung des Exports für andere Wirtschaftssektoren keine Frankreich vergleichbare, protektionistische Position in Agrarhandelsfragen ein. Dennoch gibt es auch in der Bundesrepublik im Agrar- und Lebensmittelsektor eine Tradition von Marktabschottungsbemühungen unter Verweis auf Konsumentenschutz zum Beispiel bei Bier, Wurst oder Butter (Hummel-Liljegren 1987), die der britischen Freihandelsposition entgegenstehen.

Zur Bedeutung wirtschafts- und handelspolitischer Erwägungen für die Agrarpolitik der Untersuchungsländer kann folgende Schlußfolgerung gezogen werden: Obwohl Großbritannien die vergleichsweise liberalere Position in Handelsfragen vertritt, scheint der Interessenkonflikt zum Agrarsektor aufgrund dessen kompetitiverer Struktur geringer als in Deutschland zu sein. Die protektionistischere Haltung Deutschlands reflektiert demnach die nationale Problemlage, nämlich ein potentiell stärkeres Spannungsverhältnis zwischen Agrarinteressen und Bestrebungen zur Handelsliberalisierung.

Gezeigt wurde, daß die Impulse für solche national erfahrenen Spannungsverhältnisse von internationalen Entwicklungen ausgehen (GATT, Binnenmarkt, zunehmende internationale Handelsverflechtung) innerhalb derer auch Interessen nicht-agrarischer Wirtschaftssektoren eine entscheidende Rolle spielen. Den Rahmen nationaler Policy-Reaktion setzt für beide Länder ihre EG/EU-Mitgliedschaft und die damit einhergehende Gebundenheit sowohl an vertragliche Parameter als auch an Policy-Ergebnisse, die die EG/EU als Akteur in Agrar- und Handelsfragen im Namen ihrer Mitglieder erwirkt. Nach wie vor existieren jedoch für die Mitgliedstaaten Freiräume, um bei Zielkonflikten nationalen Agrarinteressen - z.B. unter Verweis auf den Verbraucherschutz - Vorrang einzuräumen.

2.4 Schlußfolgerung und Hypothesen

Landwirtschaftspolitik in Großbritannien und der Bundesrepublik wurde nach dem Zweiten Weltkrieg durch die enge Verbindung zwischen Landwirtschaftsministerien und Landwirtschaftsverbänden geprägt. Diese

---

[41] Als wichtigste Ursachen für Wettbewerbsnachteile gelten die hohen Produktionskosten der deutschen Landwirtschaft, die besonders auf die ungünstigere Betriebsgrößenstruktur zurückzuführen sind (von Urff 1992, S.62f).

beruhte auf einem für beide Seiten positiven Ressourcenaustausch und einer gemeinsamen Problemsicht. In beiden Ländern bildeten sich Netzwerke des *policy community* Typs heraus, die durch die GAP um die Kommission und den Ministerrat als weitere Akteure erweitert wurden. Die in GAP-Fragen erfolgte Erweiterung der nationalen Netze änderte jedoch zunächst nichts an den Zielvorstellungen der Akteure, den exklusiven Politikgestaltungsmechanismen und den Politikinhalten. Zu einer *vollen Vergemeinschaftung* der Agrarpolitik ist es nie gekommen, weil erstens nationale Problemsichten die Politikinitiation weiterhin dominierten, zweitens die nationalen Akteure auch in der Policy-Formulierung auf EG-Ebene stets große Einflußchancen hatten und drittens die Mitgliedstaaten über Gestaltungsspielräume in der Implementation der GAP verfügten.

Tatsächlich, so lautet die Schlußfolgerung, sind die *agricultural policy communities* in beiden Untersuchungsländern seit den 80er Jahren in Bedrängnis geraten. Obwohl es zu einer Öffnung der Netzwerke gekommen ist, gilt es dennoch, das Ausmaß des Wandels nicht überzubewerten. Die Netzwerke haben externen Druck soweit wie möglich durch Anpassung innerhalb der Netze bewältigt. In bestimmten Policy-Bereichen können sich zwar Akteure wie die Industrie und der Handel Zugang zum Netz verschaffen, durch ihre in nahezu allen Fragen vorherrschende Präsenz bleiben Agrarverbände und Ministerien jedoch die zentralen Figuren.
In diesem Sinne bringen auch die Politikbereiche *Verbraucherschutz* und *Handelsfreiheit* eine Eingrenzung des nationalen agrarpolitischen Gestaltungsspielraumes. Sie können in Ausnahmefällen auch die Durchsetzung agrarpolitischer Interessen verhindern. Hierfür bedarf es aber entweder eines Interessengleichklangs mit einflußreichen Akteuren (Kommission, Industrie etc.) oder eines beträchtlichen, medienunterstützten öffentlichen Problemdrucks. Für ein Auseinanderbrechen der Netzwerke haben Verbraucherschutz und Handelsfreiheit indes nicht gesorgt. Am ehesten ruft noch das Spannungsverhältnis zu Handelsinteressen Druck auf die bestehenden Netzwerke hervor, da dem Grundsatz der Handelsfreiheit bei Zielkonflikten auch seitens der Kommission Priorität eingeräumt wird. Dieser Druck dürfte im Falle der deutschen *agricultural policy community* größer sein, da der britische Landwirtschaftssektor aufgrund struktureller Vorteile weniger nachteilige Effekte durch einen liberalisierten Handel zu erwarten hat.

Auch beim Verbraucherschutz konnten - besonders auf EG/EU-Ebene - Fortschritte hinsichtlich der Rechtsgrundlage und in der institutionellen Repräsentation festgestellt werden, ebenso wird der Verbraucherschutz in den Untersuchungsländern und auf EG/EU-Ebene als wichtiges Ziel anerkannt und dementsprechend häufig zitiert. Trotz seiner (rhetorischen) Allgegenwart läßt der verbraucherschutzpolitische Einfluß aber nach wie vor zu wünschen übrig. Auf nationaler und supranationaler Ebene haben Verbraucherverbände im agrarpolitischen Entscheidungsprozeß eingeschränkten Zugang und auch nach erfolgter Institutionalisierung nur geringen Einfluß. Verbraucherschutz kann häufig als Funktion wirtschafts- und handelspolitischer Erwägungen verstanden werden. Dieses wird zusätzlich dadurch begünstigt, daß der Verweis auf Verbraucherschutz zur Rechtfertigung nationaler Policies trotz vorhandener EG/EU-Regelungen angewendet werden kann.

Auch auf Gemeinschaftsebene wird bei Zielkonflikten Landwirtschafts- und Freihandelsinteressen der Vorrang vor Verbraucherinteressen gewährt, da die Kommission als bedeutender Akteur gerade in Binnenmarktfragen dessen wirtschaftlicher Seite große Bedeutung beimißt und stets darauf bedacht ist, ihre Kompetenzen auch auszuüben. Letzteres kann im Fall von Zielkonflikten zwischen Freihandels- und Agrarinteressen die Umsetzung der Policy-Präferenzen der nationalen Agrarklientel erschweren.

Im Hinblick auf die im nächsten Kapitel bearbeitete Fallstudie sollen abschließend aus den allgemeineren Ausführungen aus Kapitel 2 einige hypothetische Vermutungen abgeleitet werden:

- Grundsätzlich ist anzunehmen, daß auch in der BSE-Krise die nationale Politik primär durch relativ autonom handelnde nationale Landwirtschaftsministerien geprägt wurde, die ihre Politik an den Interessen der heimischen Agrarwirtschaft ausrichteten (Hypothese 1).
- Die Dominanz dieser Interessen ist insbesondere darauf zurückzuführen, daß in allen Phasen des Policy-Prozesses die Zahl der beteiligten Akteure äußerst begrenzt und der Zugang für Außenstehende kaum möglich ist (Hypothese 2).

- Unterschiedliche nationale Problemlagen dürften zu unterschiedlichen Policies geführt haben, wobei zu erwarten ist, daß die Untersuchungsländer ihre Einfluß- und Handlungsspielräume auch im Rahmen der GAP auszuschöpfen bemüht waren (Hypothese 3).
- Wenn es im Verlauf der Krise zu aus Sicht der Landwirte suboptimalen Policies gekommen ist, dürfte dieses am ehesten auf den auf Gemeinschaftsebene fest verankerten und seitens der Kommission mit einer hohen Zielwertigkeit vertretenen Grundsatz der Handelsfreiheit zurückzuführen sein (Hypothese 4).
- Die Bedeutung des Verbraucherschutzes in der BSE-Krise, so ist zu vermuten, kann weniger auf institutionelle Bedingungen oder einen gestiegenen Verbandseinfluß zurückgeführt werden, sondern beruht da

3 Britische und deutsche Policies während der BSE-Krise

In diesem Kapitel werden die Policies untersucht, mittels derer die Untersuchungsländer auf die durch die Rinderseuche BSE verursachte Problemlage reagierten. Dabei wird jeweils in zwei Schritten vorgegangen: Zunächst erfolgt eine Darstellung der Handlungen und Argumentationsweisen der Regierungsverantwortlichen während verschiedener Kulminationsphasen der BSE-Krise. Da laut Netzwerkkonzept unterschiedliches Regierungshandeln auf unterschiedliche Netzwerkbeschaffenheiten deuten könnte, wird besonderes Augenmerk auf die Differenzen und Konflikte zwischen den beiden Untersuchungsländern gelegt.

In einem zweiten Schritt werden dann die als unabhängige Variablen (UVn) verstandenen Netzwerkvariablen vorgestellt, verglichen und hinsichtlich ihrer Aussagekraft im Hinblick auf das Regierungshandeln (die abhängigen Variablen, AVn) überprüft.

Vor der Analyse der nationalen Policy-Netze und ihrer Reaktionen erscheint es hilfreich, einen Überblick über die BSE-Krise zu geben und die ausgewählten Kulminationsphasen vorzustellen. Abbildung 1 (siehe Anhang) bietet eine vergleichende Chronologie der im Untersuchungszeitraum wichtigsten Ereignisse in Großbritannien, Deutschland und der EG/EU.[42] Wie auch anhand der Abbildung ersichtlich wird, verlief die BSE-Krise in verschiedenen Phasen. Vom ersten nachgewiesenen Auftreten der neuen Rinderkrankheit im Jahre 1985 bis zu den ersten Maßnahmen der britischen Regierung im Jahre 1988 blieb die BSE ein rein britisches Problem, das in Kontinentaleuropa nur die Fachkreise im Veterinär- und Landwirtschaftsbereich interessierte. In der Fallstudie werden in der ersten Kulminationsphase daher nur die britische Regierung und ihre ersten Reaktionen auf die BSE thematisiert.

Anders die drei folgenden Kulminationsphasen, deren erste sich über den Zeitraum von Mitte 1989 bis Mitte 1990 erstreckte: Hier kam es zu den ersten unilateralen handelsbeschränkenden Maßnahmen der Bundesrepublik und zur ersten „Welle" erhöhter öffentlicher Aufmerksamkeit. Der

---

[42] Detailliertere Darstellungen und Versuche einer Geschichte der BSE bieten inzwischen mehrere teilweise recht reißerische Monographien über das Thema, so z.B. Lacey (1994), Köster-Lösche (1995), Ford (1996).

Höhepunkt dieser Phase aus deutsch-britischer Sicht war das von Deutschland gemeinsam mit Italien und Frankreich verhängte Einfuhrverbot für britisches Rindfleisch vom 31.05.1990 bis zum 07.06.1990. Auch die EG wurde in diesem Zeitraum erstmals tätig. Sie erließ die ersten Exportrestriktionen zunächst nur für Lebendvieh, 1990 auch für Rindfleisch. Bereits damals wurden die besonderen Charakteristika des BSE-Problems deutlich: Bei der BSE handelte es sich um eine in jedem Fall tödliche Rinderkrankheit, die - obwohl sie zunächst nur in Großbritannien auftrat - schnell auch eine europäische Dimension erhielt. Sie stellte eine Bedrohung aller Viehbestände in der EG/EU dar, zudem sorgten Ähnlichkeiten zur beim Menschen auftretenden und ebenfalls tödlichen Creutzfeldt-Jakob-Krankheit (CJD) schnell für eine Beunruhigung der Verbraucher. Aufgrund des geringen wissenschaftlichen Erkenntnisstands, der langen Inkubationszeit bei BSE und CJD, sowie fehlenden Diagnosemöglichkeiten blieben von Anfang an viele Fragen offen. Die Politik war dennoch durch den erwachsenden Handlungsdruck stets zu eindeutigen Problemsichten gezwungen.

In der dritten Kulminationsphase kam es ab Dezember 1993 zu einer mehrmonatigen Konfrontation zwischen Deutschland und Großbritannien, die mit einer erneuten Verschärfung der EU-Regelungen im Juli 1994 endete.[43]

Die letzte Phase, die im Rahmen dieser Arbeit untersucht wird, begann im Spätherbst 1995, als in Großbritannien verschiedene Fälle der CJD mit Rindfleischkonsum in Verbindung gebracht wurden und für eine neuerliche Alarmierung der Öffentlichkeit sorgten. Als Endpunkt dieser Phase, während der es auch zu unilateralen Importstops einiger Bundesländer kam, wird hier aus genannten Gründen die Bekanntmachung des Berichtes des Spongiform Encephalopathy Advisory Committees (SEAC) des britischen Unterhauses angesehen.

---

[43] In der Folgezeit kam es - im Gegensatz zu der Zeit von 1991 bis Ende 1993 - nicht zu einem „Verschwinden" der BSE-Problematik, wenngleich auch das Medieninteresse geringer wurde. Die bleibende Aufmerksamkeit garantierten neue EU-Regelungen, bei deren Umsetzung in nationales Recht Minister Seehofer keine Unterstützung im Bundesrat fand und daher auf Dringlichkeitsverordnungen zurückgreifen mußte.

Zwar erfolgten gesetzgeberische Tätigkeiten und Kontakte auf Regierungs-, Verbands- und wissenschaftlicher Ebene während des gesamten Untersuchungszeitraumes, die Kulminationsphasen traten allerdings aufgrund mehrerer Merkmale hervor: Sie waren gekennzeichnet durch vergleichsweise höhere Medienaufmerksamkeit, verstärkte gesetzgeberische Tätigkeit (auf allen Ebenen) und, seit 1989 (ab Phase II), ein erhöhtes Konfliktpotential zwischen den Akteuren der nationalen und supranationalen Policy-Netze.

Kulminationsphasen: Kurzübersicht
- Phase I: 1988-1989: BSE als rein britisches Problem
- Phase II: 1989-1990: Erste restriktive Maßnahmen der EG und ihrer Mitgliedstaaten, erster Importstop
- Phase III: 1993-1994: Deutschland droht mit nationalem Alleingang
- Phase IV: 1995-1996: Großbritannien diskutiert CJD-Risiko neu, Bundesländer wagen Alleingang

---

Kulminationsphasen der BSE-Krise

3.1 Die britische Regierung: Handlungen und Argumentationsweisen

Eine Beschreibung des Regierungshandelns muß zunächst einmal die besondere Problemlage betonen. Diese spielt zwar auch als unabhängige Variable der Kategorie „nationalspezifische Rahmenbedingungen" eine Rolle, rechtfertigt aber aufgrund ihres Ausmaßes eine Erwähnung schon an dieser Stelle: Das Handeln des MAFF unterlag, was den Aspekt der Seuchenbekämpfung angeht, grundsätzlich anderen Maßstäben als jenes des BMELF, da in Großbritannien die BSE auftrat, während es in Deutschland nur zu einigen Fällen der BSE bei importierten Rindern kam.[44] Aspekte der Seuchenbekämpfungspolitik sind also nicht vergleichbar, wohl aber die allgemeinen Problemlösungsansätze, die unterschiedlichen Arten der Umsetzung der UVn in Policies (AVn), die Argumentationsweisen und der Umgang mit anderen Akteuren der Policy-Netze. Um die Hintergründe dieser vergleichbaren Aspekte verständlich zu ma-

---

[44] Bis zum Ende des Untersuchungszeitraumes handelte es sich hier um vier Rinder (AgV 1996, S.4).

chen, werden nunmehr die konkreten politischen Maßnahmen und die vertretenen Positionen der britischen Regierung im Untersuchungszeitraum dargestellt.

3.1.1 Phase I (88-89)

Verglichen mit der Bundesrepublik betraf die BSE die Politik in Großbritannien wesentlich früher: Ihrem ersten nachgewiesenen Auftreten im Jahre 1985[45] und der Identifikation der Krankheit durch das Central Veterinary Laboratory (CVL) in Weybridge im November 1986 folgten weitere experimentelle und epidemiologische Untersuchungen der staatlichen Veterinärbehörden. In dieser Frühphase begrenzte sich der Akteurskreis auf das MAFF, seine Veterinärbehörden und die Landwirte. Die Bedeutung dieser Phase beruht darauf, daß einige Grundsätze des britischen Problemlösungsansatzes deutlich werden. Zudem traf die britische Regierung ab 1988 *diejenigen* Maßnahmen, die sie in der Folgezeit als zur BSE-Bekämpfung und zum Konsumentenschutz als nahezu ausreichend bezeichnete. Ihre jeglichen Forderungen gegenüber ablehnende Haltung wurde damit begründet.

Der erste offizielle *input* ins politisch-administrative System erfolgte über den Chief Veterinary Officer (CVO), der die zuständigen Minister im Juni 1987 über die neuartige Krankheit informierte.
Nachdem sich ab Dezember 1987 immer deutlicher die Verfütterung von Wiederkäuerprotein-haltigem (Scrapie-verseuchtem[46]) Tierfutter als die wahrscheinlichste Ursache für die BSE herausstellte, kam es 1988 zu den ersten Maßnahmen des britischen Landwirtschaftsministers John MacGregor. Im April 1988 setzte er eine „working party on Bovine Spongiform Encephalopathy" unter Vorsitz des Zoologie-Professors Sir Richard Southwood ein, die den aktuellen Wissensstand über die BSE und ihren Verlauf zusammenstellen, sowie die Regierung hinsichtlich der „human health implications" und der zu treffenden Maßnahmen beraten sollte

---

[45] Diese und die folgenden zeitlichen Angaben entstammen der Chronologie eines MAFF-Berichtes (MAFF 1995a, App. 1) und stimmen mit anderen Angaben, z.B. der Medien in Deutschland und Großbritannien, überein.
[46] *Scrapie* ist eine spongiforme Enzephalopathie bei Schafen, die bereits seit über 200 Jahren bekannt ist und besonders in Großbritannien immer wieder auftritt (Europ. Kommission 1996a).

(MAFF News Release, 26.05.1989). Am 21. Juni 1988 wurde die BSE zur dem MAFF meldepflichtigen Tierkrankheit erklärt (BSE Order 1988). Den späten Erlaß dieser Meldepflicht erklärte die Regierung damit, daß erst zu jener Zeit die klinischen Zeichen sicher festgestellt werden konnten und ein post-mortem-Test zur Verifizierung der BSE-Hypothese entwikkelt worden war (MAFF News Release, 26.05.1989). Eine ebensolche umgehende Verwertung neuer wissenschaftlicher Erkenntnisse habe, so das MAFF, auch die dritte Maßnahme ausgelöst: Man habe das Verfütterungsverbot für Wiederkäuer-Tiermehl an Rinder erst erlassen, als das CVL die ursächliche Wirkung des Tiermehls mit ausreichender Wahrscheinlichkeit bestätigen konnte. Auch das Tiermehl-Verfütterungsverbot wurde am 21. Juni erlassen, es trat aber erst am 18. Juli in Kraft.

Die vierte der entscheidenden Maßnahmen der britischen Regierung erfolgte ebenfalls nach einer Empfehlung der Southwood-Arbeitsgruppe. Sie beinhaltete ab dem 8.8.1988 gültige Verordnungen, die die Zwangsschlachtung der betreffenden Rinder und die Kompensation der Farmer (50% des Marktwertes bei bestätigter BSE-Erkrankung, 100% bei unbegründetem Verdacht) vorschrieben (BSE Amendment Order 1988; BSE Compensation Order 1988).

Exkurs: Der Southwood-Report
Der Abschlußbericht der Southwood-Arbeitsgruppe vom 9.Februar 1989 (MAFF 1989a) löste einige neue Detailregelungen aus und veranlaßte das MAFF, im Februar 1989 umgehend den Tyrrell-Ausschuß zur Festlegung von Prioritäten der weiteren BSE-Forschung einzusetzen. Entscheidende Bedeutung erlangte der Bericht jedoch als Parameter für das weitere Handeln der britischen Regierung, die sich nach eigener Aussage stets zuallererst auf wissenschaftliche Erkenntnisse stützte. So wird der Bericht zum Leitfaden in der Policy-Initiation, aber ebenso zur Ressource, der sich die Netzwerkakteure in den Formulierungsphasen der verschiedenen BSE-Policies bedienten, um in Verhandlungen ihre defensive Haltung zu untermauern.

In seinen Schlußfolgerungen lobte denn auch der Bericht das schnelle, auf veterinärmedizinischen Beweisen und vorläufigen Southwood-Empfehlungen basierende Handeln des MAFF im Jahr 1988 (MAFF 1989a, S. 21). Ferner prognostizierte Southwood bei strikter Einhaltung des Futtermittelverbots den Rückgang der BSE-Erkrankungen ab Ende

1992 und das Aussterben der BSE für Ende 1997. Die Arbeitsgruppe bezeichnete Rinder als „dead-end host" des Erregers und schlußfolgerte, daß eine Übertragung auf andere Tiere und den Menschen wahrscheinlich nicht stattfinden werde. Besonders von Kritikern des MAFF immer wieder zitiert wird in diesem Zusammenhang Southwoods Relativierung: „Nevertheless, if our assessments of these likelyhoods are incorrect, the implications would be extremely serious" (MAFF 1989a, S. 21). Als tiefere Ursachen der BSE und ähnlicher Tierkrankheiten erwähnte Southwood die Methoden der modernen (intensiven) Landwirtschaft. Hier sei die Tiermehlverfütterungspraxis zwar gewinnsteigernd, aber mit zu vielen Risiken verbunden. Langfristig empfahlen Southwood und Mitarbeiter daher dem MAFF, mit den europäischen Partnern diese Rahmenbedingungen innerhalb der GAP zu ändern (MAFF 1989a, S. 21).

In seiner Antwort auf den Bericht unterstrich Landwirtschaftsminister MacGregor nochmals die aus seiner Sicht zentralen Punkte - Southwoods Feststellung, daß das Risiko einer BSE-Übertragung auf den Menschen äußerst gering scheine und daß es sich daher bei der BSE primär um ein veterinärmedizinisches Problem handle.[47] Zudem betonte MacGregor die Bedeutung des wissenschaftlichen Rates und der Ergebnisse der laufenden Forschung: Sie seien die *ausschließlichen* Faktoren, die das MAFF zu neuen Policies veranlaßten (MAFF News Release, 27.2.89, S. 4).[48]

3.1.2 Phase II (89-90)

Die Handlungen der britischen Regierung in der zweiten Kulminationsphase betrafen neben der nationalen Ebene erstmals auch die Gemeinschaftsebene. Auf nationaler Ebene blieben die groben Parameter der BSE-Politik bestehen, es erfolgten lediglich gewisse grundlegende Verschärfungen der BSE-Gesetzgebung und Korrekturen bestehender Maßnahmen. Auf der Gemeinschaftsebene kam es ab Mitte 1989 erstmals zu

---

[47] „(...)the risk of transmission of BSE to humans appears remote and it is therefore most unlikely that BSE will have any implications for human health" (MAFF News Release, 27.2.1989, S. 1).
[48] MacGregor unterstrich den Willen der Regierung, weitere Maßnahmen zu ergreifen und somit allen Empfehlungen des Berichts nachzukommen, sofern dies nicht bereits geschehen sei: „(...)a comprehensive response to all the Working Party recommendations." (MAFF News Release, 27.2.1989, S. 3).

gesetzgeberischen Tätigkeiten der EG, die relativ gelassen hingenommen wurden. Mit einzelnen Mitgliedstaaten folgten indessen erste Konfrontationen, als diese unilaterale Importrestriktionen gegen britisches Rindfleisch verhängten.

Nachdem bereits der Southwood-Bericht auf die hohe Infektivität bestimmter Rinderinnereien (sogenannter „SBOs"[49]) hingewiesen und die Empfehlung ausgesprochen hatte, bei der Herstellung von Babynahrung auf die Verwendung dieser Rinderprodukte zu verzichten, kündigte MacGregor im Juni 1989 den Erlaß entsprechender Maßnahmen an. Die Regierung werde über die Empfehlungen Southwoods sogar noch hinausgehen und die Verwendung dieser Rinderinnereien in der gesamten Nahrungsproduktion verbieten.[50] Den Ankündigungen folgten zunächst jedoch keine Taten, ein entsprechendes Verbot wurde durch MacGregors Nachfolger John Gummer in England und Wales erst im November 1989, in Schottland und Nordirland erst im Januar 1990 erlassen (Bovine Offal Prohibitions Order 1989).

Die zweite wichtige Maßnahme des Landwirtschaftsministeriums war die Erhöhung des Kompensationsbetrages auf 100 Prozent des Marktwertes am 14.02.1990 (BSE Compensation Order 1990). Die neue Regelung erfolgte laut MAFF nicht zur Vorbeugung vor Betrugsversuchen, sondern zur Herstellung der Gerechtigkeit angesichts der hohen Ausfälle, die manche Landwirte zu überstehen hatten (Times, 14.2.90). Zur Bestätigung traf das MAFF im Nachhinein die (beruhigende) Feststellung, daß die neue Kompensationsregelung nicht zu einem neuen Meldeverhalten geführt habe: „There was no sudden surge of cases indicating that farmers had not been reporting" (MAFF 1995a, App. 1, S. 2).[51]

---

[49] *specified bovine offals* / SBOs, auch: *specified bovine material* / SBM (Hirn, Rükkenmarksgewebe etc.)

[50] Obwohl es keinerlei Hinweise für eine Ansteckungsgefahr des Menschen gab und obwohl alle BSE-kranken Rinder geschlachtet und vernichtet wurden, konnten die genannten Innereien in die menschliche Nahrung gelangen, wenn an BSE erkrankte Rinder während der Inkubationszeit (keine klinischen Symptome) geschlachtet wurden (Times, 14.06.1989; MAFF 1995a, App. 1., S. 2).

[51] Daß diese Sichtweise durchaus angezweifelt werden kann, deuten indessen Zeitungsberichte an, die sich teilweise auf Stimmen aus dem MAFF berufen (Times, 23.2.90; F.T., 27.03.1990). Zudem dokumentieren auch die offiziellen Zahlen für den März 1990 1901 gemeldete Fälle gegenüber 1420 Fällen im Januar des gleichen Jahres (MAFF 1995a, Tab.2, S. 24).

Wie eingangs erwähnt, gab es neben den gesetzgeberischen Handlungen in der zweiten Kulminationsphase auch Reaktionen der britischen Regierung auf BSE-Schutzmaßnahmen der EG und auf nationale Maßnahmen einiger ihrer Mitgliedstaaten. Als die EG am 28.07.1989 (89/469/EWG) die Verbringung von Lebendrindern, die vor dem Futtermittelbann geboren wurden oder von BSE-Müttern abstammten, in andere Mitgliedstaaten verbot, rief dies keine nennenswerten Proteste hervor: Erstens basierten die EG-Regelungen auf einer *Akzeptanz* und *der Annahme der Wirksamkeit* der Maßnahmen der britischen Regierung und zweitens wurde die umstrittene Gefährdung des Menschen nicht erwähnt.

Auch als die Kommission im Februar 1990 den Export von sechs Monate alten und älteren Lebendrindern aus Großbritannien verbot und für exportierte Kälber die Schlachtung nach Vollendung des sechsten Lebensmonats vorschrieb (90/59/EWG), beugte sich Großbritannien dem Beschluß der EG. Nichtsdestotrotz bezeichnete man die Maßnahme als „unnecessary harsh", zumal sie den Export von Zuchtrindern in die EG (im Wert von ca. 6 Mio £ pro Jahr) unmöglich machte (F.T., 24.01.90).

Entschieden schärfer fiel schließlich die Reaktion Großbritanniens auf die unilateralen Importrestriktionen der Bundesrepublik vom November 1989 und besonders auf den einwöchigen Importstop Frankreichs, Deutschland und Italiens vom Juni 1990 aus. Die deutschen Maßnahmen folgten auf wochenlange, ergebnislose Gespräche zwischen MAFF und BMELF. Sie sahen vor, daß britisches Rindfleisch nur noch mit Zertifikaten importiert werden durfte, die bescheinigten, daß das Rindfleisch von einem Tier aus einer BSE-freien Herde stammte und von Knochen sowie Nerven- und Lymphgewebe befreit wurde.

In seiner Reaktion verwies Gummer darauf, daß nicht nur das MAFF, sondern auch die Kommission, die Veterinäre der EG und die britischen Wissenschaftler die deutschen Maßnahmen als „wholly unacceptable" erachteten (F.T., 2.11.89). Die geforderte Garantie BSE-freier Herden wurde zurückgewiesen, da für sie jede wissenschaftliche Rechtfertigung fehle. Auch das Importverbot nicht-entbeinten Fleisches und die Vorschrift, bestimmte Gewebe zu entfernen, sei unnötig, da Großbritannien Ende November selbst ein SBO-Verwendungsverbot verabschieden werde

(Times, 4.11.89).⁵² Der CVO Keith Meldrum unterstrich, daß alle bestehenden Bestimmungen völlig ausreichten, um ein „vielleicht bestehendes Null-Risiko" völlig zu vermeiden (Times, 22.01.90). Sowohl Landwirtschaftsminister Gummer als auch Meldrum bezichtigten die Bundesrepublik daher des Protektionismus und vermuteten eine wahltaktische Motivation der Handelnden. Um eine Änderung der deutschen Haltung zu erwirken, wandte sich Gummer an die Kommission und drohte vor der EG-Ministerratssitzung am 24.01.90 damit, den EUGH anzurufen (Times, 23.01.1990). Daß sich der deutsche Alleingang nicht zu einer Krise ausweitete, lag sicherlich an der vergleichsweise geringen Bedeutung des deutschen Marktes für Rindfleisch-Exporte und daran, daß auch nach November 1989 70% der britischen Rindfleischausfuhren nach Deutschland problemlos verliefen.

Auch im Mai/Juni 1990 blieb das MAFF bei seiner „beef is safe"-Haltung (MAFF News-Release, 15.5.90) und folgte einem ähnlichen Handlungsschema wie im Konflikt mit Deutschland:

- Die Importrestriktionen wurden scharf zurückgewiesen.
- Die Zurückweisung wurde *wissenschaftlich* (keine Notwendigkeit), *rechtlich* (Bruch bestehenden EG-Rechts) und *politisch* (Verletzung der „Spielregeln" in der EU, Rückschritt in der Integration) begründet.
- Die aus britischer Sicht „wahre" Motivation der Handelnden (Protektionismus, Sicherung der Wählerstimmen aus der Landwirtschaft) wurde bloßgestellt.
- In einem vierten Schritt wurde schließlich die Kommission dazu aufgerufen, rechtliche Schritte zu unternehmen.

Zusätzlich erfolgte zum ersten Mal in der BSE-Krise die Androhung von Vergeltungsmaßnahmen. Diese hatte Gummer trotz des Drängens der NFU zu Beginn des Importstops noch abgelehnt, am 05.06 jedoch nicht mehr ausgeschlossen (F.T., 5.6.1990; F.T., 6.6.1990). Symptomatisch für diese Kulminationsphase ist die ausgesprochene Wertschätzung, die die Regierung der Kommission (selbst durch Premierministerin Thatcher)

---

⁵² Hier stellt sich die Frage, ob nicht eine verkürzte Zeit zwischen der Ankündigung des SBO-Banns und dessen Verabschiedung den deutschen Maßnahmen die Berechtigung hätte entziehen können.

entgegenbrachte (Times, 6.6.1990) und die Bedeutung, die die britische Regierung dem Vorrang des EG-Rechts gegenüber nationalen Bestimmungen beimaß.
Den Abschluß der Kulminationsphase und das Ende des Importstops bildeten neue gemeinschaftliche Regelungen, auf die sich die Agrarminister der Gemeinschaft am 8.6.1990 einigten (90/261/EWG). Diese sahen *erstens* vor, daß nicht-entbeintes Fleisch aus Großbritannien nur noch aus Herden stammen durfte, für die per Zertifikat belegt werden konnte, daß sie zwei Jahre BSE-frei waren; *zweitens*, daß entbeintem Fleisch Zertifikate beigefügt wurden, die bescheinigten, daß das sichtbare Nerven- und Lymphgewebe entfernt wurde und *drittens*, daß Lebendviehexporte jünger als 6 Monate und keine Nachkommen von an BSE erkrankten Kühen waren. Gemessen an der Verhandlungsposition des MAFF mußte der britische Landwirtschaftsminister zwar zurückstecken („a climb-down for Gummer"), mit zusätzlicher Zertifizierung konnten aber im Juni '90 noch über 90% der britischen Rinderherden die neuen Auflagen erfüllen (Nature, 14.6.1990, S. 566).

Exkurs: Bericht des Landwirtschaftsausschusses und Antwort der Regierung

Der Bericht des Landwirtschaftsausschusses des Unterhauses vom 10.07.90 (HoC 1990a) stellt neben den Berichten der wissenschaftlichen Beratungsgremien das einzige Produkt politischer Kontrolle im Untersuchungszeitraum dar. Allein die Palette hinzugezogener Sachverständiger, die von kritischen Wissenschaftlern über Politiker bis zu einer Vielzahl von Berufs- und Interessengruppen reicht, macht den Bericht und die darauf folgende Antwort der britischen Regierung zu einem interessanten Dokument.[53]

Obwohl der Ausschußbericht die Handlungen der Regierung insgesamt lobte und feststellte: „We believe these measures should reassure people that eating beef is safe" (HoC 1990a, S. XXIV), gab es mehrere Kritikpunkte: So wurde bemängelt, daß die Regierung vor der Einführung des SBO-Verbots, bei der Veröffentlichung des Tyrrell-Berichts (MAFF

---

[53] Bei der Beurteilung des Ausschusses gilt es jedoch zu bedenken, daß dieser eine Mehrheit konservativer MPs und einen Tory-Vorsitzenden hatte. Flynn et al. (1991, S. 173) sehen daher in seiner Tätigkeit primär einen Versuch der Schadensbegrenzung („damage limitation excercise").

1989b) und bis zur Zahlung der vollen Kompensation zu viel Zeit habe verstreichen lassen (HoC 1990a, S. XV). In ihrer Antwort auf diese Kritik gestand die Regierung zwar das eventuell schlechte Bild ein, daß die Verzögerungen in der Öffentlichkeit verursacht hatten, begründete den Aufschub aber mit der Dauer des Konsultationsprozesses (SBO-Bann) oder rechtfertigte ihr Verhalten im Fall der späten Veröffentlichung des Tyrrell-Berichts mit dem Hinweis, daß man dafür habe sorgen müssen, alle nötigen Maßnahmen bereits bei Veröffentlichung des Berichts auch umsetzen zu können (HoC 1990b, S. 7f).

Eine Ursache der trotz der versichernden Statements des Landwirtschaftsministers erfolgten Verunsicherung der Öffentlichkeit sah der Ausschuß in Gummers ausschließlich wissenschaftlicher Argumentationsweise. Er empfahl daher, sollte dies zur Beruhigung der Verbraucher nötig sein, auch über den Rat der wissenschaftlichen Berater hinauszugehen.[54] Diese Erweiterung des Problemlösungsansatzes wurde in der Antwort der Regierung jedoch bereits in der Einleitung zurückgewiesen. Die bereits seit 1988 bekundeten Parameter des Regierungshandelns blieben bestehen: „Experience of the BSE story has in fact strengthened the Govenment's view that its policy has to be rooted firmly in the scientific evidence" (HoC 1990b, S. 1). Die Verantwortlichen des MAFF bemühten sich, diese Position in der Öffentlichkeit zu untermauern. So kündigte Landwirtschaftsministers Gummer bereits Wochen vor (!) Erscheinen des Tyrrell-Berichts an, daß jede Summe zur Forschung bereit gestellt werde, sofern der Ausschuß dies nur fordere (New Scientist, 14.07.1990).

3.1.3 Phase III (93-94)

In der dritten Kulminationsphase sah sich die britische Regierung noch stärker in die Defensive gedrängt. Der Grund dafür war das Handeln der Bundesregierung, die seit Dezember 1993 eine Verschärfung der 1990 festgelegten Verbringungsregulierungen forderte. Allen voran Bundesgesundheitsminister Seehofer und dessen Drohungen, unilaterale Importbeschränkungen zu erlassen, sollte man sich innerhalb der EU nicht auf einheitliche Maßnahmen einigen, forderten die bisherige Linie Großbritanniens heraus. Es kam zu mehreren erfolglosen bilateralen Treffen, später

---

[54] „We believe that the Minister should be prepared to go beyond what his scientific advisers have recommended, whether for political, commercial or other reasons. Scientists do not automatically command public trust (...)" (HoC 1990a, S. XVI).

versuchte die deutsche Seite das Thema im Rahmen der Gesundheits- und Agrarministerräte der EU (29.3., 25./26.4., 30./31.5.1994) zu besprechen. Großbritannien beharrte dabei stets auf der Position, daß es keine wissenschaftlichen Belege für eine Übertragbarkeit der BSE auf den Menschen gäbe und die bestehenden Maßnahmen daher ausreichend seien. Landwirtschaftsministerin Shephard berief sich auf die Standpunkte sowohl der heimischen Wissenschaftler als auch des Wissenschaftlichen Veterinärausschusses der EU. Da es bis zum Juni 1994 lediglich bei Drohungen Seehofers blieb, einseitig national vorzugehen, und solange Bundeslandwirtschaftsminister Borchert im Gegensatz zu diesem stets die Dringlichkeit einer EU-weiten Lösung betonte (BMELF Inf., 2.5.1994), ähnelte Shephards Reaktion der ihres Vorgängers Gummer. Sie tadelte das Nichtbeachten der wissenschaftlichen Gremien der EU seitens der Deutschen, unterstrich die Illegalität unilateraler Handelsbeschränkungen und führte die Handlungen auf wahltaktische Erwägungen Seehofers und Probleme auf dem deutschen Rindfleischmarkt zurück. Als jedoch Landwirtschaftsminister Borchert seine Haltung zugunsten eines unilateralen Vorgehens änderte (F.T., 29.06.1994) und Seehofer den Bundesrat bat, einem 6-monatigen Importstop zuzustimmen, kam es zu einer schärferen Zurückweisung der deutschen Handlungen. Shephards forderte zudem die Kommission auf, Deutschland vor dem EUGH zu verklagen.[55]

Wie ihre Vorgänger mußte jedoch auch Shephard von ihrer Position abrücken. Als auch Frankreich und die BeNeLux-Staaten eine EU-einheitliche Verschärfung der Restriktionen forderten und der Wissenschaftliche Veterinärausschuß sowie die Kommission diesen Standpunkt aufnahmen, kam es bei einem Treffen der Landwirtschaftsminister in Brüssel am 18.07.94 zu einem erneuten Kompromiß, der vorsah, daß nicht-entbeintes Fleisch nur noch aus Betrieben exportiert werden durfte, in denen „in den letzten sechs Jahren kein BSE-Fall bestätigt wurde" (94/474/EG). Shephard kommentierte den mit dem Kompromiß einhergehenden Verzicht der Deutschen, ihren Bann umzusetzen, zunächst noch als „victory for common sense" (F.T., 19.07.1994), geriet aber aufgrund der Probleme der Farmer, sechs Jahre BSE-freie Bestände zu garantieren, zusehends in die Kritik (F.T., 19.12.1995).

---

[55] „I hope that you will take the necessary legal action in view of the blatant illegality of such a move" (MAFF News Release, 247/94, 28.07.94).

Interessant sind die Parallelen zwischen 1990 und 1994. In beiden Phasen beharrte die britische Regierung auf der Maximalforderung, keine neuen Maßnahmen einzuführen, wich dann jedoch, angesichts einer drohenden Isolation der heimischen Rinderproduktion zugunsten eines auf EU-Ebene vermittelten Kompromisses von dieser Position ab und akzeptierte eine Verschärfung der Exportrestriktionen.

3.1.4 Phase IV (95-96)

Auch während der letzten Kulminationsphase des Untersuchungszeitraumes blieben das britische Department of Health (DoH) und das MAFF bei ihrer Position, daß die groben Parameter der britischen und europäischen BSE-Politik ausreichten, um jedes eventuell bestehende Risiko auszuschalten. Die Reaktion auf die beiden Herausforderungen - eine erneute Verbraucherverunsicherung und Kaufabstinenz im eigenen Lande (Dez. 95) und unilaterale Importstops einiger deutscher Bundesländer (Feb. 96) - unterschied sich erneut nur unwesentlich von jener der vorangegangenen Kulminationsphasen.

Rein auf Großbritannien beschränkt blieb die *beef scare* der Vorweihnachtszeit 1995, die in ihrer Hochphase zu Verkaufseinbrüchen von bis zu 14% führte (F.T. 19.12.95). Neue CJD-Fälle bei Farmern und Teenagern, kritische Stimmen aus der Wissenschaft und die mangelnde Umsetzung der bestehenden Vorschriften in den Schlachthöfen, aufgedeckt vom SEAC, dominierten ab Oktober die Berichterstattung in Zeitungen und Fernsehen. Douglas Hogg, inzwischen als Nachfolger von William Waldegrave neuer Landwirtschaftsminister, und Gesundheitsminister Stephen Dorrell verwiesen erneut auf den fehlenden Beweis einer Verbindung zwischen CJD und BSE und die ausreichenden Schutzvorkehrungen für den Fall, daß dennoch eine Gefahr für den Menschen bestehe. Anders als bei früheren Aussagen MacGregors oder Gummers waren die Formulierungen der Verantwortlichen vorsichtiger. Auch Hoggs Aussagen reflektierten eher die unsichere wissenschaftliche Beweislage als zuvor.[56] Mit der am 14.12. erfolgten Einführung eines Verwendungsverbotes boviner Wir-

---

[56] „We do not believe that BSE is transmittable to humans, but against the possibility that we might be wrong about that - and we don't think we are - we have also put in place various controls within the slaughterhouses that prevent any of the potentially infective agents getting through", (F.T., 06.12.95).

belsäulen bei der Herstellung von Nahrungsmitteln (wie dies bei der Herstellung von *mechanically recovered meat / MRM* der Fall war) reagierte Hogg auf Berichte des SEAC. Dieser hatte festgestellt, daß Rindfleisch in mehreren Schlachthöfen mit unter den SBO-Bann fallendem Gewebe verunreinigt war (MAFF 1996a, para. 6.6.13).

Keine Handlungen der Bundesregierung, sondern unilaterale Importstops mehrerer Bundesländer waren der Anlaß zu erneutem „Ärger" im Februar 1996. Wie auch 1990 und 1994 bestand die britische Reaktion aus mehreren Schritten. Die Maßnahmen der Bundesländer wurden als illegal und vertragsverletzend zurückgewiesen. An die Bundesregierung erfolgten Apelle, auf ein Einlenken der Bundesländer hinzuwirken. Die britische Regierung bat zudem die Kommission, sollten die Bundesländer nicht einlenken, Druck auf die Bundesregierung auszuüben und sie gegebenenfalls vor dem EUGH zu verklagen, um somit indirekt die Bundesländer zur Aufhebung der Restriktionen zu bewegen (F.T., 14. u. 15.02.1996). Zu einer Klärung der Rechtslage kam es jedoch nicht mehr, die Ereignisse des 20. März 1996 und das europaweite Verbringungsverbot machten den Streit hinfällig.

Zwar riefen die Importstops der Bundesländer keine den Ereignissen der Jahre 1990 und 1994 vergleichbare Krise hervor, dennoch zeigte sich auch in der vierten Kulminationsphase, daß die britische Regierung bis zum Ende des Untersuchungszeitraumes ihrer Linie treu blieb. Auf nationaler Ebene proklamierte sie das Primat der Wissenschaft als Richtschnur ihrer Handlungen. Deren Effekt war nach Einschätzung des MAFF eine Beseitigung aller Gefahren für Verbraucher. Dieser Sachverhalt führte dazu, daß die britische Regierung auf EG/EU-Ebene gemäß des Ursprungsprinzips stets auf eine konsequente Umsetzung der Handelsfreiheit drängte.

3.2 Rahmenbedingungen

Nach dieser ausführlichen Vorstellung der *abhängigen (zu erklärenden) Variablen* der vorliegenden Untersuchung - nämlich der Handlungen und Verhandlungspositionen der britischen Regierung einschließlich der Beteiligung *an* und Reaktion *auf* europäische(n) Policies - sollen nun die verschiedenen Kategorien *unabhängiger Variablen* untersucht werden. Als unabhängige Variablen werden hier die für das jeweilige Untersuchungsland im angegebenen Zeitraum relevanten nationalen und internationalen

Rahmenbedingungen sowie die institutionellen und instrumentellen Besonderheiten der Untersuchungsländer angesehen. Diese wirken - so lautet die analog zu Héritier et al. angestellte Überlegung - „auf die Netzwerkprozesse in den Mitgliedsstaaten ein und sind *mittelbar* dafür verantwortlich, daß bestimmte Policy-Lösungen in den einzelnen Untersuchungsländern herbeigeführt" werden (Héritier et al. 1994, S. 23). Die Beziehung von UV zu AV ist nur als *mittelbar* kausal zu bezeichnen, weil die UVn wie z.B. die Besonderheiten der nationalen Landwirtschaft, die Aktivitäten der Verbände oder die Charakteristika des politisch-administrativen Systems bestimmte Policies nicht determinieren, sondern den Entscheidungsträgern lediglich „Handlungskorridore" eröffnen. Sie bestimmen die Problemperzeption der Handelnden, indem sie bestimmte Policies sinnvoll erscheinen lassen und andere Policies ausschließen (Héritier et al. 1994, S. 22). Auch wenn sich aufgrund dieses Sachverhalts den Netzwerkakteuren ein gewisser Spielraum zur Ausgestaltung der Policies bietet, soll hier - analog zu Héritier - von der Annahme ausgegangen werden, daß eine Kenntnis der die Rahmenbedingungen gleichsam *verarbeitenden* Netzwerke eine Prognose und Erklärung des Regierungshandelns ermöglicht.

Die Rahmenbedingungen sind zu unterscheiden in internationale Rahmenbedingungen, die für die Untersuchungsländer gleich sind, und nationalspezifische Rahmenbedingungen, die gemeinsam mit den Bedingungen des politisch-administrativen Systems unter Umständen für unterschiedliche Policy-Präferenzen sorgen. Zunächst werden die internationalen Rahmenbedingungen analysiert. Ausgehend von der Annahme, daß sich beiden Ländern die gleichen internationalen Rahmenbedingungen boten, wird hier die unterschiedliche Bedeutung dieser Bedingungen sowohl für das Handeln der britischen als auch für das Handeln der deutschen Regierung thematisiert.

3.2.1 In beiden Untersuchungsländern wirksame internationale Rahmenbedingungen

a.) Die Europäische Gemeinschaft / Europäische Union
Durch ihre Mitgliedschaft in der EG/EU und die Verpflichtung auf Ziele und Methoden der gemeinsamen Agrarpolitik und des Binnenmarkts unterliegen Großbritannien und Deutschland auch den auf EG/EU-Ebene ge-

schaffenen Rahmenbedingungen. Zwar ist das Handeln der EG/EU in den Kulminationsphasen auch als Folge des Inputs der beiden Mitgliedstaaten zu verstehen, aus Gründen des Erkenntnisinteresses steht hier jedoch die Frage im Vordergrund, inwiefern die Handlungen auf europäischer Ebene als unabhängige Variablen ihrerseits die Policies der Mitgliedstaaten beeinflußt haben.

Die Bedeutung der Gemeinschaft als internationale Rahmenbedingung beruht auf drei Faktoren: Erstens griff die EG/EU durch den Erlaß *legislativer Bestimmungen* seit 1989 aktiv in den Policy-Prozeß ein und fügte damit den allgemeinen rechtlichen Rahmenbedingungen (siehe Kapitel 2.3) spezielle, BSE-bezogene, rechtliche Rahmenbedingungen hinzu, die als Grundlagen und Bezugspunkte weiterer nationaler Handlungen dienten. Zweitens eröffnete die EG/EU durch die Statements und *Haltungen ihrer Organe* den politisch Handelnden der Mitgliedstaaten die Möglichkeit, ihre Ressourcen besser zu kalkulieren, wenn es darum ging, die nationale Position im Policy-Prozeß auf EG/EU-Ebene durchzusetzen. Drittens schließlich - und in der Wirkung dem zweiten Faktor sehr ähnlich - bot die *institutionelle Struktur* der Gemeinschaft den Mitgliedstaaten Möglichkeiten zur Beeinflussung der Politikformulierung nach nationalen Gesichtspunkten und Freiräume in der Policy-Implementation.

Das legislative Handeln der EG/EU betraf zu keinem Zeitpunkt der hier untersuchten Kulminationsphasen die nationale Seuchensituation oder den Verbraucherschutz in Großbritannien. Gemeinschaftliche Reglementierungen bezogen sich ausschließlich auf die Frage der Verbringung von Rindern und Rinderprodukten. Ausschlaggebend für das Handeln der Europäischen Kommission war dabei stets primär das rechtliche Kriterium der Einheitlichkeit der Maßnahmen. Ein eigenes gesetzgeberisches Tätigwerden der EG/EU wurde in der Regel mit einem Harmonisierungsbedarf aufgrund unterschiedlicher nationaler Regelungen, teilweise auch durch wissenschaftliche Erkenntnisse begründet. So ging es entweder darum, die in Großbritannien bestehenden Sicherheitsbestimmungen auszuweiten oder angesichts nationaler Maßnahmen mancher Mitgliedstaaten einheitliche Lösungen zu finden.

Beim Erlaß der Entscheidung 89/469/EWG im Juli 1989, die die Verbringung von Rindern verbot, die vor dem Futtermittel-Verbot in Großbritannien geboren wurden, leitete die Kommission ihr Handeln daraus ab,

daß die britischen Behörden manchen Mitgliedstaaten einen entsprechenden Verbringungsstop garantiert hatten - diese Maßnahme gelte es zu harmonisieren (89/469/EWG). BSE wurde zu diesem Zeitpunkt auf europäischer Ebene noch als reines Tierseuchenproblem behandelt. Der gesundheitliche Verbraucherschutz spielte noch keine Rolle. Eine mögliche Gefährdung des Menschen wurde offiziell nicht als Parameter des Handelns anerkannt. Dieses galt auch für die Mehrheit der Mitgliedstaaten, da die Entscheidung mit der Stellungnahme des Ständigen Veterinärausschusses übereinstimmte.[57]
Im gesamten Untersuchungszeitraum wurde die EG/EU noch häufig gesetzgeberisch tätig. So erfolgte unter Verweis auf neue wissenschaftliche Erkenntnisse eine Verschärfung der Exportrestriktionen für Lebendrinder im Februar 1990 (90/59/EWG). Nach den unilateralen Importrestriktionen der Bundesrepublik vom November 1989 und dem britischen SBO-Bann vom Dezember 1989 diente die Entscheidung 90/200/EWG erneut der Harmonisierung. Sie verbot die Verbringung bestimmter Rindergewebe und Organe (SBOs) aus Großbritannien und führte eine EG-weite BSE-Meldepflicht ein. Zwar verwies die Kommission hier erstmals auf eine mögliche Gefährdung der menschlichen Gesundheit, sie ging jedoch davon aus, daß durch die neuen Regelungen „für den Verbraucher auch minimale Risiken" (90/200/EWG) vermieden wurden.
Den Kategorien „Verbringungsregulierung" und „Harmonisierung" sind auch die folgenden gesetzgeberischen Akte zuzuordnen: Nach dem Importstop Frankreichs, Deutschlands und Italiens wurde erstmals der *Rindfleischexport* reglementiert, nicht-entbeintes Rindfleisch durfte fortan nur noch aus solchen Herden stammen, die als zwei Jahre BSE-frei zertifiziert werden konnten (90/261/EWG). Entbeintes Fleisch konnte nach wie vor mit Begleitpapieren exportiert werden, die bescheinigten, daß es von allen sichtbaren Nerven- und Lymphgeweben befreit worden war.
Erst im Juni '94 wurde das in Großbritannien bereits seit 1988 geltende Verfütterungsverbot von aus Säugetieren gewonnenen Futtermitteln an Wiederkäuer auch europaweit festgeschrieben (94/382/EG). Durch Entscheidung 94/474/EG wurde nach dem Juli-Kompromiß festgelegt, daß nicht-entbeintes Rindfleisch nur noch aus sechs Jahre BSE-freien Bestän-

---

[57] Das Ausschußverfahren erfolgt in diesem Falle nach Art. 17/18 der Richtlinie 89/662/EWG.

den kommen durfte. Die Regelung für entbeintes Rindfleisch blieb bestehen. Bereits im Dezember 1994 wurde diese Bestimmung allerdings überraschenderweise wieder gelockert. Mit dem Verweis auf die ab 1.1.1992 eingetretene Wirksamkeit des britischen Tiermehl-Verbotes gestattete man eine Ausfuhr allen Rindfleisches von Tieren, die nach dem 1.1.1992 geboren wurden (94/794/EG). Das „hin und her" hatte jedoch damit noch kein Ende: Als im Spätsommer 1995 ein nach dem 1.1.1992 geborenes Rind erkrankte, wurde mit einer neuen Entscheidung (95/287/EG) das frei zu handelnde Rindfleisch wieder auf solches eingegrenzt, das von Tieren stammte, die zum Zeitpunkt der Schlachtung jünger als 30 Monate waren.

Die rechtlichen Rahmenbedingungen, die die EG/EU durch die hier aufgezählten Rechtsakte vorzeichnete, betrafen also nahezu ausschließlich den Bereich des Exports von Rindern und Rinderprodukten. Die Maßnahmen, die Großbritannien zur Seuchenbekämpfung und zum Konsumentenschutz ergriff, wurden auf Gemeinschaftsseite von der Kommission, den Ausschüssen und vom Ministerrat unterstützt. Für Großbritannien ergab sich dadurch eine Reduktion der europäischen Dimension des Problems auf Handelsfragen. Die Verschärfung der Verbringungsregulierungen, die man nach Konflikten mit den Partnern und nach entsprechenden Voten der Ausschüsse akzeptieren mußte, stellten die heimische Rinderwirtschaft nicht vor Hürden, die eine andere Seuchenbekämpfungsstrategie notwendig erscheinen ließen.

Die Kommission ließ zu keinem Zeitpunkt Zweifel daran aufkommen, daß sie der Einhaltung der Grundsätze des Binnenmarktes Priorität einräumte. Sie schloß sich stets unter Berufung auf ihre wissenschaftlichen Gremien der britischen Risikodefinition an. Dementsprechend wurden die deutschen Maßnahmen des Jahres 1989 seitens der Kommission und des Landwirtschaftskommissars Ray MacSharry entschieden abgelehnt. Umgehend wurden Versuche unternommen, die Konfliktparteien zu einer einvernehmlichen Lösung zu bewegen (Times, 4.11.89). In den offiziellen Verlautbarungen der Kommission spielte die Frage des Verbraucherschutzes zunächst nur eine untergeordnete Rolle. So betonte sie gegenüber der Presse, daß es sich bei der Gesetzgebung nach dem Importstop vom Juni 1990 nicht um Maßnahmen zum Zwecke des Konsumentenschutzes, sondern zum Schutze der nationalen Lebendviehmärkte handelte (F.T.,

8.06.1990). Bei allen folgenden gesetzgeberischem Tätigkeiten erkannte die Kommission neue wissenschaftliche Erkenntnisse oder Risiken für die Gesundheit von Mensch und Tier als Auslöser einzelstaatlicher Maßnahmen (und damit eines Harmonisierungsbedarfs) an, beziehungsweise zog diese nach Empfehlung des Wissenschaftlichen Veterinärausschusses, dessen Untergruppe Tiergesundheit oder der Untergruppe BSE (z.B. bei Entscheidung 95/60/EG) direkt zur Legitimation des eigenen Handelns heran.

Alle nationalen Alleingänge (1989, 1990, 1994, 1996) wurden abgelehnt. Die Kommission verwies in diesem Zusammenhang immer auf ausreichende bestehende Regelungen oder darauf, daß neue Regelungen in Vorbereitung waren. So kam es zur überdauernden Allianz Großbritanniens und der Kommission, wenn es darum ging, nationale Maßnahmen zu verurteilen und auf die Einhaltung bestehenden Rechtes zu drängen. Die Bewertung des Handelns Deutschlands (bzw. Frankreichs) erfolgte bei beiden primär nach dem Maßstab der (Nicht-) Vereinbarkeit mit den Prinzipien des Binnenmarktes (auch vor 1993). Auch im Frühjahr 1994 informierte die „irritierte Kommission" das BMG wiederholt über die Illegalität der geplanten Maßnahmen (F.T., 9.03 1994) und bemühte sich, unter nahezu wortgetreuer Zuhilfenahme der britischen Argumente die Öffentlichkeit zu beruhigen.[58] Diese Rückendeckung durch die Kommission erwies sich als Ressource des MAFF und als Hindernis für die Bundesregierung. Dies schlug sich nicht zuletzt in der britischen Verhandlungsstrategie nieder: Weder im Jahre 1989 noch im Frühjahr 1994 ließ sich Großbritannien bei *bilateralen* Gesprächen zu Zugeständnissen bewegen (Times, 1.11.89; Verh. Bundestag 12/222, S. 19217).

Auch der Ministerrat änderte die Rahmenbedingungen nicht entscheidend. Eine ausführliche Diskussion der BSE-Problematik erfolgte im Agrarministerrat während des Untersuchungszeitraumes nur bei zwei Anlässen -

---

[58] „Und es gibt auch keine Beweise dafür, daß der Verzehr von Rindfleisch eine Gefährdung für die menschliche Gesundheit darstellt. Creutzfeldt-Jakob-Erkrankungen treten in Ländern mit BSE nicht häufiger auf als anderswo. (...) Außerdem hat die EU Maßnahmen in die Wege geleitet, die sicherstellen, daß aus Großbritannien exportiertes Rindfleisch BSE-frei ist" (Europ. Kommission, Vertr. i. d. Bundesrepublik, Pressemitteilung Nr. 15/94, 4.3.94).

am 06.06 und 07.06.1990 und am 18. und 19.07.1994.[59] In beiden Fällen gelangte die Thematik aufgrund der drohenden „Handelskriege" auf die Tagesordnung. Zwar befaßte sich auch der Gesundheitsministerrat ab der dritten Kulminationsphase mehrmals mit dem „Problemfeld BSE", er konnte aber keine zur Verbringungsregulierung notwendigen Entschlüsse fällen. Insgesamt diente der Agrarrat hier nur als Forum des Interessenausgleichs und der Kompromißfindung. Die für die nationalen Policy-Netze entscheidenden Akteure waren die Kommission und die Ausschüsse.

Eine besondere Position vertrat das Europäische Parlament. Unter Mitwirkung auch der britischen Parlamentarier verlieh es schon im Juni 1990 seiner Unzufriedenheit mit der Kompromißregelung des außerordentlichen Ministerrats Ausdruck. Man forderte so weitreichende Maßnahmen wie die Einsetzung einer unabhängigen europäischen Nahrungsmittelagentur oder das Verbot der Fütterung von aus Schlachtkörpern gewonnenen Proteinen an Wiederkäuer (EP 1990, S. 173). Anfang 1993 verlangte das EP in einer Entschließung gar, „daß der Verkauf von Rindfleisch aus BSE-verdächtigen Tierbeständen zum menschlichen Verzehr verboten wird" (EP 1993, S. 274). Diese Forderungen fanden jedoch wenig Gehör, was nicht nur auf ihre wirtschaftlichen und institutionellen Konsequenzen, sondern auch auf den gemäß Art. 43 EWGV/EGV geringen Einfluß des EP in Agrarfragen zurückzuführen ist. Die Ressourcenbalance der Untersuchungsländer konnte das EP demzufolge, trotz seiner in der BSE-Frage pro-deutschen Linie, nicht entscheidend verändern.

Wie eingangs erwähnt, wirkt die EG/EU auch durch institutionelle und instrumentelle Faktoren auf die BSE-Policies der Mitgliedstaaten. Die Problemsicht der Handelnden wird auch durch die Durchsetzungschancen nationaler Policy-Präferenzen in der Formulierung von EG/EU-Policies bestimmt. Im Unterschied zu den Mitgliedstaaten verfügt die Gemeinschaft nicht über eine selbständige Veterinärbehörde. Dem Ständigen Veterinärausschuß und dem Wissenschaftlichen Veterinärausschuß (WVA) fehlten aus britischer Sicht Permanenz, Unabhängigkeit und Expertise, um

---

[59] Darüber hinaus war BSE auch bei einer Reihe weiterer Ratstreffen Gesprächsgegenstand, wurde aber - so der Untersuchungsausschuß des EP - trotz des Drängens der Bundesregierung nicht auf die „offizielle" Tagesordnung gesetzt (EP 1996, S. 9).

eine dem MAFF und seinen Behörden übergeordnete Position einnehmen und die EG/EU-Öffentlichkeit beruhigen zu können (Nature, 7.8.1990, S. 462). Seitens der britischen Regierung und auch innerhalb der britischen Botschaft wurde dementsprechend die Feststellung geäußert, daß die BSE ein britisches Problem sei, daß durch die britischen Veterinärbehörden zu lösen sei. Hierfür sei das entscheidende Beratungsgremium der SEAC, und nicht die Gremien in Brüssel:[60] Aufgrund unzulänglich entwickelter institutioneller Strukturen auf EU-Ebene habe man Formulierung, Implementation und Kontrolle der BSE-Policies primär national durchführen müssen.

Ein Verfolgen nationaler Optionen lohnt sich jedoch nur, wenn die institutionellen Rahmenbedingungen dies in der Formulierungs- und in der Implementationsphase zulassen. Während der Formulierungsphase begründete das Ausschußverfahren wesentlich den britischen Einfluß. Wie auch der Untersuchungsausschuß des EP feststellte, begab sich die Kommission bei der Entwicklung ihrer Policies geradezu in eine „Abhängigkeit" von den Statements des Wissenschaftlichen Veterinärausschusses, um im entscheidenderen Gremium, dem Ständigen Veterinärausschuß, auf Unterstützung hoffen zu können (EP 1996, S. 13). Zwar sollte der WVA die besten zur Sachfrage kompetenten Wissenschaftler umfassen, weshalb in seiner Besetzung ein Nationenproporz abwegig erscheint, dennoch fiel die Dominanz Großbritanniens in den Ausschußsitzungen überdeutlich aus. Da weder Teilnahmebeschränkungen noch Anwesenheitspflichten gelten, herrschte bei einer Vielzahl von Sitzungen eine personelle Dominanz britischer Vertreter, die neben dem Vorsitz zumeist auch das Protokoll führten (EP 1996, S. 5). Neben dieser personellen Dominanz kam es zu einer ebenso legitimen sachlichen Überlegenheit: Die britischen Vertreter verhielten sich im Auftreten und in der Argumentationsweise auch aus Sicht anderer Wissenschaftler überaus geschickt.[61]

---

[60] „SEAC ist für die Regierung der wichtigste Ausschuß. Danach kommen - aus politischen Gründen - die Ausschüsse der EU" (Interv. britische Botsch., 12.12.96).
[61] „Von meiner beschränkten Sicht aus sind die Engländer schon sehr geschickt (...). Die schicken da sehr gute Leute hin, auch in Public Relations, (...) die erscheinen immer zu mehreren, mit Fachleuten aus verschiedenen Gebieten, so daß mitunter jemand aus irgendeinem anderen Land, der des Englischen nicht so wahnsinnig gut

Trotz der Bedeutung des wissenschaftlichen Rates des WVA hätten die Beamten des BMELF im Ständigen Veterinärausschuß stets die Möglichkeit gehabt, die auf der Position des WVA beruhende Kommissionsvorlage einer „politischen Interpretation" zu unterziehen. Die Voraussetzung hierfür war allerdings, daß man eine Mehrheit für seine Position zusammenbrachte, was aufgrund der Bedeutung des wissenschaftlichen Rates angesichts der Komplexität des Problems allerdings sehr schwierig war. Zudem war eine offizielle Kommunikation zwischen beiden Ausschüssen - etwa über Meinungsverschiedenheiten und Unsicherheiten der Wissenschaftler - nicht vorgesehen. Im Rahmen der aufeinanderfolgend stattfindenden Sitzungen wurden die Wissenschaftler vor den Sitzungen des Ständigen Ausschusses „hinauskomplimentiert" (Interv. dt. Mitgl. des WVA, 17.1.97).

Als Fazit läßt sich somit feststellen, daß das MAFF über gute Möglichkeiten verfügte, seine Position auch im Gemeinschaftsgefüge durchzusetzen. Diese Möglichkeit wurden auch durch nachweislich geschicktes Auftreten ausgenutzt. Das britische „Forschungsmonopol" und die sprachliche Dominanz trugen ihr übriges dazu bei, daß Großbritannien sich auf Gemeinschaftsebene in einer trotz aller Kritik stets recht guten Verhandlungsposition befand. Deutschland konnte hingegen aufgrund der mangelnden Rückendeckung durch den WVA nur schwerlich seine Positionen umsetzen.

Auch ein Blick auf die Implementation der Gemeinschaftsregelungen zeigt, daß Großbritannien seitens der Kommission keine wesentlichen Eingriffe in die nationale Handhabung der BSE-Krise zu befürchten hatte. Obwohl die Kommission alle europaweiten Maßnahmen auf der angemessenen BSE-Bekämpfung und der Sicherstellung des Konsumentenschutzes im Vereinigten Königreich gründete, führte sie zwischen Juni 1990 und Mai 1994 keine BSE-bezogenen Kontrollen in den britischen Schlachthöfen durch (EP 1996, S. 16). Diese Nachlässigkeit wiegt um so schwerer, da die letzten Inspektionen des Jahres 1990 Fehlverhalten entdeckt hatten (EP 1996, S. 16). Das Verhalten der Kommission beruhte nach eigener Aussage auf ihrer unzureichenden Personaldecke. Wie sich im Untersu-

---

mächtig ist und keinen Fachmann links und rechts hat, einen schweren Stand hat" (Interv. dt. Mitgl. des WVA, 17.1.97).

chungsausschuß des EP jedoch später herausstellte, war die Nachlässigkeit auf den Druck der britischen Veterinärbehörden, die der Kommission jegliche Kontrollbefugnisse in BSE-Fragen absprachen, zurückzuführen. Dazu kamen Koordinationsprobleme innerhalb der Kommission, da die Veterinärinspektionseinheit der Kommission die im Jahre 1990 festgestellten Mängel nicht an die Veterinärgesetzgebungseinheit weiterleitete (EP 1996, S. 16).

Zweifellos schuf die mangelnde Kontrolltätigkeit der Kommission wesentliche Freiräume in der Handhabung der Schutzbestimmungen. Aus ihrer EG/EU-Mitgliedschaft erwuchs der britischen Regierung daher insgesamt nur ein geringer Druck zur Änderung ihrer Policies, während die Bundesregierung sich bei der Einbringung ihrer Forderungen vor große Hürden gestellt sah.

b.) Internationale Organisationen

Eine weitere Rahmenbedingung der Problemperzeption politisch Handelnder bilden neben den Prozessen im europäischen Integrationsbündnis auch internationale Verträge beziehungsweise Mitgliedschaften in internationalen Organisationen. Als wichtigste dieser Organisationen sind hier die Weltgesundheitsorganisation (WHO) und das internationale Tierseuchenamt (OIE, Office International des Épizooties) zu nennen. Diese erwiesen sich, kurz gesagt, stets als Ressource der britischen Regierung, wenn es darum ging, die eigene Position im Konflikt mit den EG/EU-Mitgliedern zu verteidigen. So unterstrich auch das MAFF in seiner eigenen Schilderung der Handlungen während des Untersuchungszeitraumes die enge Kooperation mit der OIE und die unterstützenden Stellungnahmen der Behörde.[62] Da auch die Kommission überwiegend die Linie vertrat, daß die zu den jeweiligen Zeitpunkten bestehenden Maßnahmen ausreichten, verwies auch sie - z.B. in der dritten Kulminationsphase - darauf, daß WHO und OIE die bestehenden Maßnahmen als ausreichend bestätigt hätten (Europ. Kommission, 1994a). Für die Bundesregierung wurde durch diese „Rückendeckung" ein nationales Vorgehen erschwert.

---

[62] „Die von uns eingeleiteten Schritte wurden von der Weltgesundheitsorganisation und dem internationalen Tierseuchenamt als adäquate Reaktionen auf das Problem ausnahmslos gebilligt" (MAFF 1996f, S. 2).

c.) Internationale Ereignisse im Bereich Lebensmittel und BSE

Für die Problemperzeption der Regierungen in beiden Untersuchungsländern wirken auch Ereignisse im Nahrungsmittelbereich rahmensetzend, die sich ihren eigenen Einflußchancen entziehen und im Ausland stattfinden. Gleiches gilt für internationale Ereignisse im Zusammenhang mit der BSE.

Fast zeitgleich zum Ausbruch der BSE kam es zu einem Vorkommnis, das die internationale Staatenwelt erschütterte und die Politikgestaltung im Bereich Verbraucherschutz/öffentliche Gesundheit in ganz wesentlichem Ausmaß betraf: Am 26.4.1986 ereignete sich im Kernkraftwerk von Tschernobyl ein Unfall, dessen verheerende Auswirkungen erst nach 19 Tagen an die Öffentlichkeit gelangten. In beiden Untersuchungsländern erfolgte eine erhebliche Verunsicherung der Verbraucher und teilweise heftige Kritik am Verhalten nicht nur der sowjetischen Regierung, sondern auch der nationalen Verwaltungen. Diese kamen nur ungenügend dem Informationsbedürfnis der Bevölkerung z.B. in Fragen zum Verzehr von Freilandgemüse nach. Die Ereignisse um Tschernobyl betrafen daher auch die Landwirtschaftsministerien der Untersuchungsländer und dokumentierten auf eindringliche Weise das Verlangen der Bürger nach einer besseren Informationspolitik und einer angemessenen Berichterstattung.[63] Die Verunsicherung, die nach Tschernobyl einsetzte, war indes kein Einzelfall. Durch Nahrungsmittel verursachte Gesundheitsrisiken hatten in den 80er Jahren wiederholt ihren Ausgang im Ausland genommen, um schließlich doch innerhalb der Verbraucherschaft der Untersuchungsländer für Verunsicherung zu sorgen. Der österreichische Weinskandal oder der spanische Olivenölskandal, der mehrere Menschenleben forderte, stellten die Frage des Verbraucherschutzes mit neuer Dringlichkeit.

Zur speziellen Thematik BSE/CJD finden sich während des Untersuchungszeitraumes keine nennenswerten Veränderungen der internationalen Rahmenbedingungen. Stets blieb die Schweiz neben Großbritannien das einzige Land, in dem die BSE endemisch auftrat, jedoch gab es auch

---

[63] Diese Einschätzung der Tschernobyl-Katastrophe als Wasserscheide der staatlichen Verbraucherschutzpolitik wurde z.B. im Niedersächsischen Landwirtschaftsministerium bestätigt: „(...) es ist auch so, daß die Länder (...) eigentlich schon seit Tschernobyl versuchen, eine offenere Informationspolitik zu betreiben." (Interv. Nds. Landw. Min., 10.9.96).

hier keine den britischen Ausmaßen vergleichbaren Zahlen.[64] Zwar ließen sich die BSE-Fälle in der Schweiz nicht wie in Deutschland auf aus Großbritannien importierte Schafe oder britisches Tiermehl zurückführen, aufgrund ihrer 1990 erlassenen Maßnahmen zum Verbraucherschutz und zur Seuchenbekämpfung wurde die Schweiz aber nicht mit Verbringungsrestriktionen belegt. Die BSE blieb dadurch vordergründig ein rein britisches Problem, zu dessen Lösung andere Staaten - etwa durch eigene Notlagen - nichts Wesentliches beizutragen hatten.

Neben den tiergesundheitlichen Aspekten der BSE sind jedoch auch die Handelsaspekte zu berücksichtigen - hier gingen von Drittstaaten sehr wohl *inputs* in den Policy-Prozeß ein. Diese setzten zumeist die britische Regierung und die Kommission unter Druck. Für die Bundesregierung erwiesen sich Handelsbeschränkungen von Drittstaaten gegenüber britischem Rindfleisch hingegen als Rückendeckung. Finnland, Schweden, Israel, die USA, Neuseeland und Australien verboten beispielsweise in der zweiten Kulminationsphase die Einfuhr von vor dem Tiermehlverbot (Juli 1988) geborenen Rindern, Österreich schränkte im Sommer 1990 die Fleischimporte aus Großbritannien ein (F.T., 30. u. 31.5.1990). Auch zwischen den Kulminationsphasen kam es gelegentlich zu Abschottungsbemühungen der internationalen Handelspartner. So wollte zum Beispiel im Winter 91/92 Rußland dankend auf 2000 Tonnen britisches Rindfleisch verzichten, welches die EG als Lebensmittelhilfe zu liefern bereit war (F.T., 9.1.1992). Auch solche Handlungen führten erneut zu einer öffentlichen Debatte über BSE, die das MAFF und Kommissionsvertreter von einer drohenden neuerlichen *beef scare* sprechen ließ.

Eindeutig stellten internationale Ereignisse in den 80er Jahren die Landwirtschaftspolitik der Untersuchungsländer vor neue Herausforderungen. Dies traf besonders auf den Themenbereich *nahrungsmittelverursachte Gesundheitsrisiken* zu. Ereignisse wie die Reaktorkatastrophe von Tschernobyl zeigten die Anforderungen an staatliche Informationspolitik und Berichterstattung angesichts von Bedrohungen, die dem Einflußbe-

---

[64] In einer Rinderpopulation von immerhin 1,7 Millionen gab es im Zeitraum von 1990-1996 lediglich 206 Fälle von BSE - eine Inzidenz, die in Großbritannien (Rinderpopulation von 11 Millionen) schon im Herbst 1989 innerhalb einer Woche verzeichnet wurde (F.T., 26.3.96).

reich der Regierungshandelnden verschlossen sind, in aller Deutlichkeit auf. Parallelen existieren hier besonders zur Situation des BMELF angesichts der BSE: Die nationale Landwirtschaft und die nationalen Verbraucher sahen sich in beiden Fällen mit Bedrohungen konfrontiert, über deren Ausmaß Unklarheit herrschte und deren Ursache außerhalb des unmittelbaren Einflußbereichs der Bundesregierung lag. Während die internationale Situation sich in Lebensmittelfragen wie gezeigt veränderte, blieb die internationale Komponente der Rinderseuche BSE äußerst schwach entwickelt. BSE blieb in der Problemperzeption der Regierungshandelnden eine primär britische Angelegenheit, wenngleich im Vereinigten Königreich zusätzlich zu den Maßnahmen der EG/EU und ihrer Mitgliedstaaten gelegentlich auch Handlungen von Drittstaaten für wirtschaftlichen Problemdruck und öffentliches Aufsehen sorgten.

d.) Internationaler Agrarwettbewerb

Einen wichtigen internationalen Rahmen für Agrarpolitik der EG/EU und damit auch für ihre Mitgliedstaaten Großbritannien und Deutschland setzten die Vereinbarungen des GATT. Hier kam es im Untersuchungszeitraum zum Abschluß der 1986 begonnenen „Uruguay-Runde" am 15.12.1993. Die Ergebnisse des GATT bezeugten mit ihren ab Juli 1995 gültigen Bestimmungen einen Richtungswechsel der Agrarpolitik. Waren Protektion und Subvention bisher bis zu einem gewissen Grad akzeptierte (weil universelle) und teilweise auch anwachsende Trends in der Agrarpolitik, erlegte die GATT-Runde dem Anwachsen dieser Maßnahmen Schranken auf und beschloß die Rückführung der Protektions- und Subventionsniveaus bis zum Jahre 2001 (Henrichsmeyer/Witzke 1994, S. 601).

Für den hier behandelten Rindfleischmarkt bedeutete die Rückführung der subventionierten Rindfleischexporte, daß Nachfrageprobleme oder Überproduktion innerhalb der EU nicht mehr im gleichen Umfang über den Weltmarkt ausgeglichen werden konnten.[65] Neben Bestimmungen zur Abschaffung nichttarifärer Handelshemmnisse und zur Rückführung der Stützung der heimischen Landwirtschaft von 20% beinhalteten die Vereinbarungen als wohl gravierendsten Einschnitt die langfristig nicht ver-

---

[65] "Rindfleisch stellt für die EU im Rahmen der WTO ein besonderes Problem dar." (DBV Situationsber. 1996, S. 47; BMELF 1996b, S. 32).

meidbare Abschaffung des Abschöpfungssystems der GAP, wodurch der Agrarsektor der Gemeinschaft sowohl politisch als auch wirtschaftlich stärker den Gesetzmäßigkeiten (und Schwankungen) des Weltmarkts ausgesetzt sein dürfte (Henrichsmeyer/Witzke 1994, S. 602). Der durch die EG-Agrarreform bereits angedeutete Paradigmenwechsel in der europäischen Agrarpolitik erfuhr also durch diese Entwicklungen Unterstützung - „Reform" und „Markt" oder „Wettbewerb" traten als Parameter staatlicher und europäischer Agrarpolitik in Konkurrenz zu Kriterien wie „Sicherung des Status quo" und „Protektion". Dazu kam, daß aufgrund der angespannten EG-Haushaltslage und der Konjunkturflaute in Europa Finanzmittel, um einer in Probleme geratenden Landwirtschaft „unter die Arme zu greifen", ohnehin nicht vorhanden waren.

Diese allgemein schwierigen Rahmenbedingungen für die Landwirtschaft kennzeichneten auch die Lage auf dem weltweiten und europäischen Rindfleischmarkt. Hier gab es nur während der ersten Kulminationsphase positive Signale. Auf dem Weltmarkt sorgten ein Erzeugungsrückgang und die gute Nachfrage für gute Aussichten für EG-Rinderexporteure. Auch innerhalb der Gemeinschaft fand der Markt zu einem Gleichgewicht zwischen Angebot und Nachfrage zurück, die Marktpreise stiegen und die Interventionsbestände konnten von ca. 800.000 t auf 125.000 t abgebaut werden (Europ. Komm. 1991, S. 88ff). Der Preisanstieg in der ersten Kulminationsphase war indes gegenläufig zum langfristigen Trend: Insgesamt fielen die Preise für Rindfleisch von 1983 bis 1992 um 24% (BMELF 1996b, S. 25).

Bereits 1990 waren die wirtschaftlichen Rahmenbedingungen für die Rinderproduktion hingegen merklich schlechter. Eine Zunahme der EG-Rindfleischerzeugung traf auf einen (auch BSE-bedingten) Nachfragerückgang *innerhalb* und den (Golfkriegs-bedingten) Verlust von Exportmärkten *außerhalb* der EG. Die Konsequenz dieser Entwicklung waren Preisverluste von 13% bis 25% und erneute starke Interventionskäufe der EG (Europ. Komm. 1991, S. 88ff). Die angespannte Marktlage wirkte sich auch auf die Stimmung der EG-Landwirte aus. So verbrannten in Frankreich wütende Bauern im Sommer 1990 britische Lastwagen mit lebenden Lämmern und zerstörten Rinderhälften aus der DDR (F.T., 6.9.1990).

Auch nach 1991 blieb der innergemeinschaftliche Rindfleischmarkt umkämpft: Trotz einer erneuten Senkung der Rindfleischerzeugung ('92-'94: 11%, BMELF 1996b, S. 32) kam es auch in der dritten Kulminationsphase nur zu einem geringen Anstieg der Marktpreise, da der Verbrauch weiter rückläufig war. Aufgrund verschiedener Abkommen hatten es Drittländer zudem leichter, Rindfleisch in die EG/EU zu verbringen. Auf einem guten Niveau befand sich lediglich die Ausfuhr der EU, die sich Anfang der 90er Jahre zum weltweit größten Rindfleischexporteur entwickelte.[66] Auch 1995 blieb es auf dem EU-Rindfleischmarkt bei einem hohen Angebots- und Preisdruck. Wieder steigende Produktionszahlen und ein nach wie vor rückläufiger Verbrauch verdüsterten die Perspektive (BMELF 1996b, S. 32).

Der sich verschärfende internationale Agrarwettbewerb, das Wegbrechen von Schutzmaßnahmen zur Protektion der Landwirtschaft und die kritische Lage auf dem Rindfleischmarkt stellten die Entscheidungsträger in beiden Untersuchungsländern vor große Probleme und ließen den Druck, den nationalen Erzeugern jede erdenkliche Hilfe zukommen zu lassen, noch größer erscheinen. Erklärungen für die unterschiedliche Umsetzung dieses Problemdrucks im Rahmen der Formulierung von BSE-Policies können, so ist zu vermuten, auf nationale Besonderheiten zurückgeführt werden.

3.2.2 In Großbritannien wirksame nationalspezifische Rahmenbedingungen

a.) Situation und Struktur der nationalen Landwirtschaft
Besondere Bedeutung als unabhängige Variable im Gestaltungsprozeß von Landwirtschaftspolitik dürfte der wirtschaftlichen Situation der Landwirtschaft zukommen. Eines der wichtigsten Ziele des MAFF ist es, durch sein Handeln die wirtschaftliche und soziale Situation der Landwirte zu verbessern.[67] Daher dürften auch in der Entwicklung der nationalen BSE-Policies die jeweilige strukturelle und wirtschaftliche Situation der

---

[66] Der Anteil am Weltmarkt lag hier zwischen 1992 und 1994 bei 25% (Europäische Kommission 1994, S. 96; 1996, S.108).

[67] „Essentially, MAFF's job is to help improve the economic performance of these industries" (MAFF 1996b, S. 2).

britischen Landwirtschaft und die antizipierte Wirkung möglicher Policies die Problemperzeption der britischen Regierungsvertreter bestimmt haben.

Das herausragende und hinsichtlich des Problemdrucks nicht zu unterschätzende Merkmal der britischen Landwirtschaft und speziell der Rinderzucht ist selbstverständlich das Auftreten der BSE. Bis zum 3.11.1995 wurden nach offiziellen Angaben 154592 Rinder auf nahezu 33000 Farmen als an BSE erkrankt bestätigt. Die direkten wirtschaftlichen Folgeschäden der BSE trafen hauptsächlich Halter von Milchkühen (54% der Milchkuh-Herden), in einem geringeren Ausmaß Bullenmast-Herden (15,2%) (MAFF 1995a). Der Schaden erfaßte damit den gesamten britischen Rindfleisch-Sektor, dessen Bedeutung innerhalb der britischen Landwirtschaft und damit auch für das Handeln des MAFF keinesfalls zu unterschätzen ist. Während des Untersuchungszeitraumes machte die Zucht von Rindern und Kälbern durchschnittlich ca. 40% des Produktionswertes des Viehsektors und stets zwischen 15% und 16% des gesamten landwirtschaftlichen Produktionswertes aus. Bezieht man Milch mit ein, so sind dies stets 35-36% des landwirtschaftlichen Produktionswertes (MAFF 1996c).

Die Reaktionen des MAFF auf Exportrestriktionen erklären sich durch die Exportanteile der britischen Rinderproduktion: Sie lagen bei durchschnittlich 15-20%.[68] Andererseits ergibt sich ein enormer wirtschaftlicher Problemdruck durch den heimischen Markt. Er bildet trotz des hohen Exportanteils die Basis des Einkommens der Rinderzüchter. Hätte die britische Regierung - wie die Bundesregierung - vom Verzehr britischen Rindfleischs abgeraten, so hätte dies die Existenzen des Großteils der britischen Rinderzüchter zerstört.

Ein Blick auf den gesamtwirtschaftlichen Kontext verdeutlicht die Bedrohung durch die BSE. Obwohl in der britischen Landwirtschaft weniger Erwerbstätige (1993: 2,2%, incl. Forst- u. Fischwirtschaft) Beschäftigung fanden als in der Bundesrepublik (1993: 3,1%, incl. Forst- u. Fischwirtschaft), trug die britische Landwirtschaft 1993 mit 1,6% mehr zur Entstehung des BIP als die deutsche Landwirtschaft (1,2%) bei (BMELF 1996a, S. 10 Tab.2, Fischer-WA 1996, S. 47). Berücksichtigt man zusätzlich die

---

[68] Eigene Berechnung, basierend auf: MLC Export Survey, verschiedene Jahrgänge.

sich anschließenden Wirtschaftszweige wie die verarbeitende Industrie und den Handel, wird der Problemdruck, den die BSE-Krise auch ohne die Export-Frage erzeugte, ungleich deutlicher.[69]

Tatsächlich hatte die BSE-Problematik negative, den Problemdruck erhöhende Auswirkungen auf den britischen Rindersektor: Kurzfristige Nachfrageeinbrüche 1990, 1994 und 1995, Interventionskäufe von über 150.000t Rindfleisch zwischen der zweiten und der dritten Kulminationsphase,[70] oder die im Herbst 1990 u.a. als Folge der BSE auftretenden Schwierigkeiten des irischen Goodman-Rinderimperiums - einer der größten Beef-Verarbeiter in Großbritannien und der größte Verarbeiter und Exporteur in Europa - sorgten für Beunruhigung. Meldungen von Exportschwierigkeiten anderer Bereiche der Nahrungsmittelproduktion und einer Ausweitung des Mißtrauens gegenüber britischem Rindfleisch in der EG zeichneten ebenfalls ein recht düsteres Bild.[71]

Diese pessimistische Stimmung und der aus ihr erwachsende Problemdruck hatten dennoch - so verblüffend dieses auf den ersten Blick erscheinen mag - ihre Grenzen. Die BSE betraf die britische Landwirtschaft und speziell die Rinderzüchter während des Untersuchungszeitraumes nicht in dem Ausmaß, wie die Hochphasen der britischen *beef scares* dies vermuten lassen. Für den gesamten Untersuchungszeitraum dokumentieren sowohl die verfügbaren Verkaufs- und Exportdaten als auch die Verlautbarungen des MAFF eine angesichts der BSE-Krise überraschend positive Lage. Durchgehend sprach man von der „Erfolgsstory" des britischen Rindfleisches, auch nach der dritten Kulminationsphase und trotz der EU-weiten Regulierungen verwies Landwirtschaftsminister Waldegrave im Dezember 1994 auf die an Bedeutung und Volumen steigenden Rindfleischexporte (Agra Europe 1994, H.50, S. L20). Trotz des europaweit

---

[69] Der Anteil des „Agri-Food"-Sektors am BIP betrug während des Untersuchungszeitraumes durchschnittlich 9% (MAFF 1996d).

[70] Hierfür kann allerdings neben den Absatzproblemen in der Gemeinschaft auch der generelle Nachfragerückgang nach Qualitätsbeef aufgrund der Rezession verantwortlich gemacht werden (F.T. 6.9.93).

[71] Landwirtschaftsministerin Shephard beklagte 1994 die Umsatzprobleme z.B. von schottischen Whiskyproduzenten auf dem Kontinent und verwies auf regionale Rindfleischboykotts in Belgien (F.T., 29.3.94).

verzeichneten Nachfragerückgangs bei Rindfleisch steigerte das Vereinigte Königreich die Menge des in die übrigen Mitgliedstaaten exportierten Rindfleischs von 96.170 t im Jahre 1990 kontinuierlich auf 191.460 t im Jahre 1994 (MLC 1996, IV: Trade in Meat). Auch für 1995 wurden dem britischen Rindfleischsektor Exportzuwächse von ca. 20% auf dem mit Ausnahme von Deutschland von BSE nicht betroffenen (!) EU-Absatzmarkt bescheinigt (MLC 1996, IV: Trade in Meat).

Auch in der Landwirtschaft insgesamt bestand eine positive Rahmensituation. In den frühen 90er Jahren verzeichneten die Farmer signifikante Einkommenszuwüchse („very healthy movements in farm incomes", F.T., 1.12.1993): Großbritanniens Ausscheiden aus dem Wechselkursmechanismus des EWS im September 1992 und die folgende Abwertung des Pfundes brachte den britischen Farmern (im Wert) steigende Subventionen aus Brüssel und „three successive years of financial buoyancy" (F.T., 28.11.1995).

In der Bewertung ihrer Bedeutung für die Problemperzeption der Regierungshandelnden führt die UV „Situation der heimischen Landwirtschaft" daher zu folgender Schlußfolgerung: Trotz der Bedrohung des heimischen Marktes und trotz der Exportschwierigkeiten durch die EG/EU-Regulierungen der zweiten und dritten Kulminationsphase gingen nach wie vor relativ positive Signale vom Rindfleischsektor und der gesamten Landwirtschaft aus. Die Gefahr, mit radikalen Maßnahmen zum Konsumentenschutz wirtschaftlichen Schaden anzurichten, war immens. Die robuste Konstitution des Rindersektors dürfte indessen als Bestätigung der *muddling-through*-Strategie des MAFF gewertet worden sein. Für eine radikale Kurskorrektur der britischen BSE-Politk reichte der durch die Wirtschaftsdaten erzeugte Problemdruck nicht aus.

b.) Verbraucherverhalten
Als unabhängige Variable von den *direkten* Forderungen der Verbraucherverbände zu unterscheiden ist das Verbraucherverhalten. Hier soll die Annahme zugrunde gelegt werden, daß von dem Verhalten der Verbraucher als Nahrungsmittelkonsumenten und als Wähler ein *indirekter* Input in den Policy-Prozeß ausgeht, der durch seine Auswirkungen auf dem Markt und bei Wahlen einen *direkten* Problemdruck für politisch Handelnde erzeugen kann.

Obwohl bereits während der ersten Kulminationsphase ein geringerer Konsum von Rindfleisch zur problematischen Lage des britischen Rindfleischsektors beigetragen hatte, kam es erst in der zweiten Kulminationsphase zu bedeutenden Auswirkungen der BSE-Thematik auf das Verbraucherverhalten.

Im Zuge der ersten *beef scare* im Frühjahr 1990 wurde die BSE erstmals von April bis Mitte Mai in der breiten Öffentlichkeit problematisiert. Das Vertrauen der Konsumenten in Rindfleisch und Rindfleischprodukte verringerte sich und es schrumpfte der Prozentsatz derer, die glaubten, Rindfleisch sei „good for one's health" (F.T., 30.05.1990). Skepsis und Kritik der Verbraucher richteten sich indessen eher gegen die Regierung als gegen die Landwirte (F.T., 21.06.1990). In verschiedenen Umfragen, die im Zeitraum vom Oktober 1989 bis zum Mai 1990 durchgeführt wurden, lag der Prozentsatz der Befragten, die dem MAFF im Zusammenhang mit BSE nicht trauten oder annahmen, daß die Regierung Informationen zurückhielt, stets zwischen 55 und 60 Prozent (HoC 1990a, S. 225). Auch auf das Konsumverhalten hatte die BSE- Diskussion Auswirkungen: In der zweiten Kulminationsphase stellten nach eigenen Aussagen (je nach Umfrage) zwischen 25% und 40% der Konsumenten ihre Kaufgewohnheiten um. Sie kauften weniger, teilweise überhaupt kein Rindfleisch mehr (HoC 1990a, S. 226). Durch den Kaufverzicht entstand zwar wirtschaftlichen Druck auf Produzenten, Anbieter und Regierung, dieses führte aber, wie oben gezeigt, nicht zur Initiation neuer Policies. Als der Importstop ab Ende Mai für neue Aufregung sorgte, war die *beef scare* bereits abgeflaut und die Verkaufszahlen hatten sich wieder erholt (F.T., 30.05 1990).[72]

Auch in der dritten und in der vierten Kulminationsphase lassen sich ähnliche Muster des Konsumentenverhaltens feststellen: Im Frühjahr 1994 und in den letzten Monaten des Jahres 1995 erfolgten Markteinbrüche im britischen Rindfleischsektor. In beiden Phasen belegten Verbraucherumfragen

---

[72] Tilston et al. (1992, S.25) fanden in einer im Frühjahr 1991 durchgeführten Studie heraus, daß von ursprünglich 31,3% der Befragten, die im Sommer 1990 ihr Konsumverhalten geändert hatten, zum Zeitpunkt ihrer Befragung nur noch 17,8% daran festhielten und nur 5,9% generell weniger Rindfleisch kauften.

das große Mißtrauen gegenüber den Erklärungen des MAFF.[73] Wie auch 1990 entspannte sich jedoch in beiden Fällen die Situation relativ schnell. Die Verkaufszahlen hatten sich 1994 schon vor dem Juli-Kompromiß und in der vierten Kulminationsphase noch im Dezember 1995 stabilisiert.

Ein weiterer, den Problemdruck relativierender Faktor, dürfte im allgemeinen Trend der Veränderung des Fleischkonsums zu finden sein, der vor allem zulasten des Rindfleischs ging. So fiel der pro-Kopf-Verbrauch an Rindfleisch in den britischen Haushalten nach MAFF-Angaben zwischen 1985 und 1995 von 9,6 kg auf 6,3 kg (MAFF 1996e). Besonders drastisch erscheinen die Rückgänge aber erst ab 1988: Bis 1994 fiel der pro-Kopf-Verbrauch von Rindfleisch um immerhin 28%. Dieser - trotz des allgemeinen Trends - überdurchschnittlich hohe Einbruch[74] zeigt, daß Absatzschwierigkeiten auf dem heimischen Markt nicht von der Hand zu weisen sind.

In ihren Auswirkungen auf die Problemperzeption des MAFF sind diese Befunde jedoch aus den genannten Gründen zu relativieren: Erstens kam es nie zu einer völligen Kaufabstinenz. Auch in den Hochphasen der *beef scares* erholte sich der heimische Markt recht schnell. Zweitens lagen die Entwicklungen im europaweiten Trend zu einem insgesamt verringerten Fleischkonsum und zu anderen Fleischsorten (ZMP 1996, S. 30f). Drittens minderten die guten Exportergebnisse den Problemdruck. Generell scheint daher das Verhalten der heimischen Konsumenten kein zwingender Grund für Zugeständnisse der Briten auf EG/EU-Ebene darzustellen. Eher können die *beef scares* und die damit verbundenen Nachfrageeinbrüche als Auslöser nationaler, geringerer Kurskorrekturen angesehen werden, so z.B. in der vierten Kulminationsphase, auf deren Höhepunkt im Dezember 1995 das MAFF die Sicherheitsvorkehrungen bei der Herstellung von MRM verschärfte.

---

[73] Eine Umfrage des Magazins Farmers Weekly vom Dezember belegt 1.) Mißtrauen gegenüber den Erklärungen der Regierung (57% der Befragten) und 2.) verringerten Rindfleischkonsum (28%) (zit. n.: F.T., 19.12.95).
[74] Bei Lamm- und Hammelfleisch wurde im gleichen Zeitraum sogar ein Verbrauchsrückgang von 31%, bei Schweinefleisch von 19% verzeichnet. Nur bei Geflügelfleisch kann auf Zuwachsraten verwiesen werden (eigene Berechn., nach: MAFF 1996e).

c.) Verbände

Unter Bezugnahme auf die Ausführungen in Kapitel 2. ist davon auszugehen, daß der Einfluß der Verbände auf das Regierungshandeln eine sehr einflußreiche unabhängige Variable darstellt. Hier soll gemäß ihrer überragenden Bedeutung zunächst auf die britischen Landwirtschaftsverbände verwiesen werden, anschließend wird auch die Haltung der Konsumentenverbände thematisiert.[75]

Agrarinteressen

Die Handlungen der NFU und die durch sie bezogenen Positionen lassen sich zwei verschiedenen Kategorien zuordnen: Zustimmung erfuhr das Handeln des MAFF auf der nationalen Ebene, lediglich bestimmte Kurskorrekturen wurden gefordert. Ablehnung erzeugten die auf EG/EU-Ebene erzielten Kompromisse. Dabei wiesen die Farmer vor allem auf die wirtschaftlichen Folgewirkungen immer wieder hin.

Die NFU unterstützte in den ersten beiden Kulminationsphasen die durch das MAFF eingeleiteten Maßnahmen, also sowohl die Schlachtbestimmungen, die Meldebestimmungen als auch das Verbot bestimmter Innereien. Eindringliche Forderungen zur Kurskorrektur rief lediglich die Kompensationsregelung im Schlachtgesetz hervor: Nach eigener Aussage übte die NFU auf das MAFF Druck aus, die zunächst nur auf 50% festgesetzte Entschädigung auf 100% zu erhöhen, um Produzenten angemessen zu kompensieren, aber auch um etwaige Betrugsversuche unnötig zu machen.[76] Mit dieser Begründung („Betrugsargument") ging die NFU über die Linie des MAFF hinaus, das stets eine Betrugsgefahr bestritt. Die Bedeutung des Betrugsarguments als Ressource der NFU im Verhandlungsprozeß ist kaum zu hoch zu veranschlagen, wenn man als primäres Ziel des MAFF die Entfernung verdächtiger Tiere aus der menschlichen Lebensmittelzufuhr annimmt. Die erst 1990 erfolgte Erhöhung der Kompensationsbeträge deutet jedoch an, daß in MAFF-Kreisen die Bekämpfung

---

[75] Diese Ausführungen stützen sich - im Gegensatz zu jenen über die deutschen Verbände - auf ein recht eingeschränktes Datenmaterial. Unterstützende Interviews wurden nicht durchgeführt, auch das sonstige Auskunftsverhalten war sehr eingeschränkt.

[76] „(...)to minimise any likelyhood of farmers offloading suspect animals" (HoC 1990a, S.89).

der BSE-Seuche eine höhere Priorität genoß, der man allerdings durch das Futtermittelverbot genüge getan zu haben glaubte.

Der SBO-Bann von 1989, durch den erstmals Verbraucherschutz vor bestimmten Rindergeweben der *gesamten* nationalen Herde propagiert wurde, wurde seitens der NFU unterstützt. Gegenüber der Öffentlichkeit unterstrich man allerdings, daß es keine Anzeichen für eine Gefährdung gäbe. Der SBO-Bann sei daher als Vorsichtsmaßnahme anzusehen (HoC 1990a, S. 89f). Ab 1995 erhöhte sich indes die Kritik am MAFF, weil es nichts gegen die Verunsicherung unternahm und aus Sicht der NFU eine schlechte PR betrieb (F.T., 28.11.1995). Vor allem in der vierten Kulminationsphase richtete sich die Wut des Agrarsektors aber gegen die Medien: Viehhändler und Landwirte kritisierten einstimmig den „media-hype" (F.T., 9.12.1995).

Entschieden kritischer als das nationale Vorgehen des MAFF bewerteten die Agrarverbände die auf EG/EU-Ebene erreichten Kompromissen vom Juni 1990 und vom Juli 1994. Im Juni 1990 wurde zwar begrüßt, daß der außerordentliche Agrarministerrat die „illegal bans" einiger Mitgliedstaaten beenden konnte, gleichzeitig wurde aber eindringlich darauf hingewiesen, daß die Neuregelung für einige britische Rinderzüchter möglicherweise grundlos Marktnachteile mit sich brachte (HoC 1990a, S. 89ff). Schärfer fiel 1994 die Kritik nach der Einführung der Sechs-Jahres-Regel für nicht-entbeintes Fleisch aus: So bezeichnete zum Beispiel Marshall Taylor, Vorsitzender der Tenant Farmers' Association, die 6-Jahres Regel als „major banana skin" (F.T., 18.08.1994). Auch die NFU verwies auf den drohenden wirtschaftlichen Schaden und die Folgewirkung einer Implementation der Policy. Ihr Vorsitzender Naish kritisierte die Zertifizierung als immensen administrativen Aufwand für die Farmer. Besonders Landwirtschaftsminister Waldegrave verspürte die Folgen des von seiner Vorgängerin ausgehandelten Kompromisses: Er wurde mit schlechten Wirtschaftsdaten konfrontiert[77] und mußte sich mit Protesten der Farmer und Entlassungsdrohungen des Exporthandels auseinandersetzen (F.T.,

---

[77] Die F.T. sprach von einem drastischen Preisverfall, da zunächst einmal über 50% der britischen Rinderzüchter vom Exportmarkt abgeschnitten waren und nicht-entbeintes Rindfleisch immerhin 84% des UK-Exports in die EU ausmachte (F.T., 2.8.94).

27.7.1994; 6.8.1994). Die erste EU-weite Exporterleichterung vom Dezember 1994 führte jedoch auch hier zu einer schnellen Beruhigung der „Szene".

Zusammenfassend läßt sich hinsichtlich der Beziehungen zwischen Agrarverbänden und MAFF ein auf Konsens beruhendes Verhältnis bestätigen. In Streitfragen wie der Kompensation gelang es der NFU, ihre Forderungen durchzusetzen.[78] Erhöhter Druck seitens der Bauernschaft kennzeichnete die Phasen der Konfrontation mit den europäischen Partnern, nach anfänglicher Kritik an den Kompromissen wurden diese jedoch akzeptiert, sicherlich auch, weil keine bedeutenden Exporteinbußen hingenommen werden mußten.

Konsumenteninteressen
Bei den Forderungen und dem Einfluß der Konsumenten auf die britische BSE-Politik muß zwischen etablierten Verbänden und solchen mit beschränktem Netzwerkzugang unterschieden werden. Letztere, z.B. *Parents for Safe Food*, äußerten sich unzufrieden sowohl mit den Policies als auch mit den Vorgehensweisen des MAFF. Die nationalen Maßnahmen der ersten beiden Kulminationsphasen wurden als nicht weitgehend genug eingestuft. Vor allem wurde jedoch der EG-Kompromiß vom Juni 1990 kritisiert, der britisches Export-Rindfleisch unter strengere Auflagen (Garantie einer BSE-freien Herde bei nicht-entbeintem Fleisch) als solches stellte, das innerhalb Großbritanniens in Verkehr gebracht wurde. Zudem beklagte *Parents for Safe Food*, im Konsultationsprozeß nicht berücksichtigt worden zu sein (HoC 1990a, S. 185).

Dieser Vorwurf wurde seitens der drei in Kap. 2.1.2 erwähnten Verbraucherorganisationen nicht erhoben. Der NCC, die CA und die CECG unterstrichen, daß es keinen Beweis für eine Gefährdung der Bevölkerung durch BSE gäbe. Das Risiko eines Zusammenhanges zwischen BSE und CJD sei gering. Sie rieten der Regierung dennoch, einen anderen Problemlösungsansatz zu verfolgen und über die augenblicklichen wissenschaftlichen Erfordernisse hinausgehende Schutzmaßnahmen zu ergreifen („the

---

[78] Die volle Kompensation kündigte Gummer anläßlich eines Verbandstages an. Er schaffte es damit, seinen Auftritt vor der zu wütenden Protesten bereiten Bauernschaft in einen Siegeszug zu verwandeln (Times, 14.02.90).

government must err on the side of caution") (HoC 1990a, S. 206). Zu den Forderungen weiterer Maßnahmen wie der Schlachtung der BSE-Nachkömmlinge, einer EG-weiten Ausweitung des SBO-Verbots auch auf unter 6 Monate alte Kälber oder der Neubewertung der Schlachtpraktiken kam auch bei den regierungsnäheren Verbraucherverbänden eine Kritik in zweierlei Richtung:

Erstens wurde die Haltung des MAFF und des Landwirtschaftsministers kritisiert, dessen „repeated assurance that beef is safe" (HoC 1990a, S. 225) für die Verbraucher wahrnehmbar von den vorsichtigeren Äußerungen der Wissenschaftler abwichen. Seitens der CA wurde daher, um die verspielte Glaubwürdigkeit zurückzuerlangen, eine signifikante Korrektur der Policy, eine völlige Offenlegung auch aller wissenschaftlichen Streitfragen gefordert und die Neugründung einer unabhängigen Nahrungsmittelagentur angeregt (HoC 1990a, S. 228). Der zweite Kritikpunkt auch der etablierteren Verbraucherorganisationen richtete sich gegen die auf europäischer Ebene erzielte Einigung vom Juni 1990, da diese erstens durch die Schlechterstellung der einheimischen Konsumenten beweise, daß das MAFF Exportinteressen Verbraucherinteressen überordne (HoC 1990a, S. 205). Zudem erschwere die Regelung die BSE-Bekämpfung, da sie Farmer dazu verleite, BSE-Fälle zu vertuschen, um nicht den Status der BSE-freien Herde zu verlieren (HoC 1990a, S. 229).

Die britischen Verbraucherverbände äußerten sich zwar sehr kritisch den Verantwortlichen gegenüber und hoben besonders die Fehler des MAFF in den Vordergrund, blieben aber hinsichtlich der Forderungen hinter den Statements z.B. der AgV zurück. Von Forderungen, die die einheimische Rinderwirtschaft in ihrer Existenz bedrohten, nahmen NCC, CA und CECG in ihrer grundsätzlichen Akzeptanz der MAFF-Maßnahmen Abstand. Ihre Änderungsvorschläge fanden keinen Eingang in die britischen BSE- Policies. Die Verbände haben zwar Zugang zu den zentralen Akteuren des Netzwerks, werden aber durch diese „insider"-Strategie (Grant 1989, S. 14f) zu milderen Forderungen gezwungen, ohne ihre Ziele zu erreichen.[79]

---

[79] Belege für diese Einbindung, die letztlich eher Kontrolle bedeutete, sind auch die engen Kontakte zwischen NFU und NCC, die sich vor dem HoC-Ausschuß 1990 um eine gemeinsame Linie bemühten und die allgemeine Feststellung, der NCC habe

d.) Medien

Eine wichtige Rolle als unabhängige Variable spielten auch die britischen Medien. Sie waren Ausdruck *und* Urheber einer „politischen Öffentlichkeit" im Zusammenhang mit BSE. Wie in Deutschland beweist auch in Großbritannien die teilweise heftige Medienschelte verantwortlicher Politiker und Verbandsvertreter, welche Bedeutung den Medien beigemessen wurde.

Im äußerst hart umkämpften britischen Zeitungsmarkt, so ist anzunehmen, war die BSE im Kampf um hohe Auflagen ein „dankbares" Thema. Die Hochphasen der Medienaufmerksamkeit lassen sich anhand der Times und der Financial Times drei Kategorien zuordnen: *Meldungen nationaler Ereignisse* im Zusammenhang mit BSE und CJD, *Kritik am Verhalten der Regierung* auf nationaler Ebene und *Reaktion auf die Handlungen der EG/EU und ihrer Mitgliedstaaten*. Daß die Berichterstattung in der Boulevardpresse und in den elektronischen Medien mindestens ähnliche Ausmaße annahm, belegt auch der Bericht des Landwirtschaftsausschusses (HoC 1990a, S. XX).

Die für die Boulevardpresse seit der zweiten Kulminationsphase wohl wichtigste Kategorie waren Meldungen, die Erkrankungen von Tieren und ab 1993 auch CJD-Erkrankungen von Menschen zum Thema hatten. Die Erkrankung auch anderer Tiere als der Wiederkäuer an spongiformer Enzephalopathie verursachte einen Aufschrei der Presse und die erste *BSE-scare*, als die Regierung im Mai 1990 bestätigte, daß eine Siamesische Katze an Feliner SE gestorben war (New Scientist, 26.05. 1990, S. 20). Als einzig wahrscheinliche Ansteckungsursache wurde Katzenfutter mit BSE-verseuchtem Rindfleisch angenommen, so daß die zentrale Aussage des Southwood-Berichts, Rinder seien „dead-end host" der Krankheit (MAFF 1989a, S. 21), die Wirksamkeit des Tiermehl-Verfütterungsverbots und ebenso alle Beruhigungsformeln der Regierung und ihrer Wissenschaftler in Frage gestellt wurden. Der Kreis derjenigen Tierarten, die in der Folge an BSE-ähnlichen Krankheiten starben, weitete sich zusehends (Wildkatzen, verschiedene Zootiere, Antilopenarten) und sorgte periodisch (auch 1992, 1993 und 1994) immer wieder für Auf-

---

auch in anderen Lebensmittelsicherheitsfragen einen „middle-course" gewählt (F.T., 15.u.16.7.1990).

merksamkeit (Ford 1996, S. 53). Beunruhigende Nachrichten zum Thema BSE standen so in ständigem Widerspruch zu beruhigenden Statements des MAFF.

Für größeres Aufsehen sorgten jedoch die CJD-Erkrankungen, die ab 1993 gemeldet wurden. Zu tragischer Berühmtheit gelangte zum Beispiel der Tod des Rinderfarmers Peter Warhurst, der im März 1993 bekanntgegeben wurde oder der Fall der sterbenden 16jährigen Vicky Rimmer. Letzterer erregte in der dritten Kulminationsphase große Medienaufmerksamkeit und wurde unter anderem auch in einer Dokumentation des Fernsehsenders Channel 4 thematisiert (Times, 26. u. 27.1.1994; Ford 1996, S. 64ff). Die zwei Grundannahmen, daß Farmer keinem höheren CJD-Risiko ausgesetzt waren als die übrige Bevölkerung und daß CJD gewöhnlich nur bei älteren Menschen auftrat, wurden durch diese Fälle in Frage gestellt. Dennoch blieb die Regierung bei ihrem Kurs - auch *Chief Medical Officer* (CMO) Dr. Kenneth Calman bezog Stellung und bezeichnete die Medienberichte über Vicky Rimmer als „irresponsible scare stories" (Times, 27.1.1994).

In der zweiten und in der dritten Kulminationsphase gelang es der Regierung, die Schreckensmeldungen zu entkräften, auch indem sie auf die Singularität der Ereignisse verwies. Gerade die wissenschaftlichen Beruhigungsargumente erwiesen sich aber in der vierten Kulminationsphase als Auslöser einer neuerlichen *food scare*. Erneut waren es die britischen Medien, die CJD-Erkrankungen bei Landwirten und jüngeren Menschen in die Diskussion brachten und die Regierung unter Handlungs- und Rechtfertigungsdruck setzten.

Die Kritik der Medien am Handeln der eigenen Regierung steigerte sich von einer Kulminationsphase zur anderen. Bis 1989 wurde die BSE in den britischen Medien zunächst noch primär als Tierseuchenproblem behandelt. Als die Times im Juni 1988 erstmals einen Zusammenhang von BSE und CJD erwähnte, wies sie Gefahren für Konsumenten von der Hand (Times, 9.6.1988).

Das nationale Krisenmanagement des MAFF wurde dennoch kritisiert: Vor allem drei Aspekte des Regierungshandelns - unzureichende Maßnahmen, zu langsames Handeln und Zurückhalten von Informationen - wurden herausgegriffen. Bereits 1988 stießen die mangelnden Kompensationszahlungen auf Unverständnis. Ferner wurden in den Medien die beruhigenden öffentlichen Statements zu den vielfältigen gesetzgeberischen Tätigkeiten in Beziehung gesetzt. So wurde die Frage aufgeworfen, warum die Schlachtung und Vernichtung aller BSE-Rinder angeordnet wurde, wenn ansonsten ständig auf die Ähnlichkeit der BSE mit Scrapie verwiesen wurde, Scrapie-Fleisch aber stets in die Fleischereien gelangen konnte (Pain 1988, S. 28). Der somit vermittelte Eindruck, daß die Gefahren größer waren als die Regierung zugab, trug wesentlich zu dem verbreiteten Mißtrauen gegenüber der Informationspolitik des MAFF bei. Daran änderte sich auch in der zweiten Kulminationsphase nichts. Hier und in der Folgezeit beherrschte die Medien allerdings der Eindruck, daß die Regierung wider besseren Wissens *zu wenig* unternahm. Die spät angeordnete volle Kompensation, Veröffentlichungsverzögerungen von Berichten und die Vorreiterrolle der Medien im Rahmen der *scares* rückten auch das Tempo der Reaktion in das Zentrum der Kritik. So sah die Times hierin Parallelen zu vorherigen Krisen wie der Katastrophe von Tschernobyl oder der Salmonellen-Krise (F.T. 19.5.1990). Häufig zitiert wurde der Professor für klinische Mikrobiologie Richard Lacey. Er befürchtete aufgrund der Fehler des MAFF eine CJD-Epidemie und avancierte in den Medien zum „Star". Der Landwirtschaftsausschuß des Unterhauses sah sich daher bereits 1990 genötigt, anzumerken: „(...) we must question the judgement of television producers and newspaper editors who beat a path to his door as an authority on all aspects of food safety" (HoC 1990a, S. XXI).

Im dritten Themenkreis, den ab 1989 erfolgenden Handlungen anderer EG/EU-Mitgliedstaaten, blieb die Presse trotz aller Kritik auf nationaler Ebene auf der Seite der Regierung. Man brandmarkte die Vorkommnisse als Handelskrieg. Auch Financial Times und Times brachten Schlagzeilen wie „A rational ending to the 'mad cows' battle" oder „Germans declare new 'mad-cow' war" (F.T., 8.6.1990; Times, 9.12.1993). Stimmen, die die Handlungen der Bundesregierung begrüßten, blieben die Ausnahme,[80] obwohl sich die britischen Medien mit den nationalen Maßnahmen des MAFF nie zufrieden zeigten.

---

[80] So lehnte die Times 1994 den unilateralen Ansatz der Bundesregierung zwar ab, erklärte aber hinsichtlich der zu erwartenden Verschärfung der BSE-Gesetzgebung: „By putting the reputation of British beef once more on the line the Germans may have done Britons a service" (Times, 11.5.94).

e.) Ereignisse im Ernährungssektor

Wenn man die Lernfähigkeit von Politikern und Behörden voraussetzt, so darf vermutet werden, daß die Erfahrungen mit „public policy" im Lebensmittelbereich eine wichtige UV darstellen. In einer „series of food scares" (Flynn et al. 1991, S. 159), die Großbritannien seit Mitte der 80er Jahre beschäftigten, kam es zu einer Politisierung der Landwirtschaftspolitik. Auch die Rolle des MAFF als regulative Instanz im Lebensmittel-Bereich wurde immer wieder kritisiert. Das wichtigste Problem war dabei die wiederholt auftauchende Salmonellen-Verseuchung von Lebensmitteln. Diese führte bereits 1984 zu mehreren Todesfällen und heftigen Angriffen auf das MAFF (F.T., 25.5.1991). Seit Ende 1988 erfolgten mehrere Warnungen des DoH vor dem Konsum salmonellenverseuchter Eier, auch der CMO riet Risikogruppen, auf den Verzehr zu verzichten (Flynn et al. 1991, S. 170).

Zum Höhepunkt der Krise kam es, als Edwina Currie, Junior Minister im DoH verkündete, daß fast die gesamte britische Eierproduktion salmonelleninfiziert sei. Sie widersprach damit Landwirtschaftsminister MacGregor und mußte nach wütenden Attacken MacGregors und der Landwirtschaftslobby schließlich zurücktreten (Smith 1991, S. 224). Die britischen Konsumenten sorgten währenddessen für einen Einbruch auf dem Eiermarkt - auch im Februar 1989 lagen die Verkaufszahlen noch ein Drittel unter dem Vorjahresniveau (Flynn et al. 1991, S. 170). Besonders die widersprüchlichen Aussagen der Verantwortlichen und die lange Zeitspanne, in der das Problem den Ministerien bekannt war, ohne daß diese handelten, führte zu Mißtrauen gegenüber der MAFF und vergrößerten das Ausmaß der „salmonella in eggs scare".[81]

Auch im Hinblick auf die Handelsstreitigkeiten mit den EG/EU-Partnern erweist sich die Nahrungsmittelpolitik des MAFF als interessante Rahmenbedingung - die angeblich so reine Weste des MAFF ist nicht zuletzt

---

[81] Auch in einer weiteren Hinsicht kann die Salmonellen-Krise als Vorbote der BSE-Geschehnisse angesehen werden: Als Ursache wurden seitens der Konsumentengruppen und der Medien immer wieder verseuchtes Tiermehl enthaltende Futtermittelchargen genannt. Dies führte zu einer Politisierung der Fütterungspraktiken, die zwar keinen wissenschaftlichen Druck zur Änderung der Praktiken erzeugte, aufgrund der breiten Ablehnung in der Öffentlichkeit die Geflügelfutterhersteller dennoch dazu bewegte, Geflügelmehl aus der Futtermittelproduktion auszuschließen (Flynn et al. 1991, S. 172).

aufgrund eines durch eine Gesundheitswarnung des MAFF ausgelösten britisch-französischen Handelsstreits um Weichkäse im Jahre 1989 anzuzweifeln (F.T., 1.6.1990).

Die Bedeutung der Salmonellen-Krise als Bezugspunkt für die Gestaltung der britischen BSE-Politik zeigt sich auch durch den häufigen Verweis auf selbige in der öffentlichen Diskussion: Die Medien zeigten Parallelen auf, der Landwirtschaftsausschuß des Unterhauses verglich die BSE-Policy des MAFF mit der Handhabung der Salmonellen-Krise[82] und auch die an der Salmonellen-Affäre gescheiterte Edwina Currie meldete sich 1990 zu Wort. Sie riet Landwirtschaftsminister Gummer, lieber hart durchzugreifen und damit das Vertrauen der Verbraucher sicherzustellen, statt ständig die unsichere wissenschaftliche Beweislage zu beschwören (F.T., 19.5.1990).

Schlußfolgernd ist daher festzustellen, daß nahrungsmittelverursachte Gesundheitsrisiken (auch im Format der BSE-Krise) kein neues Phänomen für das MAFF darstellten. Obwohl die BSE eine neuartige Krankheit war, waren die Empfindlichkeiten der Konsumenten und mögliche eigene Reaktionsmöglichkeiten samt Konsequenzen der Regierung bekannt. Somit muß die These, daß die Neuartigkeit des Problems und dessen Auswirkungen auf das Konsumentenverhalten die Regierung überraschten und überforderten, relativiert werden.

f.) Wissenschaftliche Erkenntnisse

Angesichts der Rhetorik der britischen Landwirtschaftsminister und ihrer Behördenleiter (CMO, CVO) sollten die wissenschaftlichen Erkenntnisse und daraus abgeleitete Forderungen in Großbritannien sehr deutliche Indikatoren für die Policies der Regierung abgeben.[83]

Betrachtet man zunächst nur diejenigen Kreise der Wissenschaft, die ihre Meinungen direkt[84] oder über Gremien wie die Southwood-Arbeitsgruppe, den Tyrrell-Ausschuß oder den SEAC an das MAFF her-

---

[82] „(...) the Government's handling of BSE has been a marked improvement on their response to salmonella (...)" (HoC 1990a, S. XV).

[83] Zur Feststellung dieser Positionen dienen hier die Statements britischer Wissenschaftler im Rahmen der relevanten Beratungsgremien sowie gegenüber den Medien.

[84] Wie etwa J. Wilesmith vom Central Veterinary Laboratory oder James Hope von der Neuropathogenese-Abteilung des AFRC und MRC (Agriculture and Food Research Council / Medical Research Council).

antrugen, so entsprach das Regierungshandeln tatsächlich weitestgehend den wissenschaftlichen „inputs" innerhalb der verschiedenen Initiationsphasen. Die zentralen Forderungen des Southwood-Berichts wurden umgesetzt, auch die - nach Beratungen mit der Wissenschaft ausgesprochenen - Empfehlungen des Landwirtschaftsausschusses wurden größtenteils akzeptiert. Etwaige Kosten spielten dabei, so das MAFF, keine Rolle.[85]

Bei keinem der Konflikte in den Kulminationsphasen unterstützten diese „regierungsnahen" Wissenschaftskreise etwa die deutsche oder französische Position oder forderten neue Maßnahmen. Gestützt auf den „geballten wissenschaftlichen Sachverstand" der dem MAFF nachgeordneten Behörden verkündete daher auch der höchste Veterinärbeamte des Ministeriums, Keith Meldrum, fortwährend gegenüber Regierung und Öffentlichkeit die formelhafte Feststellung: „There is no evidence whatsoever of a risk to human health from BSE" (F.T., 10.1.1990).

Dieses schlüssige Bild, das die monokausale Herleitung britischer BSE-Politik zu bestätigen scheint, ist jedoch in dreierlei Hinsicht zu relativieren: Erstens wurden nicht *alle* Forderungen der Wissenschaft umgesetzt. Besonders interessant ist hier, daß sich die britische Regierung nicht, wie von Southwood empfohlen, für ein EG-weites Verbot der Tiermehlverfütterung einsetzte. Die enorm gestiegenen Exporte britischen Tiermehls nach 1988 zeigen die Dominanz wirtschaftlicher Interessen gegenüber langfristigen wissenschaftlichen Erwägungen.[86]

Zweitens gab es durchaus auch kritische Stimmen aus der Wissenschaft, wie das Institute of Environmental Health Officers oder die durch Medienauftritte zu Berühmtheit gelangten Wissenschaftler Lacey, Dealler und Narang. Lacey, ein auf Regierungsseite (mit Zustimmung des Landwirtschaftsausschusses[87]) geächteter Wissenschaftler, ging wie erwähnt so

---

[85] Daß dem nicht immer so war, gab im Herbst 1996 der CVO Meldrum nach einigem Zögern vor dem EP-Untersuchungsausschuß zu. Nach seiner Aussage scheiterten bessere Kontroll- und Überwachungsmaßnahmen in britischen Schlachthäusern an der zu kostspieligen Installation von Computern (EP 1996, S. 4).

[86] Die Exporte in die EG stiegen nach dem nationalen Verbot von 12.000t auf 25.000t an und betrugen auch 1990 noch 10.000t (EP 1996, S. 4).

[87] "Professor Lacey, in particular, showed a tendency to extrapolate sensational conclusions from incomplete evidence in order to publicise his long-standing concerns

weit, für den schlimmsten Fall ein Massensterben zu prognostizieren.[88] Laceys wissenschaftliche Meinung dürfte kaum direkten Einfluß auf das Regierungshandeln besessen haben, dennoch fand seine Kritik stets starke Resonanz in der Öffentlichkeit und in den in- und ausländischen Medien[89] und erhöhte damit den Handlungsdruck.

Die *völlige* Sicherheit vor einer etwaigen Ansteckungsgefahr für Menschen - und dies ist die dritte wichtige Einschränkung - behaupteten auch viele der regierungsnahen Wissenschaftler zu keinem Zeitpunkt. Sieht man von den jeweiligen Chief Officers einmal ab, wurden die Aussagen stets auf *Wahrscheinlichkeiten* gegründet. Dieses bezieht sich sowohl auf die dem MAFF und dem DoH nachgeordneten Behörden und Forschungseinrichtungen als auch auf die Mitglieder des SEAC. Noch vor der dritten Kulminationsphase, im Frühjahr 1993, wies zum Beispiel Richard Kimberlin als Mitglied des SEAC darauf hin, daß beim Verzehr von Fleisch und Milch eine Ansteckung zwar höchst unwahrscheinlich sei, eine Übertragung der BSE auf den Menschen aufgrund der fehlenden wissenschaftlichen Erkenntnisse aber nicht ausgeschlossen werden könne (New Scientist, 20.3.1993, S. 5).

Auch im Zusammenhang mit den bereits erwähnten CJD-Fällen rückte die Wissenschaft ins Blickfeld. Nach dem Tod des Farmers Peter Warhurst an CJD beruhigte Dr. Robert Will von der *CJD-surveillance unit* des DoH in Edinburgh die Öffentlichkeit damit, daß seit dem Ausbruch der BSE noch keine geänderte Häufigkeit der CJD oder ein neues CJD-Krankheitsbild zu verzeichnen sei (F.T., 13.3.1993). Der als Beruhigungsargument gedachte Verweis auf den Zufall geriet durch einen weiteren CJD-Todesfall eines Farmers schon 1993 ins Wanken (F.T., 17.8.1993). Als jedoch in der vierten Kulminationsphase ein vierter Farmer an CJD zu sterben schien und darüber hinaus bestätigt wurde, daß mehrere junge Menschen an CJD verstorben waren (und sich somit das Erscheinungsbild der Krankheit verändert zu haben schien) waren beide Beruhigungsargu-

---

about food safety. The result was a mixture of science and science-fiction (...)" (HoC 1990a, S. XXI).

[88] "If our worst fears are realized we could virtually lose a generation of people." (HoC 1990a, Min. of Evid., S. 55)

[89] Seine Kritik am MAFF (Lacey 1991, S. 99) erntete Lob in der F.T. (25.5.91), auch dem Spiegel (21/1990, S. 254) waren seine Einschätzungen eine „Story wert".

mente der staatlichen CJD-Forscher in Frage gestellt. Auch statistisch wirkte die durch die Regierung betriebene Erklärung der Erkrankungen der Farmer durch den Zufall immer zweifelhafter, so erklärte z.B. Sheila Gore von der *MRC biostatistics unit* in Cambridge die Zufallswahrscheinlichkeit der CJD-Fälle für geringer als 1 zu 10.000 (F.T., 5.12.1995).

Während Professor Pattison, Vorsitzender des SEAC, an der - immerhin Interpretationen erlaubenden - Formel „British beef has never been safer than in December 1995" (F.T., 15.12.1995) festhielt, meldete sich mit Professor Sir Bernard Tomlinson zudem ein weiterer anerkannter Wissenschaftler zu Wort. Er gab bekannt, seiner Familie aufgrund der neuesten Befunde vom Verzehr von Hamburgern abgeraten zu haben (Barclay/Cushion 1995, S. 12; F.T., 8.12.1995).

Zusammenfassend läßt sich sagen, daß die Wissenschaft, versteht man sie als Rahmenbedingung für Regierungshandeln, zu keinem Zeitpunkt des Untersuchungszeitraumes bestimmte Policies der britischen Regierung eindeutig und ausschließlich determinierte. Während der ersten drei Kulminationsphasen ergab sich nichtsdestotrotz eine weitestgehende Bestätigung der MAFF-Policies durch die wissenschaftlichen Ergebnisse. Ab 1995 wurde der Druck zur Kurskorrektur jedoch auch durch die wissenschaftlichen Rahmenbedingungen entschieden größer. Die selektive Wahrnehmung und eigenwillige Interpretation der wissenschaftlichen Erkenntnisse durch das MAFF und seine Beamten verleitet daher zu der Annahme, daß noch weitere der hier aufgeführten UVn einen Einfluß auf das Regierungshandeln hatten.

g.) Politische Situation

Eingedenk der Rolle von politisch gewählten Entscheidungsträgern in der Landwirtschaftspolitik ist davon auszugehen, daß durch diese auch die politische Situation als Rahmenbedingung staatlicher Agrarpolitik fungiert. Die Perzeption des Problems BSE und die daraus abgeleiteten Policies können somit auch wahltaktische Erwägungen der Minister und Abgeordneten reflektieren oder Reaktionen auf Polcy-Inputs der Opposition darstellen.

Unterhauswahlen (general elections) können kaum in direkten Zusammenhang mit den Kulminationsphasen gebracht werden, da die einzigen Unterhauswahlen seit Auftreten der BSE in den Jahren 1987 und 1992 stattfanden. Auch die Grafschafts- und Gemeindewahlen (regional, county/local elections) die jeweils im Mai stattfanden, können nur begrenzt herangezogen werden. Immerhin kann die Dominanz nationaler Themen bei Kommunalwahlen wichtige Impulse auch für Westminster liefern (Stoker 1991, S. 52ff). Eine hohe Politisierung ist indes nur für die dritte Kulminationsphase zu bestätigen: Die Kommunalwahlen vom 5.5.94 und die EP-Wahlen vom 9.6.94 sorgten für einen ausgedehnten landesweiten Wahlkampf. Hier ergab sich auch das einzige Mal eine offensichtliche Korrelation zwischen der Position der Landwirtschaftsministerin und den (EP-) wahltaktischen Anforderungen. Shephards bekundeter Wille, gegenüber den Drohungen der Deutschen nicht nachzugeben, rückte die Tories in das beim Wahlvolk äußerst begehrte Licht der „Kämpfer für die britische Sache".

Da die Konservativen während jeder der Kulminationsphasen die Regierung stellten, liegt es auf der Hand, daß sie - und nicht die Opposition - seitens der Wähler mit dem BSE-Geschehen in Verbindung gebracht wurden. Im nationalen Handlungsrahmen war die BSE für die Regierung zu keinem Zeitpunkt ein „vote-winner". Wahltaktische Erwägungen als Rahmenbedingung konservativer BSE-Politik legen daher eher eine Vermeidung des Themas nahe - es galt, die Problematik aus der öffentlichen Diskussion zu halten, da Regierungshandeln in jedem Falle negative Konsequenzen barg: Einerseits drohte bei einer Kurskorrektur die Gefährdung des gesamten Rindfleischsektors. Eine breite Diskussion der tatsächlich gewählten Policy oder gar ein Nichthandeln hätte andererseits scharfe Kritik der Konsumenten, Medienschelte und schließlich Imageverlust gebracht. Nur unterstrichen wird diese potentielle Bedrohung einer in jedem Falle imageschädigenden BSE-Debatte durch die schlechten Wahlergebnisse der Tories während des gesamten Untersuchungszeitraumes. Mit Ausnahme der Unterhauswahl von 1992 mußten sie bei allen *local elections*, bei Nachwahlen zum Unterhaus und bei der Wahl zum Europäischen Parlament schwere Niederlagen einstecken. Labour wurde auf allen Ebenen die stärkste Kraft und fuhr Rekordergebnisse ein (Fischer WA 1996, S. 309/ 1994, S. 87/ 1991, S. 301).

Die BSE-Politik der Opposition kam nahezu ausschließlich durch die Äußerungen der Schatten-Agrarminister der *Labour-Party* zum Ausdruck, da die dritte landesweit agierende, im Unterhaus vertretene Partei, die *Liberal Democrats* in Landwirtschaftsfragen weniger präsent war und auch sonst neben den „adversarial politics" der beiden großen Parteien zurücktrat. Während nun die Kritik der Labour-Party an den Handlungen der Regierung konstant und heftig war, kam es dennoch nie zu einem Aufbau des Themas als Wahlkampfmittel. Ebensowenig wurde eine scharfe Kurskorrektur, wie etwa ein Schlachtverbot für alle BSE-Herden oder ein Exportstop gefordert. In einem „Spagat" bemühte sich die Labour Partei stets darum, auf nationaler Ebene Verbraucherschutz zu fordern und gleichzeitig auf EG/EU-Ebene die Interessen des britischen Rindersektors in den Mittelpunkt zu rücken.

Labour attackierte in diesem Sinne im nationalen Bezugsrahmen die zu geringen und daher zu Betrug reizenden Kompensationszahlungen (Times, 7.2.1990) oder die Informationspolitik der Regierung. So warf beispielsweise der Schattenagrarminister Dr. David Clark der Regierung im Mai 1990 vor, „government scientists" unter Androhung der Kündigung öffentliche Statements zu BSE verboten zu haben (F.T., 21.5. 1990). Auch dessen Nachfolger Strang forderte in der dritten Kulminationsphase zwar schärfere Schutzmaßnahmen,[90] nahm jedoch von für die heimische Rinderwirtschaft unmittelbar nachteiligen Maximalforderungen Abstand. Deutlicher fiel die Kritik der Opposition an den Verhandlungsergebnissen der britischen Landwirtschaftsminister auf Gemeinschaftsebene aus. Gummer und Shephard wurden sowohl dafür kritisiert, gegenüber den Forderungen der anderen Mitgliedstaaten nachgegeben zu haben als auch dafür, aus wirtschaftlichen Beweggründen britische Konsumenten schlechter zu schützen als jene der übrigen EG/EU (F.T., 9.6.90).

Die hier unter dem Sammelbegriff „politische Situation" zusammengefaßten Einflußfaktoren passen allesamt in das Gesamtbild britischer BSE-Politik. Weder lohnte es sich für die Konservativen, das Thema BSE zu politisieren, noch wurden sie durch die Opposition dazu gezwungen. Auch fanden mit Ausnahme der dritten Kulminationsphase nie die gesamte Nation erfassende Wahlen statt, in welchen das Thema BSE hätte eine Rolle

---

[90] Auch Kalbshirne und Innereien sollten in den erweiterten SBO-Bann eingeschlossen werden: „No one is going to criticize ministers for excessive caution when it comes to BSE" (F.T., 2.7.94).

spielen können. Zudem ließen auch andere politische Vorhaben und nationale Probleme wie die Einführung der „poll tax" (April 1990) und der sich anbahnende Golfkrieg (Herbst 1990), das Ende der Ära Thatcher (Nov.1990) oder die Rezession die BSE-Thematik nach den *scares* immer wieder in den Hintergrund treten. Die Problemperzeption der Regierungshandelnden wurde also keineswegs dahingehend verändert, daß es etwa schneller Erfolge oder drastischer, öffentlichkeitswirksamer Maßnahmen bedurft hätte. „Laissez-faire", „wait and see" und das Ziel, das Thema möglichst schnell aus der Öffentlichkeit zu bringen, blieben deshalb die gültigen Handlungsmaximen.

3.2.3 Institutionelle Voraussetzungen

In den beiden folgenden Kapiteln soll dargelegt werden, auf welche Weise nationalspezifische Rahmenbedingungen institutioneller und instrumenteller Art die britischen BSE-Policies bestimmten. Im Mittelpunkt des Interesses steht dabei der Einfluß auf die Phasen der Initiation und der Formulierung. Die Grundüberlegung ist hier, daß die institutionellen Strukturen und Besonderheiten eines Staates einerseits bestimmen, welche *inputs* in den Policy-Prozeß gelangen können, andererseits direkt als Rahmenbedingung die Problemperzeption der Handelnden beeinflussen. In diesem Sinne spielt auch die Policy-Implementation eine Rolle, da sie zum Beispiel über Kriterien wie „Erfolgsaussichten", „Anforderungen an die Instrumente" oder „Ressourcenallokation" die Problemperzeption in den ersten beiden Phasen mitbestimmt.

Gemäß der Annahme, daß eine Vielzahl politischer Bühnen oder „Arenen" zur Thematisierung von Policies die Einspeisung von Intiativen und den Handlungsdruck auf Regierungsverantwortliche erhöhen kann, sind im Falle Großbritanniens analog zu Héritier (Héritier et al. 1994, S. 96ff) die im Vergleich zum politischen System der Bundesrepublik entschieden geringeren Einspeisungs- oder Artikulationsmöglichkeiten festzustellen. Als entscheidender Unterschied zur Bundesrepublik kann die unitarische Staatsform angesehen werden, in der das Parlament de jure die alles überragende Stellung innehat. Regionale oder lokale Verwaltungseinheiten bestehen zwar, treten aber aufgrund ihrer stark beschnittenen Kompetenzen eindeutig hinter dem Zentrum (Westminster und Whitehall) zurück und werden allgemein nicht als wichtige Akteure oder Plattformen der

Initiationsphase angesehen (Jones et al. 1994, S. 538). Dieser Zuschnitt des Systems auf eine alle Aufmerksamkeit vereinigende politische Bühne hat sich in unserem Untersuchungszeitraum durch die Zentralisierungs- und Deregulierungsbestrebungen Thatchers noch verschärft: „Mrs Thatcher's legacy is not a transformed, renewed local government but rather a system that has been battered, abused and destabilised" (Stoker 1991, S. 153).

Obwohl in Großbritannien die Möglichkeiten recht gering sind, auf lokaler oder regionaler Ebene Eingaben in den Policy-Prozeß einzuspeisen, scheint eine völlige Vernachlässigung der lokalen und regionalen Komponente nicht angebracht. Auch die Kommunen verfügen über gewisse Spielräume. So nahmen die lokalen Schulbehörden in großer Zahl während der *beef scare* im Mai 1990 Rindfleisch von den Speiseplänen der Schulkinder. Die Regierung konnte zwar protestieren, war aber im Endeffekt doch machtlos. Die Handlungen der Schulbehörden trugen zum Klima der Beunruhigung bei, sich ausweitende *beef bans* auf Gemeindeebene waren den Zeitungen stets eine Meldung wert (F.T., 18.5.1990). Ebenfalls für von kommunaler Ebene ausgehenden öffentlichen Problemdruck sorgten zum Beispiel Verbände wie die *Local Authority Caterers Association*, eine Vereinigung von Versorgungsbetrieben, die sich in der vierten Kulminationsphase dafür aussprach, daß ihre Mitglieder die Zusammenstellung von Schulmahlzeiten bis auf weiteres auf Hühnchen-, Puten- und Schweinefleisch beschränken sollten (F.T., 7.12.1995).

Die lokale Komponente ändert jedoch nichts an der Gesamtsituation. Auch auf nationaler Ebene, beim Unterhaus, müssen Abstriche hinsichtlich der Einspeisungsmöglichkeiten gemacht werden. Als entscheidender Faktor wirkt hier das britische Mehrheitswahlrecht, das das britische Parteiensystem de facto zu einem Zwei-Parteien-System macht.[91] Dieses hat besonders auf die Labour-Partei und die ihrerseits entfalteten politischen Aktivitäten Einfluß: Durch den systembedingten Zwang, sich stets als eine für die gesamte Wählerschaft (incl. Landwirte, Rindfleischsektor in Han-

---

[91] Mit den Liberalen gab es zwar stets auch eine dritte landesweit agierende, im Unterhaus vertretene Partei, nichtsdestotrotz reduzierte sich das Parlamentsgeschehen auf die Opposition zwischen *Tory* und *Labour Party*: "...the main battle is between Conservative and Labour" (Jones et al. 1994, S. 262).

del und Industrie) akzeptable Alternative zur Regierungspartei präsentieren zu müssen, befand sie sich auf einem gemäßigten Kurs: Der jeweilige Schatten-Agrarminister mußte die Fehler der Regierung bloßstellen, durfte sich aber durch Radikalismus nicht unbeliebt machen.
Eine weitere Folge des Mehrheitswahlrechts ist der erschwerte Zugang für neue Parteien. Zwar hat der Prozentsatz dritter Parteien seit den 70er Jahren einen Zuwachs erlebt, dennoch blieb die Vertretung von *mainstream*abweichenden Parteien im Unterhaus (sieht man von den „nationalist parties" ab) unbedeutend: Eine Repräsentation von Umweltschutz oder Verbraucherinteressen, wie sie z.B. in der Bundesrepublik durch die Grünen erfolgte, fand nicht statt (Jones et al. 1994, S. 266).
Abschließend gilt es, auch das konkrete Rechtsetzungsverfahren zu berücksichtigen. Auch hier fällt die Dominanz der nationalen Ministerien und der Regierung auf, die in vielerlei Hinsicht freie Hand hatten. Da es sich bei den Rechtsakten um sogenannte „secondary legislation" handelte (MAFF 1996a, para.5.3.), mußte sich das MAFF in der Formulierungsphase seiner Verordnungen weder Abstimmungen noch sonstigen parlamentarischen Kontrollen unterwerfen (Jones 1994, S. 329ff). Zwar leiteten Minister und Ministerialbürokratie ihre Entscheidungen zumeist aus Empfehlungen von Ausschüssen ab (im Falle der BSE: Southwood, Tyrrell, SEAC), sie hatten aber letztenendes die alleinige Entscheidungsgewalt. Eine Kontrollinstanz oder gar eine unabhängige Rechtsetzungsinstanz, wie z.B. die Food and Drug Administration (FDA) in den USA, existiert im britischen System nicht.[92]

Als Fazit läßt sich also für Großbritannien, betrachtet man die Vielzahl politischer Bühnen, ein relativ eingeschränkter Spielraum zur Artikulation neuer politischer Ideen konstatieren. Auf nationaler, regionaler und lokaler Ebene sind die Möglichkeiten zur Einspeisung z.B. von Verbraucherschutzforderungen relativ begrenzt. Allerdings ist festzustellen, daß *local authorities* durch ihre Handlungen selbst im Rahmen der geringen verbliebenen Kompetenzen Handlungsdruck erzeugen konnten. In der Initiation und Formulierung der Policies ergibt sich eine eindeutige Dominanz der Regierung, die sich zwar den Rat von Expertenausschüssen zu eigen

---

[92] Zur Frage, ob eine unabhängige Nahrungsmittelbehörde die BSE-Problematik besser hätte entschärfen können und zum Vergleich mit der FDA, siehe: Barclay/Cushion 1995, S. 13 ff.

machte, aber sowohl über die Besetzung der Ausschüsse bestimmen konnte als auch die Überführung der Ausschußempfehlungen in konkrete „public policies" selbst zu verantworten hatte.

3.2.4 Instrumentelle Voraussetzungen

Zusätzlich zu den institutionellen Voraussetzungen bestimmen auch instrumentelle Belange die Formulierung von Policies. Verhandlungsstile im Veterinär- und Lebensmittelbereich prägen die Formulierungsphase und bestimmen die Option für bestimmte Handlungen. Ebenso ist anzunehmen, daß die Wahl der Policy neben den Besonderheiten der Problemlage auch durch die Bandbreite der zur Verfügung stehenden Steuerungsinstrumente und die mit ihrem Einsatz verbundenen Kosten bestimmt wird.

Ein wesentliches Merkmal britischer Politikgestaltung insgesamt ist der allerorten praktizierte Geheimhaltungsstil (Héritier et al.1994, S. 81), der sich auch in der Gesetzgebung niederschlägt. Der Official Secrets Act 1989 sieht zum Beispiel trotz aller Bekenntnisse zum „open government" äußerste Geheimhaltung in Bereichen wie nationale Sicherheit, Verteidigung oder Nachrichtendienste vor (Jones et al. 1994, S. 92ff). Auch bleiben die Beziehungen zwischen Ministern und Ministerialbürokratie von den Liberalisierungen unberührt, der Rat der „civil servants" bleibt streng vertraulich. Die Öffentlichkeit informiert allein der Minister, der allerdings, wie im BSE-Fall wiederholt geschehen, auch seine Beamten zu öffentlichen Statements autorisieren kann (Jones et al. 1994, S. 422). Freilich handelt es sich bei der BSE-Krise nicht um einen Bereich der „nationalen Sicherheit". Es ist aber davon auszugehen, daß die Vorliebe für politisch-administratives Handeln in nicht-öffentlichen, abgeschlossenen Zirkeln ein generelles Merkmal der britischen Ministerialbürokratie ist, das auch in anderen Politikbereichen inclusive der Agrar-, Handels- und Lebensmittelgesetzgebung vorzufinden ist.[93]

Die „verschlossene" Politikformulierung begünstigte die Schwerpunktsetzung der britischen Policies und wirkte in keinem Falle als Rahmenbedingung, die zu weitreichenden Zugeständnissen im Sinne der Verhandlungs-

---

[93] „(...)a widespread predisposition favouring the conduct of government out of the public gaze" (Jones et al. 1994 , S. 92).

partner zwang. Hierzu trug auch die Rolle der Wissenschaft als *einziger* anerkannter Maßstab der Politikformulierung bei, da der Verweis darauf stets zur Rechtfertigung des Ausschlusses anderer Akteure herangezogen werden konnte. Auch auf europäischer Ebene erwies sich der Verhandlungsstil als Ressource, da der WVA seine Empfehlungen konsensuell vorbrachte und überdies keine offiziellen Protokolle oder Aufzeichnungen von den Verhandlungen desselben angefertigt wurden (EP 1996, S. 11).

Entscheidend für die Policy-Formulierung dürfte auch die Wahl der zur Verfügung stehenden Instrumente sein. Hier kam es für das MAFF darauf an, zu entscheiden, ob die Ziele durch Gebote/Verbote, Anreize oder Information und Aufklärung erreicht werden sollten, welche Kosten jeweils auftraten und wie effektiv die Instrumente zur Zielerreichung beitrugen (Windhoff-Héritier 1987, S. 22-34).

Der überwiegende Teil der zur Seuchenbekämpfung und zum vorbeugenden Gesundheitsschutz notwendigen Maßnahmen fiel in den Bereich der regulativen Politik - das Verhalten der Adressaten (Melde- und Fütterungsverhalten der Farmer, Schlachtpraktiken, Tiermehlherstellung etc.) mußte direkt über Verbote und Gebote gesteuert werden. Als Problem erwies sich hier, daß durch alle Maßnahmen finanzielle Kosten entstanden: Kompensationskosten und Verwaltungskosten für den Staatshaushalt, Produktionskosten für die Schlacht- und Verarbeitungsbetriebe, Verluste und Verwaltungskosten für die Farmer. Nach eigenen Aussagen scheute das MAFF in der BSE-Bekämpfung keine Kosten (New Scientist, 14.7.1990) - die Aufwendungen der Regierung, die von 22 Mio. Pfund im Jahre 1990/91 bis zu 55 Mio. Pfund 1993/94 reichten, scheinen diese Aussage zu belegen (MAFF 1996a, ch.7). Dabei gilt es allerdings zu berücksichtigen, daß der Anteil an Zahlungen für *Kompensation* und *Schlachtung bzw. Vernichtung* von BSE-Rindern stets drei- bis viermal so hoch wie jener für *Kontrollen* und *Forschung* war.

Durch die bereits 1988 erfolgte Festlegung auf die Schlachtung und Beseitigung der BSE-Rinder und die Kompensation der betroffenen Farmer legte das MAFF in der Allokation von Ressourcen den Schwerpunkt also auf die Bekämpfung der Symptome (38,7 Mio Pfund zum Höhepunkt der BSE im Jahre 1993/94).

Die für den Verbraucherschutz wichtige Kontrolle der Implementation der Regulierungen und die Forschung blieben zweitrangig (der Posten „inspection, sampling, enforcement administration" beinhaltete zumeist die kleinsten Beträge). Die Kosten der Umsetzung der *Vorsichts*maßnahmen galt es angesichts der hohen Kosten der Kompensation zu minimieren - Kontrollen in den Schlachthäusern, so betont das MAFF im nachhinein, waren schließlich bis April 1995 die Angelegenheit von ca. 300 Gemeindebehörden (district councils), die sich die Kontrolldienste von der Industrie bezahlen ließen (MAFF 1996a, para.6.6.2.). Aber auch als im April 1995 das britische Veterinärwesen neugegliedert und die Aufgaben der *local authorities* durch die Schaffung des NMHS dem MAFF zugeordnet wurden, kam es zu keiner Neubewertung des Instruments der Kontrolle. Erst angesichts der massiven Probleme ab März 1996 versuchte man, mit einer umfangreichen (kostenintensiven) Einstellungskampagne die regulativen Maßnahmen der ersten Kulminationsphase angemessen zu kontrollieren (F.T., 15.5.1996).

Daß die Frage der Effektivität der Policies in Verbraucherschutzfragen nicht im Zentrum stand, zeigt auch die Geschichte des SBO-Verbots: Bereits 1990 hatte sich das Institute of Environmental Health Officers, eine Vereinigung der zu den Kontrollen eingesetzten Veterinäre, zu Wort gemeldet und darauf hingewiesen, daß die BSE-Regulierungen, besonders aber das Entfernen des infektösen Gewebes nicht umsetzbar war.[94]

3.3 Schlußfolgerung und Zusammenfassung

Die britische BSE-Politik reflektiert eine Dominanz der Erzeuger- und Exportinteressen. Die entscheidenden Rahmenbedingungen bei der Gestaltung der nationalen BSE-Politik waren die angesichts der enormen BSE-bezogenen Schäden nach wie vor relativ positiven Wirtschaftsdaten aus dem Rindfleischsektor. Das Ausmaß, das die Bedrohung dieses Sektors angenommen hatte, rechtfertigte in den Augen der verantwortlichen Politiker des MAFF zu keinem Zeitpunkt eine Kurskorrektur. Auch das Kaufverhalten der heimischen Konsumenten kann, verglichen mit Deutschland und eingedenk der heftigen Diskussion, noch als hinnehmbar eingestuft werden. Forderungen, britisches Rindfleisch völlig aus dem Verkehr zu ziehen, wurden auch von den Verbraucherverbänden oder der Wissenschaft zu keinem Zeitpunkt eindringlich formuliert. Die Behauptung der britischen Regierungsverantwortlichen, man habe stets seine Politik nur an

---

[94] „Frankly not enforceable" - so lautete die eindeutige, ablehnende Beurteilung seitens der Veterinäre (F.T.15.5.90, BBC-Panorama, Sept. 96).

den verfügbaren wissenschaftlichen Erkenntnissen ausgerichtet, kann nicht völlig nachvollzogen werden, da, wie gezeigt wurde, die Wissenschaft hinsichtlich der zu ergreifenden Maßnahmen zurückhaltend und in ihren Ratschlägen voller Vorbehalte war. Rückschlüsse auf wirtschaftliche Erwägungen in der Politikformulierung sind aus diesem Grunde durchaus angebracht, zumal auch auf eine rigorose Implementation der Vorsichtsmaßnahmen, die hohe Kosten für Industrie und Regierung verursacht hätte, verzichtet wurde.

Dennoch gab es in der nationalen Diskussion - vorgebracht durch die Medien - nach mehreren beunruhigenden, die Versicherungen des MAFF in Frage stellenden Ereignissen, vehemente Forderungen nach der Erhöhung des Schutzniveaus für die Verbraucher. Auf diese reagierte die Regierung spät und in Form von in ihrer Wirkung fragwürdigen Policies. Der Einfluß von Verbraucherverbänden dürfte in diesem Zusammenhang nicht entscheidend gewesen sein - vielmehr wird die Annahme bestätigt, daß die Verbraucherverbände zwar Zugang zum Policy-Prozeß hatten, ihre ohnehin „zahmen" Forderungen aber dennoch nicht durchsetzen konnten. Weder Wahlkampferwägungen noch der Schaden, den der Ruf des MAFF im Laufe der Krise nahm, lösten einen signifikanten Kurswechsel der Regierung aus.

Das Verhalten der britischen Regierung auf EG/EU-Ebene läßt sich durch den Problemdruck und die Ressourcenverhältnisse erklären. Zentrale Bedeutung kam der Notwendigkeit zu, den britischen Rinderproduzenten den Marktzugang auf dem Kontinent sicherzustellen. Gute Produktionsergebnisse und eine steigende Bedeutung des Exports verstärkten hier den Problemdruck. Für die Wahl der Strategie dürfte die Aussicht auf Erfolg wesentlich gewesen sein. Diese wurde entscheidend durch die Rolle der Kommission und deren Verfolgen der Einhaltung von Grundsätzen des Binnenmarktes begünstigt. Das Ausschußverfahren, das die Briten konsequent zur Durchsetzung nationaler Interessen zu nutzen verstanden, erleichterte die britische Strategie zudem.

Die in der zweiten und dritten Kulminationsphase jeweils nach Konflikten mit der Bundesrepublik erfolgte Akzeptanz einer Verschärfung der Maßnahmen beruhte ebenfalls auf wirtschaftlichen Erwägungen. Angesichts drohender schwerwiegender wirtschaftlicher Nachteile war man bereit, die durch eine Erhöhung des Schutzniveaus auf dem Kontinent entstehenden, geringeren Kosten zu tragen. Für die nationale Policy waren die Ereignisse auf EG/EU-Ebene jedoch zu keiner Zeit die ausschlaggebenden Parameter. Dies zeigt sich dadurch, daß die britische Regierung den heimischen Markt stets unabhängig von den EG/EU-Bestimmungen regulierte und sich dort von den verbraucherschutzpolitischen Handlungen der Gemeinschaft (auch von deren wissenschaftlichen Gremien) nicht zu einer Kursänderung veranlassen ließ.

3.4 Die Bundesregierung: Handlungen und Argumentationsweisen

Seitdem 1989 die Rinderseuche BSE als ein auch für die übrigen Länder der EG höchst bedeutendes Problem sowohl der Tiergesundheit als auch hinsichtlich einer möglichen Gefährdung der menschlichen Gesundheit eingestuft wurde, gehörte die Bundesrepublik zu den wichtigeren Protagonisten im Rahmen der vielfältigen, mit BSE zusammenhängenden Policy-Prozesse.

Obwohl während der ersten Phasen auf britischer Seite noch Frankreich als Hauptkontrahent im Handelsstreit angesehen wurde,[95] kam es bereits 1989 zu Konflikten mit der Bundesregierung.

3.4.1 Phase II (89-90)

In der zweiten Kulminationsphase beantwortete die Bundesregierung bei drei Gelegenheiten die Problemlage mit nationalen Maßnahmen. Die erste dieser Handlungen, ein im Mai 1989 ausgesprochener Genehmigungsvorbehalt für Tiermehl aus Großbritannien, sorgte schon allein deshalb für wenig Aufsehen, weil Großbritannien selbst im Juli 1988 die Verfütterung von Tiermehl an Wiederkäuer verboten hatte.

Völlig anders sah es bei der zweiten nationalen Maßnahme aus, die die deutsch-britischen Konfliktlinien der kommenden Jahre bereits modellhaft vorzeichnen sollte. Nach monatelangen „behind-the-scene negotiations" (Times, 1.11.1989) verhängte die Bundesrepublik ab dem 6.11.89 die er-

---

[95] Schon aufgrund der wesentlich höheren britischen Exporte von Lebendrindern und Rindfleisch nach Frankreich als nach Deutschland erschien Frankreich als Nutznießer britischer Schwierigkeiten, dem die Rinderseuche BSE einen Vorwand lieferte, den eigenen Markt gegen die britische Konkurrenz zu schützen: 1989 wurden 9.100t Rindfleisch im Wert von 30 Millionen Pfund nach Deutschland exportiert, während der Export nach Frankreich 71000t im Wert von 160 Millionen Pfund ausmachte (F.T., 2.6.90).

sten Importrestriktionen für britisches Rindfleisch. Die durch Gesundheitsministerin Ursula Lehr eingebrachten Regelungen sahen vor, daß britisches Rindfleisch nur noch mit Zertifikaten importiert werden durfte, die bescheinigten, daß es von einem Tier aus einer BSE-freien Herde stammte und von Knochen sowie Nerven- und Lymphgewebe befreit wurde. Die Initiation und Formulierung dieser Policy erfolgte primär national, nachdem Vermittlungsversuche auf EG-Ebene gescheitert waren und auch der Wissenschaftliche Veterinärausschuß die deutsche Position nicht unterstützt hatte (Interv. BMG, 15.10.96).

Die unterschiedliche Auffassung hinsichtlich der Policy beruhte auf den völlig verschiedenen Grundannahmen: Während das MAFF auch Fleisch von Tieren, die an BSE erkrankt waren, nach wie vor für unbedenklich erachtete, hielt die Bundesregierung bereits 1989 eine Gefährdung der Verbraucher durch Fleisch für möglich. Sie forderte daher zusätzlich zu den Beschränkungen des Lebendtierexports auch Sicherheitsvorkehrungen im Handel mit Fleisch. Die unterschiedlichen Policy-Ansätze können durch die abweichenden Risikodefinitionen der Untersuchungsländer erklärt werden: Ein Risiko bestand für das MAFF bei der wissenschaftlich erwiesenen Existenz von Gefahr, für das BMELF und das BMG hingegen bei Abwesenheit wissenschaftlicher Sicherheit. Als der britische Landwirtschaftsminister Gummer vor dem Ministerratstreffen am 23.01.90 seinem Amtskollegen Kiechle mit dem EUGH drohte und auf ein langes deutsches „Vorstrafenregister" in Sachen Agrarprotektionismus verwies, versicherte Kiechle Gummer, die deutschen Maßnahmen zu überdenken (F.T., 23. u. 24.1.1990). Im Januar 1990 lockerte die Bundesregierung die unilateralen Maßnahmen und verlangte Zertifikate nur noch für nichtentbeintes Fleisch.

Nach Verhängung der unilateralen Restriktionen ist die Bundesregierung nicht mehr als die treibende Kraft einer eventuellen Verschärfung der Regelungen zu sehen. Der völlige Importstop wurde daher am 30. Mai auch zunächst nur von Frankreich verhängt.[96] Die deutsche Beteiligung am französischen Boykott wurde erst am 1. Juni bekanntgegeben und nicht etwa mit der Forderung nach neuen Regelungen, sondern dadurch gerechtfertigt und begründet, daß in Folge der Abschottung des französi-

---

[96] Als Begründung wurde die Angst französischer Konsumenten vor britischem Rindfleisch angeführt (F.T., 31.05.90).

schen Marktes mit einer erhöhten Einfuhr britischen Rindfleischs nach Deutschland zu rechnen sei. Für dessen Kontrolle an den (noch bestehenden) Binnengrenzen fehlten jedoch die Ressourcen (F.T., 2.6.1990). Deutschland und Frankreich setzten sich im Zuge des Importstops auch über ein Ultimatum der Kommission hinweg, die ihre Drohung, gerichtliche Schritte einzuleiten, falls die Importstops nicht bis zum 4. Juni aufgehoben wurden, nicht wahr machte. In der Krisensitzung des Agrarministerrates vom 7. Juni wurden dann die deutschen Regelungen von 1989 zur Kompromißformel, obwohl eine vorangegangene Sitzung des Wissenschaftlichen Veterinärausschusses nochmals die Position der Briten unterstützt hatte.

Als Fazit der zweiten Kulminationsphase ist somit zu verzeichnen, daß es der Bundesregierung gelang, die unilateral getroffenen und daher umstrittenen Maßnahmen als europaweiten Standard zu etablieren. Politisch-wirtschaftliche Argumente behielten in diesem Falle die Oberhand gegenüber der wissenschaftlich-rechtlichen Argumentationsweise der Briten. Zur Einordnung der deutschen Problemlösungsstrategie eignen sich die Äußerungen des Landwirtschaftsministers Kiechle auf der Sondersitzung des EG-Agrarministerrats am 6./7. Juni: Nach Kiechles Bekunden strebte die Bundesrepublik in der BSE-Frage „ein EG-einheitliches Vorgehen an, das den Verbraucherschutz sicherstellt und den innergemeinschaftlichen Handel möglichst wenig behindert" (BMELF-Inf., 11.6.1990, S. 2). Handelsbehinderungen wurden somit durchaus in Kauf genommen, Verbraucherschutz war in diesem Zusammenhang offiziell der entscheidende Parameter für Kiechles Politik.

3.4.2 Phase III (93-94)
Das Verhalten der Bundesrepublik in der dritten Kulminationsphase war ausschlaggebend dafür, daß die BSE erneut zu einem Thema der europäischen Agrar- und Gesundheitspolitik wurde. Die Ergebnisse eines Symposiums des Bundesgesundheitsamtes, das im Dezember 1993 aufgrund der Übertragung der BSE auf andere Säugetiere zu einer Neubewertung des Risikos kam, diente hier als wissenschaftliche Rechtfertigung des Handelns der Bundesregierung. Damit unterschied sie sich nicht von der Handlungslogik der Briten oder der EU, die sich ebenfalls einer ständigen

Neubewertung der Maßnahmen nach den „neuesten wissenschaftlichen Erkenntnissen" (Europ. Komm., 1994a) verschrieben hatten. Nach mehreren erfolglosen bilateralen Einigungsversuchen brachte die Bundesregierung daher das Thema BSE im Februar 1994 nochmals auf die Tagesordnung der Gesundheits- und Agrarministerratstreffen der EU. Man wollte eine Neubewertung der Maßnahmen zum Verbraucher- und Patientenschutz erwirken (BMELF-Inf., 7.2.1994). Besonders die *Vorgehensweise* der beiden Bundesministerien unterschied sich jedoch in der Folgezeit teilweise erheblich: Landwirtschaftsminister Jochen Borchert behielt bis Ende Juni 1994 seine Position bei, daß es primär darum gehe, „daß wir uns innerhalb Europas gemeinsam auf Maßnahmen verständigen" (BMELF-Inf., 14.3.1994, S. 13).
Nationale Maßnahmen spielten in seinen Statements zunächst keine Rolle. Die Forderungen Borcherts waren kaum milder als jene Seehofers. Er verlangte eine Verankerung des bereits in einigen EU-Mitgliedstaaten gültigen Verbots der Verfütterung von Tiermehlen an Wiederkäuer im Gemeinschaftsrecht und ein Verbringungsverbot von Rindern und Rindfleisch aus Großbritannien (BMELF-Inf., 14.3.1994, S. 13). Ab Mai unterstützte auch Borchert den Seehofer-Vorschlag, den Export britischen Rindfleischs nur noch zu genehmigen, wenn es von Tieren stammte, die jünger als 3 Jahre waren und aus mindestens 4 Jahre BSE-freien Herden stammten (BMELF-Inf., 2.5.1994, S. 4). Den nationalen Verbrauchern rieten Borchert und seiner Mitarbeiter, nur noch solches Fleisch zu kaufen, dessen Herkunft sie kannten und von dessen Qualität sie überzeugt waren. Im gleichen Zuge wurde den deutschen Bauern geraten, Markenfleischprogramme aufzustellen und den Herkunftsnachweis auch im Fleischhandel zu ermöglichen (BMELF-Inf., 09.05.1994, S. 13).
Im Gegensatz zu Borchert betonte Gesundheitsminister Seehofer stets die Absicht, im Falle einer Zurückweisung der deutschen Position auch unilateral vorgehen zu wollen und scheute sich nicht, diese Auffassung auch öffentlichkeitswirksam kundzutun. Da die Deutschen mit der Forderung nach neuen Maßnahmen innerhalb der EU isoliert waren, bemühten sich im Frühjahr 1994 die deutschen Regierungsvertreter in einer Art „Reisediplomatie" (Interv. BMG, 15.10.96), Großbritannien von der deutschen Position zu überzeugen, die EU-Kommission zum Handeln zu bewegen und Koalitionspartner unter den übrigen Mitgliedstaaten zu gewinnen.

Parallel dazu kam es jedoch zu immer neuen Politisierungen des Themas durch das BMG. Für besonderes Aufsehen sorgte der Vergleich der BSE mit AIDS, als Seehofer und Staatssekretärin Bergmann-Pohl wiederholt darauf hinwiesen, daß die Gefährdung durch BSE ähnlich unterschätzt werden könne, wie dies im Falle der Immunschwäche AIDS geschehen sei (Verh. Bundesrat 1994, S. 123). Seehofer erhöhte den Druck in der Folgezeit, als er in einer Bundestagsdebatte vor dem Ministerratstreffen im April alle Verantwortung von sich wies, sollte Deutschland nicht im Notfall unilateral vorgehen.[97]

Auf nationaler Ebene erhielt Seehofer im Bundeskabinett am 11.05. Rükkendeckung. Man einigte sich darauf, von einem sofortigen Importstop abzusehen, kündigte diesen aber an, falls bis zum Monatsende keine EU-weite Lösung gefunden werden könne. Obwohl es beim Agrarministertreffen am 31.05 auf Vorschlag der Kommission zur Einigung über eine Reihe neuer Maßnahmen kam,[98] blieb Seehofer bei seiner Forderung nach einem Importstop, für den Fall, daß man sich nicht auf seinen Verordnungsentwurf einigte. Auch Bundesminister Borchert, der am 1.6. noch die Ergebnisse des Ministerrats begrüßt und eine baldige Einigung auf ein EU-einheitliches Vorgehen in Aussicht gestellt hatte (BMELF-Inf., 6.6.1994), befürwortete ab Juni 1994 einen nationalen Alleingang. Er äußerte seinen Unmut über das „halbherzige Vorgehen der Europäischen Kommission" (BMELF-Inf., 4.7.1994). Seine Unterstützung für Seehofers vorläufigen Importstop rechtfertigte Borchert mit der mangelnden Kompromißbereitschaft der EU-Partner und der aufgrund der ergebnislosen Dauerdiskussion eingetretenen Verbraucherverunsicherung. Diese habe zu „erheblichen Einbrüchen" im Rindfleischmarkt geführt (BMELF-Inf., 4.7.1994).

Der Kompromiß, der schließlich die unilateralen Regelungen Deutschlands hinfällig machte (siehe Kap. 3.1.3), fiel eindeutig hinter Seehofers angedrohtem Importstop, aber auch hinter seinen Verordnungsentwurf, zurück. Dennoch wurde die Neuregelung in deutschen Regierungskreisen

---

[97] Seehofers Äußerung, er habe „keine Lust, in einigen Monaten (...) vor dem Staatsanwalt zu erscheinen" (Verh. Bundestag12/222, S. 19218) wurde in Großbritannien als implizite Rücktrittsdrohung gedeutet (F.T., 26.04.90).

[98] Man einigte sich hier auf ein Tiermehlverbot bei der Rinderfütterung, höhere Standards bei der Tiermehlherstellung sowie schärfere Kontrollen und Restriktionen der Verwendung von Fleischnebenprodukten in der Kosmetikherstellung.

als Erfolg bewertet. So äußerte sich Borchert Ende August 1994 zufrieden darüber, daß sich die Exporte von britischem Rindfleisch dank der neuen Regelungen bereits erheblich verringert hätten (BMELF-Inf., 22.8.1994, S. 2).
Die Bewertung der geänderten BSE-Policy durch Vertreter der Bundesregierung wirft die Frage auf, inwiefern die selbstgesteckten Ziele erreicht wurden. Eine Verringerung britischer Exporte kann zwar als partieller Erfolg deutschen Drängens gewertet werden, betrachtet man aber das Schutzniveau für Verbraucher, so wies auch die neue EU-Gesetzgebung Mängel auf. Entbeintes Fleisch konnte auch nach dem Juli-Kompromiß aus Beständen ausgeführt werden, die innerhalb der letzten 6 Jahre BSE-Erkrankungen hatten, sofern „die anhängenden Gewebe einschließlich der erkennbaren Nerven- und Lymphgewebe entfernt wurden" (94/474/EG, Art.4,2). Letzteres läßt sich im Schlachtprozeß jedoch nach allgemeiner Expertenmeinung schwerlich garantieren,[99] eine der Schwachstellen der BSE-Gesetzgebung blieb also auch nach dem Kompromiß bestehen.

Als Fazit der dritten Kulminationsphase läßt sich zum Handeln der Bundesregierung festhalten, daß zusätzlich zum Argument des Konsumentenschutzes verstärkt auch wirtschaftliche Erwägungen zur Rechtfertigung der Handlungen herangezogen wurden. Dennoch blieb auch in diesem Falle die Konsumentenschutzrhetorik zentral, da erst die berechtigte Verunsicherung der Konsumenten zu den wirtschaftlichen Problemen auf dem Rindfleischsektor geführt habe.
Die Bundesregierung begab sich in die Opposition sowohl zur EU und ihren wissenschaftlichen Gremien als auch zu Großbritannien. Sie erreichte eine leichte Verschärfung der seit 1990 gültigen Bestimmungen.
Besonders die Rollenverteilung innerhalb der Bundesregierung verdient, herausgestellt zu werden. Obwohl es nach eigenem Bekunden Einigkeit über die zu erreichenden Ziele einer deutschen BSE-Policy gab, differierten die Ansichten über das „wie" einer solchen Policy über weite Strecken der dritten Phase doch erheblich.[100] Obschon alle Akteure ihre Präferenz

---

[99] Im Rahmen der Interviews wurde dies allerdings nur auf Länder- und Verbandsseite herausgestellt (Interv. Nieders. Landw. Min., 10.9.96; Interv. Fleischmehlind., 12.12.96; Interv. Fleischwarenindustrie, 15.10.96).
[100] Dieser Sachverhalt wurde auch in den Interviews in den beiden Bundesministerien bestätigt, wenngleich Seehofer vor dem Bundestag sagte, nur „irgendein Pförtner in

einer EU-einheitlichen Lösung unterstrichen, waren es stets das BMG und dessen oberster Dienstherr Seehofer, die einen nationalen Importstop in Erwägung zogen. Diese Lösung wurde aufgrund der stets bestehenden Möglichkeit für Umwegimporte seitens des BMELF bis zum Juni abgelehnt, in der Folge jedoch als „second-best"-Option aufgegriffen. Dem Bundeskanzler und dem Außenminister schließlich kam wiederholt die Aufgabe zu, die deutsch-britischen Wogen zu glätten.[101]

3.4.3 Phase IV (95-96)

Die Rolle der Bundesregierung war während der vierten Kulminationsphase keineswegs so exponiert wie in den vorangegangenen Phasen der Jahre '90 und '94. Erneut wurde jedoch die Bundesrepublik im Frühjahr 1996 zu *dem* Akteur innerhalb der BSE-Politik der EU. Grund dafür waren die Bundesländer, die im Bundesrat bereits 1990 auf Mängel des Juni-Kompromisses hingewiesen und seit März 1994 einen Importstop für Rinder und Rindfleisch aus Ländern mit endemischer BSE (Großbritannien, Schweiz) gefordert hatten (Bundesr. Drucks. 371/1/90, 12.06.90 u. 205/94, 18.03.94). Als Seehofer am 20. Januar 1995 dem Bundesrat einen Verordnungsentwurf zur Umsetzung der ersten Lockerung der Verbringungsbestimmungen vorlegte, lehnte der Bundesrat diesen Entwurf ab. Seehofer sah sich daher gezwungen, die Bestimmungen im Februar per Dringlichkeitsverordnung (ohne Zustimmung des Bundesrats) umzusetzen. Der Nachteil dieses Vorgehens war, daß die Dringlichkeitsverordnung nur für sechs Monate Gültigkeit besaß und danach, sollte sie ihre Gültigkeit behalten, der Zustimmung des Bundesrats bedurfte. Diese Zustimmung kam im SPD- kontrollierten Bundesrat jedoch nicht zustande, vielmehr sprach sich dieser in mehreren Entschließungen für einen Importstop aus.

Die fehlende Unterstützung der Politik der Bundesregierung durch den Bundesrat hatte nach dem Ablauf der Februar -Dringlichkeitsverordnung keine besonderen Auswirkungen, da die EU inzwischen eine neuerliche

---

einem Bundesministerium" könne eine solche Aussage treffen (Verh. Bundestag 12/222, S. 19217).

[101] So betonte Kinkel anläßlich eines Besuches in London, daß der von Seehofer dem Bundesrat vorgelegte Importstop, sollte er die Unterstützung des Bundesrats finden, nicht sofort umgesetzt werde. Der Kommission bleibe daher noch Zeit, eine alle Beteiligten zufriedenstellende Lösung zu finden (Times, 01.07.94).

Verschärfung der Maßnahmen beschlossen hatte. Seehofer setzte diese am 6.8.95 erneut per Dringlichkeitsverordnung in nationales Recht um. Als jedoch auch diese Verordnung ohne Folgeregelung im Februar 1996 auslief, verweigerten die Bundesländer eine Verlängerung der bestehenden Verordnung und überbrückten die entstehende Regelungslücke durch unilaterale Maßnahmen (F.T., 7.2.96). Rheinland-Pfalz, Nordrhein-Westfalen, Brandenburg, das Saarland und Bayern verfügten einen Importstop, andere Bundesländer gingen nach § 22e FlHG vor.[102] Obwohl die Bundesregierung nach eigenem Bekunden während der vierten Kulminationsphase die EU-Regelungen unterstützte, geriet sie somit aufgrund der nationalen Implementationsprobleme erneut ins Kreuzfeuer der Kritik. Sowohl Großbritannien als auch die Kommission wiesen das Vorgehen der Bundesländer mit aller Schärfe zurück und drohten Bonn mit einer Klage vor dem EUGH, die nur aufgrund der Ereignisse vom 20. März hinfällig wurde.

Im Hinblick auf die Position der Bundesregierung führt die vierte Kulminationsphase einen weiteren Parameter ein. Zusätzlich zu inhaltlichen Erwägungen der Bundesministerien wie „Konsumentenschutz" oder „Hilfe für den einheimischen Rindersektor", bestimmte auch der deutsche Föderalismus die Rolle der Bundesrepublik in der BSE-Politik.
Im gesamten Untersuchungszeitraum kam es immer wieder zu Differenzen zwischen der britischen Regierung und der Kommission einerseits sowie der Bundesregierung andererseits. Bei drei Gelegenheiten löste sich die Bundesregierung, bei einer Gelegenheit lösten sich die Bundesländer von der EG/EU-Linie in der BSE-Policy. Stets erfolgte der Verweis auf Zwänge des Konsumentenschutzes. Die Bundesregierung schreckte auch vor schärferen Konflikten mit der Kommission und Großbritannien, vor Ultimaten und Drohungen nicht zurück, lenkte jedoch nach im Ministerrat erzielten Kompromissen ein.

---

[102] §22e Abs.2 FlHG erlaubte den zuständigen Behörden eine vorübergehende Beschränkung oder ein Verbot von Rindfleisch und Rinderimporten, wenn „Tatsachen vorliegen, die zuverlässig darauf schließen lassen", daß eine Gefahr für die menschliche Gesundheit vorliegt.

3.5 Rahmenbedingungen

3.5.1 In Deutschland wirksame nationalspezifische Rahmenbedingungen

Um die Beweggründe der Bundesregierung analysieren zu können, sollen nunmehr die spezifischen Handlungsbedingungen im deutschen Netzwerk untersucht werden. Wie im Falle der britischen Regierung werden dabei die internationalen und nationalspezifischen Rahmenbedingungen und ihre Auswirkungen auf die Problemperzeption der handelnden Politiker berücksichtigt. Nachdem die internationalen Rahmenbedingungen für beide Länder bereits in Kapitel 3.2.1 vorgestellt wurden, erfolgt an dieser Stelle nur die Erörterung der nationalspezifischen Rahmenbedingungen.

a.) Situation und Struktur der nationalen Landwirtschaft
Einen entscheidenden Parameter der staatlichen Problemperzeption bildet die Situation der nationalen Landwirtschaft. Eingedenk der spezifischen wirtschaftlichen und strukturellen Charakteristika gilt es für Regierungshandelnde, die Auswirkungen möglicher Policies auf das wirtschaftliche und soziale Wohlergehen der heimischen Landwirtschaft zu antizipieren.

Das wohl auffälligste Charakteristikum der deutschen Landwirtschaft insgesamt war in den späten 80ern und frühen 90ern die insgesamt ungünstige wirtschaftliche Lage. Dies ist - auch im innergemeinschaftlichen Vergleich - an Kategorien wie ungünstigen Strukturdaten, dem fortschreitenden Strukturwandel und der überwiegend schlechten Einkommenssituation der Landwirte zu belegen (Niendieker 1996, S. 404 f).
Der Begriff „Strukturwandel" beschreibt vor allem die teils drastische Abnahme der Zahl landwirtschaftlicher Betriebe. Diese sank in den alten Bundesländern zwischen der ersten Kulminationsphase (1988) und 1995 von 665.517 Betrieben um 22% auf 523.037 Betriebe (Fischer WA '91, S. 858; Fischer WA '97, S. 979). Auch in den im Vergleich zu Großbritannien stärker rückläufigen Beschäftigungszahlen machte sich diese Entwicklung bemerkbar: Während die Zahl der in der Landwirtschaft beschäftigten Arbeitskräfte von 1989/90-1993 in der Bundesrepublik um 2,6% sank, ergab sich für Großbritannien lediglich eine Abnahme von 1,3% (BMELF 1996a, S. 87, Tab.103).

Die schlechte Einkommenssituation der deutschen Landwirte spitzte sich im Untersuchungszeitraum noch zu. Nach erträglichen Einkommenszuwächsen der in den Haupterwerbsbetrieben Beschäftigten in den späten 80er Jahren stagnierten die Einkommen in den frühen 90ern, wodurch sich die ohnehin bestehenden Einkommensunterschiede zur übrigen gewerblichen Wirtschaft noch vergrößerten. Am Ende des Untersuchungszeitraumes betrugen diese Differenzen durchschnittlich 38% (Fischer WA 1996, S. 979). Auch im Vergleich zu anderen EU-Mitgliedsstaaten verdienten deutsche Landwirte nur mäßig. Sie belegten nach Holland, Dänemark, Belgien, dem Vereinigten Königreich und Frankreich einen Mittelplatz. Besondes interessant ist hier der Verdienstvergleich mit Großbritannien: Deutsche Haupterwerbslandwirte verdienten nur ca. 64% des Einkommens ihrer britischen Kollegen, nominalen (nicht-inflationsbereinigten) Einkommenszuwächsen (1985/86-1993/94) von 9,8% in Großbritannien stehen Zuwächse von lediglich 3,4% in der Bundesrepublik gegenüber (BMELF 1996a, S. 88, Tab.104).

In der deutschen Landwirtschaft spielte die Rinderzucht während des gesamten Untersuchungszeitraumes eine entscheidende Rolle. Bezieht man die Milchwirtschaft mit ein, so kam der Rindersektor durchgängig für ca. 40% des Produktionswertes der deutschen Landwirtschaft auf.[103] Innerhalb der EU war Deutschland damit nach Frankreich und vor dem Vereinigten Königreich der zweitgrößte Rinderproduzent (BMELF 1996a, S. 86, Tab.102). Angesichts der ohnehin schlechten Wirtschaftslage der deutschen Landwirte konnte es daher nur gelten, etwaige Störungen von den deutschen Rinderzüchtern und Milchbauern fernzuhalten. Dieses „Schutzbedürfnis" wurde durch die strukturellen Defizite der deutschen Landwirtschaft in den alten Bundesländern, auch im Vergleich zu Großbritannien (von Urff 1992, S. 65; BMELF 1995, S. 11), noch verstärkt. Erwähnenswert ist hier die Betriebsgrößenstruktur: Während z.B. 1993 in der Bundesrepublik in 313.200 Betrieben 15.876.000 Rinder gehalten wurden (50/Betrieb), kamen in Großbritannien nur 139.000 Betriebe immerhin auf 11.648.000 Rinder (83/Betrieb).[104] Dieser Unterschied wirkte sich in Form von schwierigeren Produktionsbedingungen und einer gerin-

---

[103] Davon entfielen durchschnittlich ca. 14% auf die Fleisch- und ca. 26% auf die Milchproduktion (eigene Berechnung, nach: Fischer WA, Jahrg. '91 - '97).
[104] Eigene Berechnung, nach: BMELF 1996a, Materialband, S. 86, Tab. 102.

geren Wettbewerbsfähigkeit der deutschen Rinderzucht im Binnenmarkt aus. Dies wiegt umso schwerer, da im Untersuchungszeitraum der Exportanteil der deutschen Rinder- und Rindfleischproduktion stets bei 20-30% lag und damit jenen der britischen Rinderwirtschaft noch übertraf (ZMP 1995, S. 26f). Des weiteren sahen sich die deutschen Rinderzüchter auch durch die politischen Rahmensetzungen im Binnenmarktwettbewerb benachteiligt, besonders durch die im Rahmen der GAP erfolgende, Rinderzüchter in Irland und Frankreich bevorzugende Ermutigung der extensiven Rindermast. So wurde auch gegenüber dem Autor seitens des DBV kritisiert, daß die EU-Gremien und einzelne Mitgliedstaaten die deutsche Rindfleischerzeugung als intensiv im Gegensatz zu eigenen - vermeintlich extensiveren - Formen darstellten und die Geschehnisse um BSE dazu nutzten, die deutsche Erzeugung zu Gunsten derjenigen anderer Mitgliedstaaten zu benachteiligen.[105] Während die britischen Farmer vom Ausscheiden des Pfundes aus dem EWS im Jahre 1992 profitierten, brachte die seit der deutschen Einigung überbewertete D-Mark den deutschen Rinderzüchtern Wettbewerbsnachteile. Eine ähnliche Situation ergab sich während der EWS-Währungsturbulenzen 1995: Die deutschen Rinderzüchter hatten große Probleme, europäische Wettbewerber hatten Vorteile.[106]

Trotz aller negativen Charakteristika der Situation der nationalen Landwirtschaft gilt es, im deutsch-britischen Vergleich den entscheidenden Unterschied zu berücksichtigen: Die deutsche Rinderwirtschaft war nicht direkt von BSE betroffen (zumindest drang Gegenteiliges nicht an die Öffentlichkeit). Bei den vier Fällen, die bis August 1996 auftraten, handelte es sich stets um Importrinder aus Großbritannien. Eine „Abgrenzung von den Briten" barg daher für die deutsche Rinderwirtschaft die Möglichkeit, den heimischen Markt störungsfrei zu halten und darüber hinaus Exportmärkte zu erschließen. Was den heimischen Markt angeht, so kann britisches Rindfleisch nicht als kommerzielle Bedrohung der deutschen

---

[105] „Die Kommission fährt - plakativ gesagt - einen Extensivierungskurs.(...) Die deutschen Landwirte ziehen im internationalen Vergleich immer den Kürzeren" (Interv. DBV, 3.9.96).
[106] Der DBV verweist in diesem Zusammenhang z.B. für 1995 auf einen Exportrückgang nach Italien um 400 Mio. DM (DBV-Situationsber. 1996, S. 26; Erklärung des Präsidiums des DBV, 5.9.95).

Rinderzüchter angesehen werden, da in der zweiten Kulminationsphase (1990) nur 1.400t Rindfleisch und vor der dritten Kulminationsphase auch nur 1.800t importiert wurden, was Gesamtanteilen am heimischen Verbrauch von 0,08% (0,11%) gleichkam (BMELF-Inf., 25.3.1996).[107] Das auf britischer Seite (Medien, Politiker) häufig vorgebrachte Argument, dem BMELF sei es darum gegangen, einen wichtigen Konkurrenten vom deutschen Markt zu beseitigen, dürfte als UV kaum auf das Regierungshandeln gewirkt haben.[108] Diese Ausführungen sollen wirtschaftliche Rahmenbedingungen nicht als UV ausschließen, das *Konkurrenzargument* scheint jedoch hinsichtlich des deutschen Marktes überbewertet zu sein. In die Problemperzeption der Handelnden auf Regierungsseite dürfte indes vor allem eingeflossen sein, daß es angesichts des Verbrauchermißtrauens (siehe dazu b.) darum ging, die Absatzchancen der ohnehin krisengeplagten deutschen Produzenten auf dem heimischen Markt zu sichern und deren Exportchancen zu verbessern.

Landwirtschaftspolitik im Rindfleischsektor hat - und dies ist ein weiterer, die Politikformulierung beeinflussender Faktor - nicht nur Auswirkungen auf die Produzenten selbst, sondern auch auf die der Rinderproduktion vor- und nachgelagerten Wirtschaftszweige.
Die Futtermittelhersteller als vorgelagerter Betriebszweig, Schlachthäuser, Tiermehlindustrie, Fleischwarenindustrie und Fleischereien, Handel und Gaststättengewerbe als nachgelagerte Wirtschaftszweige sind hier zu nennen. Sie vereinigen eine große Zahl von Arbeitskräften und eine hohes Wirtschaftspotential auf sich und werden von Krisen im Rindfleischsektor direkt oder indirekt betroffen. So waren beispielsweise 1993 allein in der

---

[107] Diese Zahlen des BMELF geben keinen Hinweis auf Rückgänge seit Beginn der BSE-Krise: Auch 1988 machten britische Rindfleischimporte lediglich 0,18% (1989: 0,3%) des deutschen Verbrauchs aus (eigene Berechnung, nach: Auskunft ZMP und ZMP 1994, S. 32).

[108] Auch etwaige Umwegeinfuhren über Italien oder Frankreich, die bedeutendsten Abnehmerstaaten britischen Rindfleischs innerhalb der EG/EU, können kaum als Erklärung einer protektionistischen deutschen Politik herangezogen werden: Laut Auskunft der Bundesregierung wurden aus Großbritannien nach Frankreich hauptsächlich Hinterviertel und aus Frankreich nach Deutschland hauptsächlich Vorderviertel verbracht, der Rindfleischexport über Italien erscheine aufgrund der höheren italienischen Mehrwertsteuersätze „wenig lukrativ" (Bundest. Drucks. 13/4436, 23.4.96, S. 25).

Fleischverarbeitung 100.000 Menschen beschäftigt, die für einen Umsatz von über 30 Milliarden DM sorgten (BMELF 1996a, Materialband S. 6).

b.) Verbraucherverhalten
Eine wichtige Rahmenbedingung von Agrarpolitik bildet das Image der Landwirtschaft und ihrer Produkte beim Verbraucher. Politische Entscheidungen können hier sowohl zur positiven als auch zur negativen Imagepositionierung beitragen. Die Absatzchancen der Agrarprodukte werden somit beeinflußt (Lohner 1994, S. 512f). Von zentraler Bedeutung ist in diesem Zusammenhang, an welchen Maßstäben die Konsumenten die Landwirtschaft messen und welche Themen mit hoher Wahrscheinlichkeit zu einer öffentlichen Reaktion führen. Hier hat sich im Untersuchungszeitraum in der Bundesrepublik eine Verschiebung ergeben. Die „klassischen" Fragen der Überproduktion und der Lebensmittelberge der GAP haben an Bedeutung eingebüßt, während Umweltthemen und Fragen der gewerblichen Tierhaltung und Tierzucht stärker ins Blickfeld der Konsumenten gerückt sind (Agra-Europe 94, H.7, S. 4f).

Im Untersuchungszeitraum ließ sich ein zunehmendes Interesse der deutschen Verbraucher an Lebensmittelfragen feststellen. Im Jahre 1989 verzeichnete allein die Verbraucherzentrale Niedersachsen (VZN) einen Zuwachs der Anfragen an die Ernährungsberatung um 25%, wobei die Themen je nach Warnungen und Skandalberichten der Medien variierten (VZN 1990, S. 15). Seit den frühen 90ern stellte die VZN eine zunehmende Verunsicherung der Verbraucher hinsichtlich der Lebensmittel*qualität* fest,[109] die im „Binnenmarkt-Jahr" 1993 einen vorläufigen Höhepunkt erreichte (VZN 1994, S. 9). Aufgrund der BSE und einer möglichen Gefährdung der menschlichen Gesundheit liefen allerdings - obwohl es bereits in den vorangegangenen Jahren einige Anfragen gegeben hatte - erst im Jahre 1994 „die Telefone heiß" (VZN 1995, S. 8).

Neben dem Protest- und Beratungsnachfrageverhalten der Verbraucher muß auch deren Konsumverhalten berücksichtigt werden. Besonderen Problemdruck erzeugte hier der durch neue Konsumgewohnheiten und

---

[109] Fragen zur Lebensmittelqualität machten zum Beispiel 1992 fast 30% der Anfragen in der Ernährungsberatung aus (VZN 1993, S.15).

Skandale zurückgegangene Rind- und Kalbfleischkonsum der Bundesbürger. Insgesamt fiel deren pro-Kopf Verbrauch von 22,8 kg im Jahre 1989 um 23% auf nur noch 17,5 kg im Jahre 1994 (BMELF 1996a, S. 134, Tab.173). Im gleichen Zeitraum (89-94) sank der Rindfleischkonsum in Großbritannien ebenfalls um 23% (MAFF 1996e). Bedenkt man nun, daß die deutsche Rinderwirtschaft im Gegensatz zu der britischen den Status der *BSE-Freiheit* besaß, wird deutlich, wie radikal die „Antwort" der deutschen Konsumenten ausfiel.[110] Der deutsche Rindfleischkonsument scheint sein Kaufverhalten auf lange Sicht vergleichsweise stärker verändert zu haben. Als Erklärung für diesen Umstand verwiesen britische Medien (F.T., 14.5.1994) und mehrere deutsche Interviewpartner (Interv. BMELF, 2.9.96, Interv. DBV, 3.9.96) auf fundamentale kulturelle Unterschiede. Deutsche Konsumenten neigen demnach in Lebensmittelfragen dazu, „hysterisch" zu reagieren und sind generell eher der Meinung, daß Lebensmittel Gesundheitsrisiken bergen. Im Falle der BSE hieße dies, daß durch die gesteigerte Risikosensibilität der deutschen Konsumenten die Regierung unter dem Zwang stand, durch einschneidende Verordnungen Schaden von den deutschen Produzenten abzuwenden und um jeden Preis die Anschuldigung zu vermeiden, die Belange der Verbraucher nicht ausreichend zu berücksichtigen. Die dieser Annahme zugrunde liegende Pauschalisierung ist allerdings nicht völlig nachvollziehbar, da besonders die *beef scares* in Großbritannien beweisen, daß auch die britischen Verbraucher ein starkes Problembewußtsein in Lebensmittel- und speziell in BSE-Fragen hatten.

Das Verhalten der deutschen Verbraucher im Untersuchungszeitraum zeigt eine deutlich zunehmende Sensibilisierung in Lebensmittelfragen, nachweisbar auch im Zusammenhang mit landwirtschaftlichen Produktionsgepflogenheiten und der Rinderseuche BSE. Als direkter *Auslöser* von Regierungshandeln ist das Verbraucherverhalten allerdings weniger einzuschätzen, da die Verbraucherreaktion besonders in der dritten Kulminationsphase durch Regierungshandeln erst entfacht wurde. Für die Problemperzeption der Regierung dürften zwei Gesichtspunkte bedeutsam sein: Erstens war Verbraucherschutz in Lebensmittelfragen eine Thematik, die

---

[110] Noch stärkere Abweichungen belegen die Daten der ZMP, nach deren Angaben einem Verbrauchsrückgang von 9% in Großbritannien (1990-1995) ein Rückgang von 25% in der Bundesrepublik gegenübersteht (ZMP 1996, S. 31).

sich unter den Bundesbürgern zunehmenden Interesses und besonderer Beachtung erfreute. Konsequentes, von der Öffentlichkeit als dem Verbraucherschutz zuträglich perzipiertes Handeln - wie auch immer geartet - konnte zu einer Imageverbesserung des jeweiligen Akteurs führen. Zweitens barg solches Handeln wirtschaftliche Risiken, z.B. für den Agrarsektor, da die deutschen Konsumenten ihrerseits zu konsequenten Reaktionen neigten.[111]

c.) Verbände
Eine entscheidende Rahmenbedingung von Regierungshandeln im Zusammenhang mit BSE dürfte gemäß der Aussagen aus Kapitel 2. durch die Positionen und Aktivitäten der betroffenen Verbände gegeben sein. Hier soll die nach der *policy community*-These ausschlaggebende Produzentenseite, aber auch die Verbraucherseite des Verbandsspektrums analysiert werden.

Agrarinteressen
Den Bauernverband als Akteur in der BSE-Policy-Gestaltung charakterisieren während des Untersuchungszeitraumes (1.) die fortlaufende Einbringung seiner *Entpolitisierungsforderung*, (2.) die Verfolgung einer *Abgrenzungsstrategie* sowie (3.) die Präferenz einer konsequenten *Seuchenbekämfung in Großbritannien* gegenüber nationalen Verbringungsregulierungen.

Das oberste Gebot in der DBV-Strategie während aller Kulminationsphasen war Deeskalation. So erfolgten immer wieder Appelle an Ministerien, Medien und Öffentlichkeit, die Problematik sachlich zu diskutieren. „Sachlich" hieß in diesem Zusammenhang vor allem, den entscheidenden Unterschied zu Großbritannien zu berücksichtigen und herauszustellen: Die deutsche Rinderwirtschaft war nicht direkt von BSE betroffen, die einzigen Fälle von BSE erfolgten bei importierten britischen Rindern. Zur Vermeidung jeden Risikos bot der DBV in der dritten Kulminationsphase eine veterinärmedizinische Kontrolle auch solcher Rinder an, die vor dem

---

[111] Die in Deutschland eingetretene Kaufabstinenz mag als Hinweis dafür gelten, daß Bestrebungen, durch die BSE-Policies der deutschen Rinderproduktion zu einer besseren Lage zu verhelfen (sollte es solche Bestrebungen gegeben haben) fehlgeschlagen sind. Das Mißtrauen, auch in Kenntnis der mangelnden Kontrollmöglichkeiten im Binnenmarkt, hat hier überwogen.

Lebendrinder-Exportverbot (1990) nach Deutschland eingeführt worden waren (DBV-Inf. 11/94, S. 5; DBV-Pressedienst, 29.4.1994). Scharfe Kritik äußerte der DBV am Vorgehen des Bundesgesundheitsministers, der „der deutschen Landwirtschaft große Probleme gemacht hat" (Interv. DBV, 3.9.96). Bereits im März 1994 wandte sich Generalsekretär Born gegen Seehofers „überzogene Reaktionen" (DBV-Inf. 11/94, S. 5), die seinem Verband weniger wissenschaftlich als vielmehr politisch begründet zu sein schienen (Interv. DBV, 3.9.96). Parallel zu öffentlichen Aufforderungen versuchte der DBV zudem, über direkte Kontakte den Gesundheitsminister zu einer anderen Vorgehensweise zu bewegen. So hat man „insbesondere (an) das Gesundheitsministerium immer wieder die Forderung herangetragen, die gesamtpolitischen Zusammenhänge im Auge zu behalten" (DBV 1996a, S. 3). Die Beziehungen zum BMELF gestalteten sich nach wie vor kooperativ: In einem Sechs-Augen-Gespräch berieten Heeremann, Born und Staatssekretär Feiter, wie auf die Seehofer-Forderungen zu reagieren sei (DBV 1995).

Da alle Versuche, Seehofer zu einem weniger medienwirksamen Vorgehen zu bewegen, fehlschlugen, forderte Heeremann im Juni in entschieden schärferem Ton: „Minister Seehofer muß endlich aufhören, Verbraucherschutz zu proklamieren, sondern praxisgerechte Maßnahmen eines aktiven Verbraucherschutzes entwickeln"(DBV-Pressedienst, 28.6.1994). Diese „praxisgerechten Maßnahmen" mußten, so der DBV, die Bekämpfung der BSE in Großbritannien beinhalten und konnten nur auf EU-einheitlichen Regelungen beruhen. Nationale Sonderwege waren nach Ansicht des DBV im Binnenmarkt nicht umsetzbar. Als Seehofer seinen Verordnungsentwurf dem Bundesrat vorlegte, blieb der DBV daher bei seiner ablehnenden Haltung und bezweifelte die Wirksamkeit eines solchen Vorgehens (DBV-Pressedienst, 7.7.1994). Die Forderung, die der DBV seinerseits an ein Vorgehen auf EU-Ebene richtete, beinhaltete ein Exportverbot von britischen Lebendrindern in Drittstaaten und ein Verbringungsverbot in EU-Staaten auch solcher Tiere, die jünger als sechs Monate waren (DBV-Pressedienst, 19.7.1994).

In der verbleibenden Zeitspanne des Untersuchungszeitraumes verharrte der DBV auf seinen Positionen, an deren erster Stelle die Forderung nach „sachlicher Verbraucheraufklärung" stand. Als Seehofer im Januar 1995 die EU-Entscheidung zur Lockerung der Exportbestimmungen in nationales Recht umzusetzen versuchte und dabei auf den Widerstand des Bundesrates traf, äußerte sich der DBV verwundert über das Verhalten des Gesundheitsministers. Man kritisierte Seehofers „kommentarlosen Gehorsam" gegenüber der EU und machte ihn nach dem „wahlkampfbedingten Wirbel" des Jahres 1994 für erneute „Irritationen in der Öffentlichkeit" verantwortlich (DBV-Pressedienst, 20.1.1995). Um die „Sachlichkeit" der Debatte zu gewährleisten, griff der DBV seinerseits in die Diskussion ein. Er riet den Verbrauchern, deutsches Rindfleisch zu kaufen. Deutsche Rinder seien BSE-frei, „seit längerer Zeit" seien keine Tiere mehr von Großbritannien nach Deutschland verbracht worden und schließlich habe man über die AGF[112] Wege zur Herkunftssicherung beschritten. Auch Anfang 1996 blieben die Prioritäten des DBV unverändert: Die Bundesländer wurden für ihre aus Sicht des DBV rein politisch motivierte „Olympiade des Verbraucherschutzes" (Interv. DBV, 3.9.96) kritisiert (*Entpolitisierungsforderung*), der DBV warb für die Risikofreiheit deutscher Rinderprodukte (*Abgrenzung*) und befürwortete EU-einheitliche Regelungen zum Ausmerzen der Seuche in Großbritannien (*Seuchenbekämpfung vor Verbringungsregulierung*) (DBV 1996a).

Mißt man nun diese Forderungen des DBV an der tatsächlichen BSE-Politik der Bundesregierung, so ergibt sich das überraschende Bild, daß die Handlungen selbiger nicht nur häufig von den DBV-Forderungen abwichen, sondern dessen Interessen teilweise sogar zuwider liefen. Von „Alleinherrschaft des DBV" kann im Falle der BSE-Krise jedenfalls nicht ausgegangen werden. Die Beziehungen zum BMELF bezeichnete man im DBV indes nach wie vor als häufig und nützlich, auch die Kontakte zum BMG waren, obwohl sie in der Frequenz hinter den BMELF-Kontakten zurücktraten, häufig, führten jedoch nicht zur gewünschten Kurskorrektur (Interv. DBV, 3.9.96). Vor allem mit der Forderung, eine öffentliche Debatte zu vermeiden, konnte sich der DBV weder 1990, 1994, 1995 noch Anfang 1996 durchsetzen. Besonders in der dritten und vierten Kulminationsphase darf daher die Beteiligung des DBV an der Formulierung der

---

[112] Mit der Gründung der Aktionsgemeinschaft Deutsches Fleisch (AGF) führten DBV und Teile der deutschen Vieh- und Fleischwirtschaft ein Herkunftszeichen für deutsches Fleisch ein, um eine freiwillige, durchgängige Herkunftskennzeichnung zu ermöglichen.

deutschen BSE-Policies nicht überschätzt werden. In dieses Bild paßt, daß der DBV nach eigener Aussage seitens der Ministerien wiederholt erst in zweiter Präferenz nach den Medien über manche deutsche Policies oder EU-Verhandlungsergebnisse informiert wurde (Interv. DBV, 3.9.96).

Schlußfolgernd läßt sich feststellen, daß die deutsche BSE-Politik eindeutig *nicht* alle Forderungen der landwirtschaftlichen Interessenvertretung erfüllte. Die Abgrenzungsstrategie wurde zwar während sämtlicher Kulminationsphasen von beiden zuständigen Bundesministerien getragen, auch unterstützte das BMELF 1989, 1990 und 1994 zunächst die Entpolitisierungsanstrengungen und drückte seine Präferenz für EG/EU-einheitliche Maßnahmen aus. Unter dem Druck der Öffentlichkeit und des BMG schwenkte das BMELF jedoch in der zweiten und dritten Kulminationsphase auf einen Kurs, der Produzenteninteressen lediglich suboptimal bediente.

Konsumenteninteressen
Anhand des Einwirkens der Verbraucherverbände soll nunmehr untersucht werden, ob die zentrale Bedeutung, die die Verbraucherschutzthematik in der deutschen Diskussion erlangte, auf einen gestiegenen Verbandseinfluß zurückzuführen ist. Die AgV forderte bereits 1990 ein schärferes Durchgreifen der Bundesregierung zum Schutze der Verbraucher. Auch die Bestimmungen nach dem EG-Kompromiß stellten die AgV nicht zufrieden. Sie forderte die Bundesregierung auf, durch einen Importstop ein Verfahren vor dem EUGH herbeizuführen. Langfristig müsse, so die AgV, durch den EUGH eine Entscheidung zur Beweislastumkehr getroffen werden. Dem Anbieter müsse der Beweis der Unbedenklichkeit seiner Waren auferlegt werden, statt wie bisher dem Konsumenten den Nachweis der Bedenklichkeit bestimmter Waren abzuverlangen (VpK 24/90, S. 3f). Mit Skepsis beurteilten die Verbraucherverbände die Motivation der Regierenden, deren Einigung im Ministerrat erst durch handelspolitische Zwänge zustande gekommen sei. Weiterhin bekräftigte die AgV die Notwendigkeit eines Herkunftssicherungs- und Kennzeichnungssystems für Fleisch (VpK 24/90, S. 3f).
In der dritten Kulminationsphase begrüßte die AgV die Bereitschaft Seehofers, im Notfall national vorzugehen und würdigte seinen Verordnungsvorschlag als „weiteren wichtigen Schritt zum Schutz der Verbraucher"

(VpK 27/94, S. 1f). Dennoch blieb die AgV auch 1994 unter Verweis auf die wissenschaftliche Unsicherheit bei ihrer Forderung nach einem EU-weiten Verbringungsverbot für britische Rinder und Rinderprodukte und einem Verwendungsverbot bovinen Materials in der Herstellung von Kosmetika und Arzneimitteln.

Einen Einschnitt in der Beurteilung des Regierungshandelns durch die AgV bildete der Kompromiß noch am Ende der dritten Kulminationsphase, besonders aber Seehofers Bemühungen, die Bestimmungen vom Dezember 1994 zur Lockerung der Importbedingungen umzusetzen. Fortan unterstützte die AgV den Bundesrat in seiner Weigerung, Seehofers Verordnungsentwurf zuzustimmen und forderte ein generelles Importverbot (VpK 4/95, S. 1f). Die Zustimmung zur Haltung des Bundesrats durch die AgV blieb auch während der vierten Kulminationsphase bestehen (VpK 31/95, VpK 5/96), nach wie vor verlangte man ein Importverbot und die Einführung eines Herkunftsnachweises. Als die dritte Dringlichkeitsverordnung im Februar 1996 auslief, forderten die Verbraucherverbände die Bundesländer auf, nunmehr ihrerseits den gesundheitlichen Verbraucherschutz zu gewährleisten und die Versäumnisse des Bundesministers zu korrigieren. Eine auf EU-Ebene herbeigeführte Regelung bleibe aber weiterhin notwendig (VpK 5/96).

Mißt man die tatsächlich erfolgten BSE-Policies der Bundesregierung an den Forderungen der Verbraucherverbände, so läßt sich feststellen, daß die Vorstellungen der Verbandsvertreter von einem wirkungsvollen vorsorglichen Verbraucherschutz eindeutig unterschritten wurden. Besonders die grundlegenden *strukturellen* Forderungen nach einer Herkunftssicherung oder der Beweislastumkehr samt konsequenter Produkthaftung für Agrargüter fanden bei der Bundesregierung kein Gehör. Bei den BSE-Policies handelt es sich stets um (zudem durch EG/EU-Kompromisse verwässerte) Maßnahmen, die Lücken im Verbraucherschutz nicht beseitigten.

Eine grundsätzliche Neubewertung der Rolle des Verbraucherschutzes spiegelte die Politik der Bundesregierung nicht, dies unterstrichen auch die Gespräche mit der Verbrauchervertretung, die sich selbst nach wie vor den Entscheidungsprozessen weitestgehend ausgeschlossen sah.[113] Auch im BMELF wurde die AgV nicht zum engeren Konsultationskreis in BSE-Fragen gezählt - dieser beschränkte sich auf die „Produzentenseite und alles, was sonst mit Rindfleisch zu tun hat" (Interv. BMELF, 2.9.96).

d.) Medien
In den Hochphasen der deutsch-britischen Streitigkeiten 1989/90 berichteten die eingesehenen überregionalen und regionalen Zeitungen und Zeitschriften nur spärlich und recht sachlich über den „Rinderwahnsinn"- man bemühte sich, das Publikum über die Implikationen der neuen Rinderseuche aufzuklären (Die Zeit, 5/90, S. 68) und beschrieb die „hysterische" Diskussion in Großbritannien (SPIEGEL 21/90, S. 254). In der F.A.Z. gelangte selbst während des einwöchigen Importstops die BSE-Thematik nicht über den Wirtschaftsteil hinaus, erst der Kompromiß war eine kurze Meldung auf der Titelseite wert (F.A.Z., 8.6.90). Im Zentrum der Berichterstattung standen eindeutig die Handelsfrage und die Gefahren für die deutsche Rinderzucht, die CJD wurde nicht einmal erwähnt. Man kam zu den Schluß, daß ein „völliges Importverbot für britisches Rindfleisch unnötig" (F.A.Z., 7.6.1990) und die Ansteckungsgefahr für Menschen „so gut wie ausgeschlossen" (F.A.Z., 8.6.1990) sei. Auch in der Regionalpresse erschien die BSE nur im Wirtschaftsteil oder unter „Vermischtes". Wie in der überregionalen Presse standen nach dem Kompromiß vom 7.6. die positiven Aspekte eines abgewendeten Handelsstreits im Vordergrund, die ergriffenen Maßnahmen wurden als dem Verbraucherschutz genüge leistend eingestuft (Göttinger Tageblatt, 2.u.8.6.1990).

Große Aufregung brachte der Rinderwahnsinn in der deutschen Presselandschaft erst in der dritten Kulminationsphase. Hier fand sich eine breite Unterstützung für restriktive Schutzmaßnahmen, ein Alleingang Seehofers wurde befürwortet. Auch der SPIEGEL (23/94, S. 208) bezeichnete Großbritannien als „Seucheninsel" und beschwor die Gefahr eines „Gruselkeims im Futter".
Im Gegensatz zur britischen Presse, die Seehofer dafür kritisierte, mit dem Thema BSE Wahlkampf machen zu wollen, lautete der Vorwurf in den

---

[113] "Wir sind (...) das letzte Glied in der Lobby. Verbraucherschutz wird oft nachrangig behandelt. Wirtschaftlichen Interessen wird sowohl national als auch in der EU der Vorzug gegeben." (Interv. AgV, 2.9.96).

deutschen Medien, die Deutschen hielten sich auf Geheiß des Kanzlers zurück, um kurz vor der Europawahl am 12.6. nur keine europafeindliche Stimmung zu erzeugen (SPIEGEL 20/94, S. 224). Seehofers Einschätzung, daß der Kompromiß vom 18.7.94 einen Schutz der deutschen Verbraucher vor BSE brachte, wurde nicht geteilt: Die unpraktikable Lymphgewebe-Bestimmung wurde heftig kritisiert, ebenso wurde unter Verweis auf die lange Inkubationszeit auf Lücken in der Regelung, Fleischimporte nur noch aus sechs Jahre BSE-freien Herden zu genehmigen, hingewiesen (SPIEGEL 30/94, S. 146).

Auch die heftige Medienschelte mehrerer Verbandsvertreter zeigt, welche Bedeutung dem Medieneinfluß beigemessen wurde. Die öffentliche Verunsicherung sei vor allem auf die enorme Berichterstattung und dargelegte „Horrorszenarien" zurückzuführen. Im Ausland habe dies teilweise zu dem Eindruck geführt, die BSE sei in Deutschland weiter verbreitet als in Großbritannien (Interv. DBV, 3.9.96). Ein Vergleich mit den Medien der Nachbarstaaten unterstreicht, welche Bedeutung die BSE-Thematik 1994 in den deutschen Medien innehatte: Sowohl in Frankreich als auch in den Niederlanden wunderte man sich über die „hysterischen Deutschen" (Absatzfonds 1994). Die deutschen Medien trugen, soviel ist festzustellen, seit 1994 wesentlich zur Brisanz der Problematik und zur hohen Bedeutung, die der Verbraucherschutz in der öffentlichen Debatte erlangte, bei.

e.) Ereignisse im Ernährungssektor
Einen hohen Einfluß auf die Problemperzeption politischer Entscheidungsträger allgemein dürften jegliche Erfahrungen mit ähnlichen und vergleichbaren Problemen haben. Im Falle der BSE-Krise bilden diesen Erfahrungsschatz alle Arten von Nahrungsmittelskandalen und Verbraucherverunsicherungen, seien sie auf Verschulden der Produzenten, der Verarbeiter, des Handels oder der Verbraucher selbst zurückzuführen.

Den Geschehnissen in Großbritannien durchaus vergleichbar hat es auch in der Bundesrepublik in den 80er Jahren eine Reihe aufsehenerregender Skandale im Lebensmittelsektor gegeben. Angefangen beim Moselwein über den Nudelskandal bis zum Nematodenskandal von 1987, wurde die deutsche Ernährungswirtschaft immer wieder durch Ereignisse erschüttert, die sie nicht nur in Verruf brachten. Durch die Ausmaße der Konsumentenreaktion führten sie auch drastisch vor Augen, wie sensibel die Verbraucher in Lebensmittelfragen waren.[114] Die Fülle an Skandalen und Problemen nahm gegen Ende der 80er enorme Ausmaße an. Die VZN verweist in ihrem Jahresbericht für 1989 auf immerhin 17 Lebensmittelthemen, die durch Gesundheitswarnungen oder in den Medien behandelte Skandale für öffentliche Aufmerksamkeit sorgten.[115] Durch die regelmäßig neuausbrechende Schweinepest, den Kalbfleisch-Hormonskandal oder Arzneimittelrückstände im Kalbfleisch geriet auch die Viehwirtschaft ins Zwielicht. Sie kam im weiteren Verlauf des Untersuchungszeitraumes nicht zur Ruhe. So sorgten beispielsweise sogenannte EHEC-Keime in roher Milch und rohem Rindfleisch, die zu Nierenschädigungen und schweren Darmerkrankungen mit Todesfolge führen können, im Frühjahr 1995 für Aufsehen (VZN 1996, S. 17).

Im Gegensatz zum Salmonellenskandal in Großbritannien erschütterten die Nahrungsmittelvorfälle in Deutschland nicht die politische Elite, es gab z.B. keine Rücktritte oder Rücktrittsforderungen. Dennoch kann die Schlußfolgerung gezogen werden, daß auch in der Bundesrepublik die groben Parameter der BSE-Krise kein politisches Neuland für die Handelnden darstellten. Das Problembewußtsein dürfte durch die alarmierenden Besonderheiten der BSE (keine genauen wissenschaftlichen Erkenntnisse, keine Behandlungsmöglichkeit bei BSE und CJD, etc.) und deren potentielle Rückwirkungen auf das Verbraucherverhalten eher noch verschärft worden sein.

f.) Wissenschaftliche Erkenntnisse
Da auch nach Aussagen der deutschen Politiker die wissenschaftliche Erkenntnislage ein wichtiger Maßstab für ihr Handeln war, ist zu erwarten, daß besondere wissenschaftliche Befunde für die konfliktreichen deutschen BSE-Policies verantwortlich waren. Hier ist aber generell auf die Einschränkung zu verweisen, daß das ausschlaggebende Moment angesichts des unsicheren Erkenntnisstands die *Interpretation* der Erkenntnisse

---

[114] Als Folge des Nematoden-Skandals ergab sich zum Beispiel ein Rückgang des pro Kopf-Verbrauchs an Frischfisch von 13.2 kg (1986) auf 11.8 kg (1987) (F.T., 14.5.94).
[115] Die Vielfalt der Themen reichte von pestizidbelastetem Gemüse bis zu „Radioaktivität im Heidehonig" (VZN 1990, S. 15).

bildete. Eingedenk der deutschen Risikodefinition und des Prinzips des *vorbeugenden* Gesundheitsschutzes veränderten die Aussagen der Wissenschaftler des BGA ab 1993 tatsächlich die Rahmenbedingungen (BGA, 7.12.93): Am 2.12.1993 kam man auf einem internationalen Symposium zu der Überzeugung, daß eine Übertragung der Spongiformen Enzephalopathie vom Rind auf den Menschen möglich sei. Diese Auffassung behielt man auch angesichts der sich entwickelnden politischen Komplikationen bei.

Im März 1994 stellte die BSE-Arbeitsgruppe des BGA fest, daß „grundsätzlich die Möglichkeit besteht, daß auch der Mensch über die Nahrungsaufnahme durch TSE-Erreger infiziert wird" (Dt. Tierärzteblatt 1996, H. 5, S. 422). Trotzdem bestimmten - wie in Großbritannien - die wissenschaftlichen Erkenntnisse die deutschen Policies nicht vollständig. Die alleinige Ausrichtung an wissenschaftlichen Erkenntnissen, die seitens des BMELF (Interv. BMELF, 2.9.1996) als Maßstab für die BSE-Policy gefordert wurde, erlegte der Wissenschaft eine Bringschuld auf, die sie einzulösen nicht in der Lage war (Interv. dt. Mitgl. des WVA, 17.11.97). „Eine grundsätzliche Möglichkeit der Übertragung" (s.o.) unterscheidet sich zwar von der Risikoabschätzung des Southwood-reports („the risk of a transmission appears remote", MAFF 1990a, S. 14), auch die deutsche Wissenschaft konnte die Politik jedoch nicht von Interpretationszwängen befreien.

g.) Politische Situation

Politische Entscheidungsträger im Politikfeld Landwirtschaftspolitik handeln nicht im „luftleeren Raum". Es ist vielmehr davon auszugehen, daß auch die politische Gesamtsituation zum jeweiligen Zeitpunkt als Rahmenbedingung staatlicher Agrarpolitik fungiert. In diesem Sinne soll hier angenommen werden, daß die Perzeption des Problems BSE und die daraus abgeleiteten Handlungsstrategien auch wahltaktische Erwägungen der Minister und Abgeordneten reflektieren und Reaktionen auf Policy-Inputs der Opposition darstellen.

In der Tat fanden in den beiden im Hinblick auf das Handeln der Bundesregierung hervorragenden Kulminationsphasen eine Vielzahl wichtiger Wahlen statt. In das Jahr 1990 fielen neben einer Reihe von Kommunalwahlen (z.B. Bayern und Schleswig-Holstein im März 1990) die Landtagswahlen im einwohnerstärksten Bundesland Nordrhein-Westfalen und in Niedersachsen (Mai) sowie in allen neuen Bundesländern (Oktober). Darüber hinaus fand am 2.12.1990 die erste Bundestagswahl nach der Vereinigung statt. Dennoch können wahltaktische Erwägungen als Rahmenbedingung für das Handeln der Bundesregierung hier nicht allzu hoch bewertet werden. So nahm der deutsche „Sonderweg", der in der Teilnahme am einwöchigen Importstop gipfelte, bereits im wahlkampftechnisch gesehen ruhigen Umfeld des Jahres 1989 seinen Anfang. Zudem dominierten die Wahlen im Mai, Oktober und Dezember andere Themen, wie z.B. die deutsche Vereinigung und wirtschaftliche Fragen. Die Oppositionsparteien brachten über ihre Mehrheit im Bundesrat zwar Bedenken gegenüber dem Kompromiß des Agrarministerrats ein, die Kritik bezog sich aber vornehmlich auf die Kommissionsentscheidung. Das nationale Vorgehen der Regierung und einiger Mitgliedsstaaten hieß der Bundesrat ausdrücklich gut (Bundesrat Drucks. 371/1/90). Die Rolle der Opposition ist also hier im Hinblick auf das Agieren der Regierung auf EG-Ebene unterstützend (als Ressource) zu werten, insgesamt hatte das Thema 1990 noch keine hohe Politisierung erfahren.

Ein stärkerer Einfluß ist den politischen Rahmenbedingungen im („Superwahl"-) Jahr 1994 beizumessen. Eine Atmosphäre des Dauerwahlkampfes begründeten Wahlen zum Europäischen Parlament (Juni), zum Bundestag (Oktober), Landtagswahlen in acht Bundesländern, darunter Niedersachsen (März), Sachsen und Bayern (September), Kommunalwahlen in acht Bundesländern sowie die Bundespräsidentenwahl (Mai), die der Bevölkerung zwar keinen Urnengang bescherte, aber ebenfalls von parteipolitischen Abgrenzungs- und Profilierungskämpfen gekennzeichnet war.
Die Frage, ob das BSE-Thema bewußt zum Stimmenfang eingesetzt wurde, läßt sich hier nicht beantworten, wird darüber hinaus seitens der Interviewpartner in BMELF und BMG abgestritten.[116] Für die Wahlkampfthese spricht in jedem Fall, daß es ohne nennenswerten deutschen

---

[116] Seitens des BMELF wurde darauf verwiesen, daß *nur* das BGA-Gutachten zur deutschen BSE-Initiative führte. Im BMG wurde das Wahlkampfargument für haltlos erklärt, da die EP-Wahl bereits am 12.6. stattgefunden habe (alle übrigen Wahlen spielten demnach keine Rolle, Anm. d. Verf.) (Interv. BMELF, 2.9.96; Interv. BMG, 15.10.96).

Widerstand im Dezember zur Lockerung der Verbringungsbestimmungen kam - ein Kontrast, der zu den lautstarken Drohungen kaum größer sein könnte.[117] Angesichts der oben beschriebenen Orientierung der deutschen Konsumenten liegt es ohnehin auf der Hand, daß eine Vernachlässigung der Thematik den Wahlinteressen der Verantwortlichen abträgliche Effekte barg (F.T., 7.6.94).

Der auf deutscher Seite entscheidende Protagonist, Bundesgesundheitminister Seehofer, sah sich mit der CSU als einzige der Schlüsselfiguren mit Wahlen auf allen Ebenen konfrontiert. Durch seine relativ früh erfolgten, sehr pronouncierten und öffentlichkeitswirksamen Äußerungen zur BSE-Gefahr[118] verlieh er dem Policy-Prozeß aus deutscher Sicht eine enorme Eigendynamik. Die Spekulationen der Presse, ob er angesichts der ablehnenden Haltung der Kommission und der Partnerstaaten „umfallen" werde, erhöhten den Druck, weiter auf eine Verschärfung der Maßnahmen zu drängen.[119] Auch die Rolle der Opposition darf hier nicht unterschätzt werden: Im Bundestag wurde Minister Seehofer zu einer kompromißlosen Linie aufgefordert (Verhandl. Bundest. 12/222, S. 19204), auch drängte der Bundesrat bereits früh auf einen Importstop. Die Einbringung der Vorlage Seehofers im Bundesrat und deren Unterstützung am 8.7.94 trotz SPD-Mehrheit belegt die Stimmungslage.

Die SPD griff die Verbraucherschutzthematik auf Bundes- und Landesebene auf und machte somit eine Depolitisierung durch das BMELF, aber auch eine Umkehr für den Bundesminister äußerst schwer.

---

[117] Auch wenn die wissenschaftlichen Einschätzungen ausschlaggebend für diese Entscheidung waren, kann deren Neuigkeitswert den Kontrast zum Juli-Kompromiß kaum erklären, da sich bereits damals die ausschlaggebenden epidemiologischen Entwicklungen abgezeichnet hatten (MAFF 1995a, S.20).

[118] So z.B. in der Bundestagsdebatte am 21.04.94: „Wenn uns die Europäische Union in der nächsten Woche nicht die feste Zusage gibt, daß es zu einem gemeinsamen europäischen Handeln kommt (...), dann ist lange genug verhandelt, dann ist lange genug geredet worden, dann werde ich national handeln" (Verh. Bundestag 12/222, S. 19217).

[119] Die im BMG zur Rolle der Bundesländer geäußerte Feststellung: „Dem haben sich dann andere natürlich aufgrund der Sogwirkung nicht entziehen können, wenn sich einer profiliert, möchten es andere natürlich auch. Keiner möchte in den Geruch kommen, nicht das Verbraucherschutzland Nummer Eins zu sein" (Interv. BMG, 15.10.97), läßt sich auch auf das Handeln der Bundespolitiker übertragen.

Im Frühjahr 1996 fanden bezeichnenderweise keine Wahlen auf Bundesebene statt, für die Partei des Gesundheitsministers stand lediglich die bayerische Kommunalwahl (März) an. Dafür fielen in die vierte Kulminationsphase allerdings die Landtagswahlen in Baden-Württemberg (März), Rheinland-Pfalz (April) und Schleswig-Holstein (April). Zum Kreis der Bundesländer, die einen Importstop verhängten, gehörte nur Rheinland-Pfalz, dies jedoch in exponierter Stellung. Gerade der rheinland-pfälzischen Regierung wurde seitens mehrerer Interviewpartner attestiert, daß sie sich immer wieder durch „Konsumentenschutzrhetorik und -aktionismus" zu profilieren versucht habe. Sie habe die Bundesregierung „immer wieder aufgefordert, rechtswidrige Maßnahmen zu ergreifen" (Interv. BMG, 15.10.96).

3.5.2 Institutionelle Voraussetzungen

Als institutionelle Variablen prägen die Besonderheiten des Regierungssystems oder das Wahlsystem die Ausgestaltung von Policies, da sie mitbestimmen, welche politische Energie bestimmte Policy-Inputs entfalten können. Der föderalistische Staatsaufbau der Bundesrepublik und das Verhältniswahlsystem sind hier als wesentliche Rahmenbedingungen zu nennen (Héritier et al. 1994, S. 50ff).

Die Anzahl der politischen Bühnen wird durch das föderale System der Bundesrepublik erhöht, durch den Bundesrat und auf Landesebene haben die Bundesländer neben ihren Exekutivbefugnissen[120] auch die Gelegenheit zur Initiation und zur Formulierung von Policies. Dies ist insofern von Bedeutung, als auf Landesebene andere Parteien die Regierungen bilden können als auf Bundesebene. Im Untersuchungszeitraum gab es seit Mai 1990 eine Mehrheit der SPD im Bundesrat, zudem waren die Grünen an mehreren Landesregierungen beteiligt. Beide Parteien tragen zwar den allgemeinen Konsens der Sonderbehandlung der Landwirtschaft, weichen aber in Umweltfragen und ethischen, produktionsbezogenen Themen von der Union und den Liberalen ab und vertreten gerade in der BSE-Thematik einen eher verbraucherorientierten Kurs (Hendriks 1992, S. 123, S. 139). Dementsprechend verwiesen die Interviewpartner im BMG und vom DBV (Interv. DBV, 3.9.96) auch auf die ihrer Meinung nach

---

[120] Gemäß Art. 76 Abs. 1 GG und im Rahmen der konkurrierenden Gesetzgebung (grundsätzlich geregelt durch Art. 72 Abs. 1 GG, bzw. Art. 74 Abs. 20 GG).

parteipolitisch motivierte Vorgehensweise einiger Bundesländer.[121] In der vierten Kulminationsphase wurden die Möglichkeiten der Bundesländer besonders deutlich, als es in Ermangelung einer bundesweiten Regelung zum Erlaß von Verordnungen auf Landesebene kam. Auch vom Bundesrat gingen seit der zweiten Kulminationsphase immer wieder Impulse für die Initiation und Formulierung aus. So faßte der Bundesrat im Juni 1990 (Bundesr. Drucks. 371/90, S. 2) eine Entschließung, die Bedenken gegenüber dem Kompromiß der EG-Mitgliedstaaten zum Ausdruck brachte. Seit März 1994 forderte er (Bundesr. Drucks. 205/94, S. 2) in mehreren Entschließungen immer wieder ein völliges Exportverbot für britisches Rindfleisch.

Auch in der Implementationsphase ergibt sich für die Bundesländer die Möglichkeit zur Beeinflussung der Policies der Bundesregierung. Zunächst einmal hat der Bundesrat die Möglichkeit, bei der Überführung von zustimmungspflichtigen EG/EU-Regelungen in innerstaatliches Recht, die Vorlagen der Bundesregierung abzulehnen. Ab 1994 kam es dreimal dazu, daß Bundesminister Seehofer keine Bundesratsmehrheit für die Umsetzung von BSE-Verordnungen der EU bekam. Er mußte gemäß § 5 FlHG in ihrer Gültigkeitsdauer auf 6 Monate begrenzte Dringlichkeitsverordnungen erlassen. Durch diese Haltung erzeugte der Bundesrat einen permanenten Handlungsdruck, die begrenzte Gültigkeitsdauer der Dringlichkeitsverordnungen zeichnete stets eine neuerliche Beschäftigung mit der Thematik vor.

Eine zweite Einwirkungschance der Länder im Implementationsprozeß beruht auf dem Grundsatz der Länderexekutive, wonach die Ausführung der Bundesgesetze und der dazu nötige Erlaß von Verwaltungsvorschriften den Bundesländern obliegt (Art.83 GG). Heftiger Widerstand der Länder regte sich seit der dritten Kulminationsphase, besonders aber ab Februar 1995, als die Umsetzung der ersten EU-weiten Verbringungserleichterung für Aufsehen sorgte: Unter anderem sah sich Agrarkommissar Fischler genötigt, Minister Seehofer schriftlich dazu aufzufordern, darauf hinzuwirken, daß sich die Bundesländer der Lockerung nicht durch unilaterale Maßnahmen widersetzten. Mehrere SPD-geführte Länder hatten ih-

---

[121] "Wenn man schon bei der Kritik einzelner Ländergruppen ist, dann muß man das auch im Zusammenhang mit der parteipolitischen Landschaft sehen" (Interv. BMG, 15.10.96).

rem Ärger über Seehofers Dringlichkeitsverordnung Ausdruck verliehen und unilaterale Maßnahmen zum Konsumentenschutz angekündigt (F.T., 8. u. 10.2. 1995).

Das Verhalten z.B. der niedersächsischen Landesregierung zeigt, daß die Länder auch ohne diesen angekündigten (im Februar 1996 tatsächlich umgesetzten) Verstoß gegen bestehendes EU-Recht durch ihre Implementationsbefugnisse über Gestaltungsspielräume verfügten. Diese nutzte das Landesministerium, um „auf seine Weise" für Verbraucherschutz zu sorgen: In der vierten Kulminationsphase hat man die niedersächsische Fleischwirtschaft dazu bewegt, Selbstverpflichtungen zu unterschreiben, die den Verwendungsverzicht auf britisches Rindfleisch bescheinigten. Darüber hinaus hat man die zuständigen Behörden dahingehend „sensibilisiert", daß Fleischsendungen aus Großbritannien auf Basis bestehender fleischhygienerechtlicher Bestimmungen solange zu kontrollieren waren, bis sie nach den „penetranten" Kontrollen „letztlich nicht mehr verkehrsfähig gewesen wären" (Interv. Nds. Landw. Min., 10.9.96).[122]

Eine Abweichung zu Großbritannien ergibt sich auch durch das deutsche Verhältniswahlsystem. Dies resultiert in einer vergleichsweise stärkeren Opposition (da diese gemäß ihrer Stimmenanteile und nicht nur nach Anzahl der gewonnenen *constituencies* in den Parlamenten vertreten ist), auch kleinere Parteien haben die Möglichkeit, in die Parlamente einzuziehen, so daß sich eine Reihe von Koalitionsmöglichkeiten ergeben.

Neben den Koalitionsmöglichkeiten zusätzlich zum damit aufzubauenden direkten Druck auf die Regierenden bietet die parlamentarische Präsenz auch kleinerer Parteien eher die Gelegenheit, daß auch solche Interessen (*issues*) diskutiert werden, die nicht zu den klassischen Anliegen der um die „Mitte" der Wählerschaft bemühten Parteien entsprechen. In der Bundesrepublik wird diese Rolle besonders durch die Grünen (B90/Grüne) wahrgenommen, die sich für umweltfreundliche Landwirtschaft und artgerechte Tierhaltung einsetzen (Klotzsch/Stöss 1983, S. 1542f). Neben dem Föderalismus erhöht also auch das Wahlsystem die Möglichkeiten der

---

[122] Unter anderem erfolgte hier auch die Selbsteinschätzung: „Wir haben praktisch das gemacht, was die anderen mit großem Brimborium auch erreicht haben"(Interv. Nds. Landw. Minist., 10.9.96).

Opposition, auf mehreren Ebenen und an mehreren Ansatzpunkten mit größerer Macht und einer größeren „Gefahr" für die Regierung eine Öffentlichkeit für bestimmte *issues* zu erzeugen (Héritier et al. 1994, S. 55). Handlungsdruck in Verbraucherfragen hat damit in der Bundesrepublik auch strukturelle Wurzeln. Besonders in der dritten Kulminationsphase bestand für die Regierung das Problem, sich gegenüber der Wählerschaft angesichts einer Verbraucherschutz „predigenden" Opposition profilieren zu müssen.

Während die Vielfalt politischer Bühnen in der BSE-Krise den Druck auf die Bundesregierung erhöht haben dürfte, trug die per Gesetz festgelegte Verteilung der Zuständigkeiten auf Bundesebene zu den Problemen der etablierten landwirtschaftlichen Interessen bei. Zwar legt das bereits eingangs erwähnte Landwirtschaftsgesetz vom 5.9.1955 in seinem „Paritätsziel" die deutsche Agrarpolitik darauf fest, für bessere Einkommen der in der Landwirtschaft Tätigen und eine Angleichung des Lohnniveaus an vergleichbare Berufsgruppen zu sorgen (und damit das Wohlergehen der heimischen Landwirte sicherzustellen), durch die nationale Aufgabenverteilung ist allerdings das BMELF nicht der alleinige Akteur.

Bei Regelungen, die nur die Verbringung von Lebendvieh betreffen, weist das Tierseuchengesetz (TierSG, § 7. Abs. 1 und § 79a) dem Landwirtschaftsminister die Handlungsbefugnisse zu. Da aber bereits seit 1989 die Bundesregierung auf Verbringungsregulierungen auch bei Rindfleisch drängte, kam es aufgrund des Fleischhygienegesetzes (FlHG § 5) zur nationalen Zuständigkeit des Bundesgesundheitsministers. In Fleischhygienefragen und in Fragen des gesundheitlichen Verbraucherschutzes lag die Initiative damit beim BMG, das sich zwar mit dem BMELF abstimmte, aber sowohl national als auch supranational von etwaigen wirtschaftlichen Rücksichtnahmen weniger betroffen war als das BMELF.

Hinzu kam, daß auf EG/EU-Ebene die BSE-Streitigkeiten im Agrarministerrat besprochen wurden - hier bot sich ein Handlungsspielraum für Minister Seehofer, da zunächst einmal nur Minister Borchert die Reaktionen auf die deutschen Policies „zu spüren" bekam.[123] Auch im Rahmen des

---

[123] Über den Unwillen, den diese Freiheit des BMG beim Landwirtschaftsminister verursachte, hieß es im BMG: „(...) wenn er eine Position zu vertreten hat, mit der er völlig allein ist und ohne Aussicht, Koalitionspartner zu finden, dann tut er dies nicht

Interviews im BMG wurde bestätigt, daß das „Policy-Making" für Seehofer und seine Mitarbeiter durch diese institutionellen Rahmenbedingungen erleichtert wurde.

3.5.3 Instrumentelle Voraussetzungen

Verglichen mit der britischen Regierung ergibt sich in der Policy-Formulierung für die Bundesregierung auch durch die Wahl der Instrumente und die damit verbundenen finanziellen Aufwendungen eine völlig andere Situation. Wie der überwiegende Anteil der britischen Policies (eine Ausnahme bildet hier die Forschung) sind auch die deutschen Initiativen regulative Ansätze der Steuerung per Gebot und/oder Verbot. Der Ressourcenbedarf ist aber im Vergleich zu Großbritannien verschwindend gering und keine Belastung für den Bundeshaushalt, da Verbringungsregulierung lediglich Aufwendungen für den Handel und die kommunalen Veterinärbehörden mit sich bringt. Diese Aufwendungen betreffen Kontrolleistungen und - bedingt durch die Zertifizierung - Verwaltungsausgaben. Eine andere Sicht dieser Kostenfrage hat naturgemäß die Ernährungsindustrie (z.B. der Bundesverband der Deutschen Fleischwarenindustrie e.V.). Ein Verbandsvertreter verwies gegenüber dem Autor auf die negativen Signale einer Regionalisierungs- und Marktabschottungspolitik, die auf lange Sicht auch den Interessen der verarbeitenden Industrie widerspräche, da Einkaufsmärkte wegfielen und Binnenmarktvorteile zunichte gemacht würden (Interv. Fleischwarenind., 15.10.96). Dennoch waren die deutschen BSE-Policies für die Regierung mit vergleichsweise geringen instrumentellen Anforderungen verbunden. Sie legten somit den Handlungen des Bundesgesundheitsministers kaum Schranken auf.

Ein anderes Bild ergibt sich, wenn man die Wirksamkeit der Maßnahmen als Kriterium hinzuzieht. Ein hundertprozentiger Verbraucherschutz wäre auch für die Bundesrepublik mit Kosten verbunden gewesen, da man diesen nur durch ein frühzeitiges totales Exportverbot für britisches Rindfleisch hätte gewährleisten können. Finanztransfers zugunsten des britischen Rindersektors im Rahmen der GAP hätten auch in Deutschland direkte Kosten verursacht.

---

gern. Das liegt aber in der Natur der Sache, weil wir von solchen Rücksichtnahmen per se dann erst einmal nicht betroffen sind" (Interv. BMG, 15.10.96).

3.6 Schlußfolgerung und Zusammenfassung

Betrachtet man den gesamten Untersuchungszeitraum, so bediente die deutsche BSE-Politik in eindeutig geringerem Maße die Interessen der nationalen Erzeuger als dies bei der britischen Politik der Fall war. Zuweilen lief sie den auf Verbandsseite geäußerten Präferenzen sogar zuwider.

Als nationalspezifische Rahmenbedingungen lassen die schwierige wirtschaftliche Lage der einheimischen Rinderproduzenten und die bekannt heftige (im Falle der BSE auch eingetretene) Reaktion der deutschen Konsumenten auf Lebensmittelrisiken aus agrarwirtschaftlicher Sicht zwei Policy-Optionen sinnvoll erscheinen: Aufgrund der BSE-Freiheit der deutschen Rinderherde hätte eine frühzeitige, konsequente Abschottung des deutschen Marktes die Konsumenten beruhigt und den deutschen Landwirten den heimischen Absatz sichergestellt. Als Alternative hätte eine völlige Entpolitisierung des Themas zum Ausbleiben von Verbraucherreaktionen führen können. Aus verschiedenen Gründen stellte sich die deutsche Politik jedoch als Mittelweg zwischen den beiden Optionen dar, der *sowohl* Konflikte auf EG/EU-Ebene *als auch* Nachteile für die deutschen Rinderproduzenten brachte.

Die Abschottungsstrategie war im Alleingang bis 1993 rechtlich und politisch nur schwer umzusetzen, durch die Verwirklichung des Binnenmarktes und den Wegfall der Grenzkontrollen war sie zudem auch technisch kaum durchzuführen. Mit Unterstützung der EG/EU hätten Exporte der Briten zwar unterbunden werden können, jedoch fanden sich zu einer solchen Maßnahme weder die Mehrheit der Mitgliedstaaten noch die Kommission bereit. Außerdem gab es in den entscheidenden wissenschaftlichen Gremien keine Rückendeckung für ein solches Vorgehen.

Da sich also - auch eingedenk der deutschen Risikodefinition - eine hundertprozentige Sicherheit aufgrund mangelnder Ressourcen nicht erreichen ließ, liegt die zweite Option, die BSE-Thematik zu entpolitisieren, Verbraucherschutzbelange hintanzustellen und dem Handel freien Lauf zu lassen, nahe. Auch diese Policy wurde jedoch aus mehreren Gründen nicht realisiert. Die Thematik der BSE-Gefahr für den Menschen wurde in Deutschland seit der zweiten Kulminationsphase in den Medien, wenn auch weniger „aufgeregt" als in Großbritannien, so doch kontinuierlich diskutiert. Das politische System der Bundesrepublik begünstigte zudem, daß der Verbraucherschutzaspekt bereits frühzeitig auf Landesebene und von Politikern unterschiedlicher Parteien aufgegriffen und vertreten wurde. Ein „unter-den-Teppich-kehren" wurde somit unmöglich, zumal auch die deutsche Wissenschaft besonders seit der dritten Kulminationsphase schärfere Schutzmaßnahmen forderte.

Die vergleichsweise hohe Bedeutung des Verbraucher- und Gesundheitsschutztes im Rahmen der deutschen Politikformulierung wurde zudem durch die nationale Zuständigkeit des Gesundheitsministers begünstigt. Dessen Aufgabe der Sicherstellung der Volksgesundheit, wahltaktische Erwägungen, sowie ein geringerer Zwang zur Rücksichtnahme auf Landwirte und EG/EU-Partner führten zum Aufgreifen der Verbraucherschutzthematik. Die deutsche Vorgehensweise wurde hier generell dadurch erleichtert, daß die deutschen Forderungen mit vergleichsweise geringen Kosten für den Bundeshaushalt verbunden waren. Da allerdings die öffentlichen Statements und die teils rigorosen Handlungen der Bundesregierung in der zweiten und in der dritten Kulminationsphase keine entsprechenden EG/EU-Regelungen nach sich zogen, konnte das volle Vertrauen der deutschen Konsumenten nicht gewonnen werden.

Zweifel sind auch hinsichtlich der besonders im BMELF betonten Bedeutung der Wissenschaft für das Handeln der Bundesregierung angebracht - vor allem die Zustimmung zur Lockerung der Verbringungsbestimmungen im Dezember 1994 und die Akzeptanz der unpraktikablen Praxis, Lymphgewebe im Schlachtprozeß entfernen zu lassen, stellen diese Selbsteinschätzung in Frage.

4 Ergebnisdiskussion

Im vorangegangenen Kapitel wurde der Frage nachgegangen, welche Faktoren zur Erklärung der BSE-Policies Großbritanniens und der Bundesrepublik herangezogen werden können. Nunmehr soll gefragt werden, ob die in Kapitel 3 vorgestellten Rahmenbedingungen, ihr Eingang in die Politikformulierung und die erfolgten Handlungen der Regierungen allgemeinere Rückschlüsse zulassen. Im Rahmen der Prüfung der Hypothesen aus Kapitel 2 ist zu bedenken, daß es sich bei dem in der Fallstudie behandelten Bereich der Veterinär- oder Fleischhygienegesetzgebung nur um ein Teilgebiet der Agrarpolitik handelt. Letztere umfaßt ein ausgesprochen weites Feld von Poltikinhalten, die von Umwelt- über Strukturpolitik bis zur Agrarsozialpolitik reichen. Die Generalisierbarkeit von aus Fallstudien zu bestimmten Teilbereichen abgeleiteten Befunden ist daher naturgemäß recht eingeschränkt (Schumann 1994, S. 140).

Wie das Fallbeispiel gezeigt hat, lassen sich Handlungen der Regierungen nicht mit dem Verweis auf *eine* Rahmenbedingung oder den Einfluß *eines* Akteurs erklären - es gibt eine große Bandbreite von Determinanten, die die letztlich verfolgten Policies bestimmen. Mehrere der Rahmenbedingungen entzogen sich dem Einflußbereich der Regierungen - in der Fallstudie war dies nicht nur aus deutscher Sicht bei der Seuchenentwicklung der Fall, auch internationale Rahmenbedingungen, das Verbraucherverhalten oder Handlungen der EG/EU ließen sich nicht immer gemäß der Regierungspräferenzen gestalten.

Daher soll hier die Frage beantwortet werden, ob die BSE-Krise Hinweise auf eine Veränderung von Staatlichkeit in den Untersuchungsländern gibt. Als Kriterien der Veränderung werden dabei drei von Héritiers fünf Dimensionen von Staatlichkeit herangezogen - „Veränderungen der Kompetenzverteilung", „Veränderungen der Problemlösungsphilosophie" sowie „Veränderungen an der Schnittstelle von Staat und Gesellschaft" (Héritier et al. 1994, S. 388ff). Zunächst werden in Kapitel 4.1 etwaige Veränderungen der Kompetenzverteilung und der Problemlösungsphilosophie thematisiert. Dabei liegt der Schwerpunkt auf dem Staat als Akteur. In Kapitel 4.2 steht dann die Schnittstelle zwischen Staat und Gesellschaft im Mittelpunkt des Interesses, wenn es gilt, Aussagen über die Beziehungen zwischen den Ministerien und den Verbänden zu treffen.

4.1 „Degree of state autonomy"

Der Maßstab zur Einschätzung der Autonomie Regierungshandelnder soll hier Smiths Definition von „state autonomy" sein (Smith 1992, S. 34f). Smith zufolge erhöhen „closed policy communities" wie jene der britischen Agrarpolitik die Handlungsfreiheit der Regierenden: Sie reduzieren Ansprüche an das Regierungshandeln, machen den Policy-Prozeß kalkulierbar und vereinfachen damit das „policy-making" insgesamt.

In Kapitel 2 war die Schlußfolgerung gezogen worden, daß die GAP und zuletzt vor allem das Binnenmarktprojekt zu Einschnitten in die Autonomie Regierungshandelnder geführt haben, ohne jedoch für eine „Entmachtung" nationaler Ministerien zu sorgen. Als Hypothese wurde daher vermutet, daß auch die BSE-Krise durch nationale Problemlagen und das Bestreben der nationalen Ministerien, ihre Policy-Präferenzen umzusetzen, geprägt wurde (Hypothese 3). Die Landwirtschaftsministerien, so lautete die Annahme, handelten dabei relativ autonom und richteten ihre Politik an den Interessen der heimischen Agrarwirtschaft aus (Hypothese 1).

Die Fallstudie zeigt, daß Hypothese 1 zu revidieren ist. Im Gebiet der *regulativen Politik* können Rechtsverordnungen, die als Folge der EG/EU-Mitgliedschaft akzeptiert werden müssen, die Bandbreite möglicher Policy-Optionen eingrenzen. Dieser Verlust an nationalen Steuerungskompetenzen macht sich besonders in der Formulierungsphase bemerkbar. Allerdings variierte die im Zuge der BSE-Krise konkret erfahrene Einengung des Handlungsspielraumes in Deutschland und Großbritannien aufgrund der unterschiedlichen Problem- und Interessenlage.

In der britischen Politikgestaltung belegt die BSE-Krise keine wesentlichen Einschränkungen der „state autonomy". Der primäre Anspruch, den die britische Regierung auf Gemeinschaftsebene vertrat, war jener der Handelsfreiheit. Ein Spannungsverhältnis zu den Grundsätzen der GAP und des Binnenmarktes war daher nicht gegeben. Die Mitgliedschaft in der EG/EU stellte sich sogar als Ressource heraus - die Bestrebungen anderer Mitgliedstaaten, den Handel mit britischem Rindfleisch zu beschränken, konnten auf Gemeinschaftsebene bis 1996 stets abgeschwächt werden. Die nationalen Maßnahmen zum vorbeugenden Verbraucherschutz wurden ebenfalls ausschließlich von der britischen Regierung erlassen - eine direkte legislative Einflußnahme aus Brüssel erfolgte nicht. Gegenüber den Akteuren auf nationaler Ebene erscheint die Handlungsfreiheit des MAFF sogar noch größer, da man das Rindfleisch für die heimischen Konsumenten nicht mit den Auflagen belegen mußte, die für jenes galten, das nach Kontinentaleuropa exportiert wurde.

Ein Blick auf die BSE-Policies der Bundesregierung zeigt indessen, daß sich die Feststellungen zum britischen Regierungshandeln nicht verallgemeinern lassen. Bei der speziellen Problemlage werden sehr wohl Beschränkungen der „state autonomy" deutlich, die unter anderen Vorzeichen jeden anderen Mitgliedstaat der EG/EU treffen können. Die Bundesregierung verfügte weder über die rechtlichen noch über die wissenschaftlichen Ressourcen, um wirtschaftliche Schäden von der heimischen Landwirtschaft völlig abzuwenden und/oder einen hundertprozentigen Verbraucherschutz sicherzustellen. Da zu keinem Zeitpunkt die Gefährdung des Menschen durch die BSE nachgewiesen werden konnte, blieben die Möglichkeiten einer Abschottung des heimischen Marktes oder einer im Rahmen der GAP erwirkten Isolation der britischen Rinder- und Rindfleischproduktion verbaut. So sorgte der Grundsatz der Handelsfreiheit bereits vor dem Wegfall der Grenzkontrollen dafür, daß eine Politik im Sinne der deutschen Konsumenten und Landwirte durch einen nationalen Alleingang nicht möglich war, wenn man eine Klage vor dem EUGH und schwere Konflikte mit den Partnern vermeiden wollte. Die zunehmende Liberalisierung des Binnenhandels und die ihr seitens der Kommission beigemessene Bedeutung erschweren zwar den Einsatz des Verbraucherschutzarguments zur verschleierten Protektion, dafür zahlen die Mitgliedstaaten der EU aber den Preis einer eingeschränkten Handlungsfreiheit in Verbraucherschutzfragen.

Die Vorstellung von autonom handelnden Landwirtschaftsministerien, die sich nur um einen Interessenausgleich mit den Bauernverbänden zu bemühen haben (Hyp. 1) ist nicht nur aufgrund der regulativen Bestimmungen anzuzweifeln. So hat es während der Policy-Formulierung, vor allem aber in der Initiationsphase in beiden Untersuchungsländern mit dem Konsumentenverhalten, den Medien und Teilen der Wissenschaft weitere Einflußgrößen auf die Policies gegeben.
Daß diese (mit Ausnahme der Wissenschaft) kaum als traditionelle Netzwerkakteure bezeichnet werden können, zeigt die Grenzen von Smiths

Definition der „state autonomy", im Grunde genommen sogar vom gesamten Netzwerkkonzept in der britischen Diskussion auf. Man ist hier - so hat es den Anschein - zu sehr auf die Bedeutung von Akteuren im Sinne von Verbänden fixiert und vergißt darüber, daß Problemdruck und Handlungszwänge auch über andere Kanäle erzeugt werden können. Smith reduziert zudem die „state autonomy" auf Handlungsfreiheit vis-à-vis nationalen Akteuren. Die Bedeutung der supranationalen Akteure in Konfliktfällen, die wie die BSE-Krise Handelsfragen berühren, scheint jedoch keine zu vernachlässigende Größe zu sein. Die Rolle der deutschen Ministerien in der Policy-Initiation auf Gemeinschaftsebene beweist zudem, daß auch Akteure aus anderen Mitgliedstaaten und deren Wahlkampferwägungen Rückwirkungen auf das eigene Handlungsfeld haben können. Von einer „Vereinfachung des Policy-Makings" aus Sicht des MAFF kann hier nicht die Rede sein.

Trotz dieser offensichtlichen Einschränkungen der Handlungsfreiheit der nationalen Ministerien spricht aufgrund des Verlaufs der BSE-Krise einiges für eine Bestätigung der Hypothese 3. Entscheidungen der nationalen Ministerien, deren Policy-Präferenzen und die auch gegenüber Brüssel nach wie vor vorhandenen Freiräume in der Politikformulierung prägten den Verlauf der BSE-Krise.[124] Die britische BSE-Politik beruhte in Verbraucherschutzfragen ausschließlich auf nationalen Maßnahmen, ebenso bemühte sich die deutsche Regierung, ihre nationalen Freiräume auszuschöpfen. Auch auf Gemeinschaftsebene wußten die Untersuchungsländer - hier besonders Großbritannien - die Einflußchancen im Sinne nationaler Präferenzen auszuschöpfen. Die Umsetzung von Rahmenbedingungen in Policies erfolgte nach Kriterien, die auf Ermessens- und Interpretationsspielräume der Regierungen verweisen: Weder die wirtschaftlichen Bedingungen noch die wissenschaftlichen Erkenntnisse erklären eindeutig die gewählten Maßnahmen.
Diese Freiräume zeigten sich auch in der Implementationsphase. Über sogenannte „policies without law", wie Aufrufe an die Konsumenten, Anweisungen an die Behörden oder Überzeugungsarbeit bei Industrie und Handel konnten Bundesregierung und Länderregierungen britisches Rind-

---

[124] Zur Bedeutung nationaler Interessen und Freiräume innerhalb der vermeintlich supranationalen GAP, siehe: Rieger 1996, S. 107-109.

fleisch schon vor 1996 nahezu völlig vom deutschen Markt verdrängen. Ebenso gelang es der britischen Regierung, durch eine „lässige" Umsetzung der Gemeinschaftsregeln die Folgewirkungen der EG/EU-Beschlüsse auf die heimische Rinderwirtschaft abzuschwächen.

Die Problemlösung, so zeigt die BSE-Krise, erfolgte trotz vergemeinschafteter Agrarpolitik primär nach nationalen Gesichtspunkten. Diesen Sachverhalt belegen der britische Verweis auf die Überlegenheit der nationalen Gremien und der nationalen Wissenschaft sowie die Zweitrangigkeit der Gemeinschaftsausschüsse. Gleiches gilt für den deutschen Widerwillen, sich den Risikoeinschätzungen und Stellungnahmen des Wissenschaftlichen Veterinärausschusses anzuschließen. Die Gemeinschaft ist somit eher als - zweifellos wichtige - Rahmenbedingung eines Verhandlungssystems zu betrachten, in welchem die Mitgliedstaaten ihre nationalen Ressourcen zur Verfolgung nationaler Präferenzen einbringen.

4.2 „From policy community to issue network?"

Ausgehend von der Frage, ob der Verlauf der BSE-Krise bis zum Jahre 1996 auf Veränderungen der landwirtschaftlichen Policy-Netze in den Untersuchungsländern zurückzuführen sei, wurde in Kapitel 2 die Feststellung getroffen, daß ein Wandel der Policy-Netze zwar bedingt festzustellen sei, die Netze aber nach wie vor Züge der *policy community* aufwiesen. Die Bedeutung des Verbraucherschutzes im Rahmen der BSE-Krise, so lautete die Vermutung (Hypothese 5), könne kaum auf offene Netzwerkstrukturen und Zugang für Verbraucherverbände, sondern eher darauf zurückgeführt werden, daß sich etablierte Akteure der Thematik angenommen haben. Obwohl die Netze ein hohes Maß an Geschlossenheit und ihre Fähigkeit zum Ausschluß unliebsamer Akteure bewahrt haben (Hypothese 2), könne es allerdings zu aus Sicht der Landwirte suboptimalen Policies kommen, da der Grundsatz der Handelsfreiheit eine entscheidende Veränderung der Rahmenbedingungen in den landwirtschaftlichen Policy-Netzen bewirkt hat (Hypothese 4).

Tatsächlich zeigt die Fallstudie, daß der Verlauf der BSE-Krise nicht als Indiz für einen tiefgreifenden Wandel der Netzwerkstrukturen zugunsten der Verbraucher gewertet werden kann (Hyp. 5). In beiden Untersuchungsländern war der Einfluß von Verbraucherverbänden auf die nationale Policy-Formulierung begrenzt. Zwar wurden Verbraucherverbände in einigen Ausschüssen gehört, dies kann allerdings eher als prozedurales Zugeständnis gewertet werden.[125] Die tatsächlichen Handlungen der Regierungen wichen in beiden Untersuchungsländern von den Forderungen der Verbraucher ab. Einschneidenden Forderungen nach einer nachprüfbaren Herkunftssicherung, der Beweislastumkehr oder einem europaweiten Tiermehlfütterungsverbot wurde nicht nachgegangen. Großen Worten folgten auf deutscher Seite zweifelhafte Kompromisse und Gehorsam gegenüber der EU. Auch die Aussagen in einigen Interviews belegen, daß die Forderungen der Verbraucherverbände in der Politikformulierung kaum eine Rolle gespielt haben.[126]

Für Hypothese 5 spricht auch die Rolle der Erzeuger: Besonders die Vorgehensweise des MAFF läßt sich auf den Problemdruck aus dem britischen Agrarsektor zurückführen. Kriterien der *policy community* wie die begrenzte Zahl der Akteure, die Dominanz eines bestimmten Interesses und die Konstanz der Zielvorstellungen sind über den gesamten Untersuchungszeitraum erfüllt. Hinsichtlich der Interaktionshäufigkeit und Intensität läßt die eingeschränkte Datenlage im Falle des britischen Agrarsektors keine Rückschlüsse zu. Die Handlungen der Regierung deuten allerdings nicht auf ein Zerbrechen der *agricultural policy community* hin. Dies wird besonders deutlich, wenn man die übrigen Rahmenbedingungen bedenkt, die für die Problemperzeption und damit auch innerhalb der Politikformulierung des MAFF hätten von Bedeutung sein können. Smiths These der Herausbildung eines selbständigen Lebensmittelnetzwerks, in dem Agrarinteressen nur eine untergeordnete Rolle spielen (vgl. Kap. 2.2.2), läßt sich anhand der britischen BSE-Politik nicht bestätigen.

Auch in Deutschland deuten Äußerungen und Verhalten von DBV und BMELF an, daß die Beziehungen zwischen beiden nach wie vor Züge der *policy community* tragen. Daß beide Akteure stets den Verbraucherschutz als Leitmotiv ihres Handelns unterstrichen, ist ein gutes Beispiel für die Feststellung, daß *policy communities* Herausforderungen durch Anpassung innerhalb der Netzwerke zu verarbeiten suchen. Die Kontaktintensi-

---

[125] Nach britischem Verständnis hatten die Verbraucher zur Entscheidungsfindung auch nichts beizutragen: „Konsumentenvertreter haben in BSE (-Fragen) nur Standpunkte und Fragen, aber kein wirkliches Verständnis" (Interv. britische Botsch., 12.12.96).

[126] Seitens der AgV hieß es dazu: „Die Möglichkeit, Einfluß zu nehmen, ist natürlich (...) relativ gering" (Interv. AgV, 2.9.96).

Ergebnisdiskussion 171

tät war häufig, auch als das BMG „Probleme machte" bemühten sich BMELF und DBV um Schadensbegrenzung. In der Formulierungsphase hatten weitere Akteure der Vieh- und Fleischwirtschaft Zugang zum BMELF, die ihre Beteiligung am Konsultationsprozeß und den Informationsfluß lobten (Interv. Fleischmehlind., 12.12.96; Interv. Fleischwarenindustrie, 15.10.96). Bei besonderen Forderungen dieser Akteure, z.B. im Sinne von mehr Verbraucherschutz, ergab sich jedoch stets eine unbezwingbare Koalition von Erzeugern und BMELF.[127] Für die These, daß das Policy-Netz in der Formulierungsphase der BSE-Politik eher einer *policy community* als einem *issue network* glich, spricht zudem, daß sowohl im BMG als auch seitens der AgV auf geringe Zugangsmöglichkeiten für Verbraucher hingewiesen wurde.[128]

Obwohl somit mehrere der *policy community*-Kriterien erfüllt wurden, kam es, wie in Kapitel 3 gezeigt wurde, nicht zu Ergebnissen, die *alle* Akteure für sich von Vorteil erachteten. Auch die Aussage von Kapitel 4.1, die besonders im deutschen Policy-Netz neben Landwirtschaftsinteressen auf weitere Determinanten von Regierungshandeln hinweist, erschwert eine eindeutige klassifikatorische Einordnung. Dennoch reichen diese Ergebnisse *nicht* aus, um Hypothese 5 zu verwerfen und die deutschen Policies in der BSE- Krise als Indizien eines Netzwerkwandels anzusehen.
Die nationale Zuständigkeit des Gesundheitsministeriums bei einer Vielzahl von Aspekten der BSE-Policy macht das Fallbeispiel zu einem Sonderfall. So hatte das landwirtschaftliche Policy-Netz keine Möglichkeit, die Thematik vollständig innerhalb der eigenen Netzwerkgrenzen zu behandeln. Hier ist auch die in der Einleitung geäußerte Vermutung aufzu-

---

[127] Seitens der Fleischwarenindustrie wurde darauf hingewiesen, daß man seine „Vorbehalte zwar artikulieren, aber nicht durchsetzen" konnte, als man gemeinsam mit Handel und Verbrauchern bereits 1990 auf einschneidendere Maßnahmen drängte (Interv. Fleischwarenindustrie, 15.10.96).
[128] „In unserem Bereich, der auf Rechtsvorschriften sich bezieht, die auf Artikel 43 gestützt sind, spielt der Verbraucher tatsächlich eine äußerst untergeordnete Rolle." (Interv. BMG, 15.10.96); „Im Ernährungsbereich sind seit 1993 die Mittel eingefroren und es kommen immer mehr Auflagen von seiten des BMELF. Es betrifft alle Verbraucherzentralen. Sie müssen alles, was sie erarbeitet haben, vorlegen. Das BML ist bei der Beurteilung auf Seiten der landwirtschaftlichen Lobby" (Interv. AgV, 2.9.96).

greifen, daß die Besonderheiten der *Rinderseuche als solcher* ausschlaggebend für den Verlauf der politischen Entwicklung sein könnten. Der mögliche Zusammenhang von BSE und CJD führte dazu, daß Handels- und Seuchenbekämpfungsfragen um Fragen der menschlichen Gesundheit erweitert wurden. Ohne die Implikationen für die menschliche Gesundheit hätte die Thematik wie in Großbritannien in einem geschlosseneren, anders zusammengesetzten Policy-Netz behandelt werden können. Dieses deuten auch die Geschehnisse im Zusammenhang mit der im Untersuchungszeitraum wiederholt in Deutschland ausgebrochenen Schweinepest an (FT, 14.5.94). Deren wirtschaftliche Konsequenzen für die Landwirte waren zwar enorm, da sie allerdings keine Bedrohung für die Konsumenten darstellten, blieb eine Politisierung der Thematik durch netzwerkexterne Akteure weitestgehend aus.

Ein weiterer Grund dafür, daß die Policies die Agrarinteressen in beiden Ländern nur unzureichend zufrieden stellen konnten, dürfte in der - verglichen mit üblichen landwirtschaftlichen Policy-Prozessen - offeneren Initiationsphase zu finden sein. Zwar haben sich die Policy-Netze ihre Exklusivität und Ausgrenzungsfähigkeit in der Formulierungs- und Implementationsphase weitestgehend erhalten (Hyp. 2), in der Initiation von Policies können jedoch auch andere Akteure in Erscheinung treten. Die Medien und ihre Effekte auf das Verbraucherverhalten sowie die Wissenschaft haben die Gelegenheit, Problemdruck zu erzeugen und somit auch in der Politikformulierung als Rahmenbedingung zu wirken.[129]

Der in Hypothese 4 angesprochene Grundsatz der Handelsfreiheit tritt, wie bereits angesprochen, lediglich im Falle des deutschen Policy-Netzes in Konflikt mit den landwirtschaftlichen Interessen. Deshalb sind auch nur hinsichtlich der deutschen Seite Aussagen über einen auf Handelsbestimmungen zurückzuführenden Netzwerkwandel möglich. Die etablierten Netzwerkakteure auf nationaler Ebene bekundeten allesamt ihre Bereitschaft, die Handelsfreiheit aufgrund der Sachzwänge nötigenfalls einzuschränken. Bundesminister Kiechle erklärte schon 1990 seine Bereitschaft, über Handelsbeschränkungen den Verbraucherschutz sicherzustellen. Die

---

[129] Der Interviewpartner aus der Wissenschaft meinte dazu, „daß man angesichts der großen medizinischen Bedrohung in einem vergleichbaren Fall schon etwas lostreten könnte" (Interv. dt. Mitgl. des WVA, 17.1.97).

Landwirtschaft drängte zwar nicht auf unilaterale Maßnahmen, bemühte sich aber auch ihrerseits, mittels einer Regionalisierungsstrategie („*Deutsches Fleisch ist sicher!*") der Situation Herr zu werden. Länderministerien (über „Sensibilisierung" der Behörden) und Fleischwarenindustrie (mittels Selbstverpflichtung) zeigten sich ebenfalls bereit, britischem Rindfleisch den Marktzugang zu verbauen. Das von Rhodes/Marsh[130] geforderte Kriterium einer gemeinsamen Wertebasis und Einigkeit hinsichtlich der Zielvorstellungen scheint durch die zunehmende Handelsfreiheit nicht erschüttert worden zu sein. Auch sehen Netzwerkakteure der „secondary policy community" wie Industrie und Handel ihre Einflußchancen nicht wesentlich verbessert. Im Falle der BSE konnten sie ihre Interessen zwar größtenteils mit jenen der Landwirte vereinbaren, ihre in Handelsfragen liberalere Position sehen sie indessen nach wie traditionellen Produzenteninteressen unterlegen.[131]

Dennoch kann der Grundsatz der Handelsfreiheit als eine der Ursachen der Ergebnisse der deutschen BSE-Politik angesehen werden. Der Verlauf der BSE-Krise spricht für Hypothese 4, da die Kommission und deren Prioritätensetzung sowie die vergleichsweise feste Verankerung des Grundsatzes der Handelsfreiheit auf Gemeinschaftsebene eine Politikgestaltung zur völligen Zufriedenheit des deutschen Agrarnetzwerks unmöglich machten. Netzwerkwandel verantwortet Politikergebnisse in diesem Fall zwar nicht durch neue Akteure oder eine Öffnung der nationalen Netze, dafür können aber neue Werte, Zielvorstellungen und Machtzuwächse eines etablierten Akteurs - in diesem Fall der Kommission - verzeichnet werden. Die Befugnisse der Kommission in Handelsfragen und der durch die Binnenmarktinitiative erweiterte regulative Besitzstand, den sie zu wahren bemüht war, sind ausschlaggebend für ihre Rolle in der Policy-Formulierung.

Relativierend muß angemerkt werden, daß es zur besonderen Relevanz der Handelsfreiheit in der gemeinschaftlichen BSE-Politikformulierung nicht nur durch den erwähnten partiellen Netzwerkwandel kam. Bedeutung kam auch der spezifischen Akteurskonstellation zu, die eine Aus-

---

[130] Siehe Kapitel 2.1.4.

[131] "Es ist für einen Verband, der Endprodukte herstellt, sehr schwierig, in einer Welt seine Interessen durchzusetzen, die doch stark agrarisch-produktbezogen begründet ist" (Interv. Fleischwarenindustrie, 15.10.96).

nahme von den üblichen Policy-Prozessen der GAP darstellt: Aufgrund der wissenschaftlichen Unwägbarkeiten hatte mit dem Wissenschaftlichen Veterinärausschuß ein *Beratungsausschuß* eine Schlüsselposition inne. Hier konnte die britische Regierung ihre Position (Drängen auf Handelsfreiheit) durch ihre Forschungsvorteile und durch geschicktes Auftreten besonders gut einbringen.

5 Resümee und Ausblick

Ausgehend von allgemeinen Überlegungen zur Agrarpolitik in Großbritannien und der Bundesrepublik wurden in der vorliegenden Arbeit die Policy-Netze im landwirtschaftlichen Politikfeld vorgestellt. Die engen Beziehungen zwischen Ministerien und Agrarverbänden, die durch Ressourcenaustausch und exklusive Policy-Prozesse gekennzeichnet sind, sind in den letzen Jahren unter Druck geraten, konnten aber ihre Sonderstellung bewahren. Durch Verbraucherschutz und Handelsfreiheit - zwei Politikziele, die sich nicht immer mit Agrarinteressen vereinbaren lassen - wurden die Policy-Netze unter Veränderungsdruck gesetzt, dem sie aber weitestgehend standhalten konnten.

Diese Feststellung wird auch durch das Fallbeispiel der BSE-Policies der Untersuchungsländer nicht widerlegt, obwohl gerade dort Verbraucherschutz und Handelsfreiheit zu Konflikten mit Inhalten „traditioneller" Agrarpolitik führten. Daß die BSE-Policies Deutschlands und Großbritanniens trotzdem die Agrarinteressen nicht völlig befriedigen konnten, ist auf eine Vielzahl von Faktoren zurückzuführen. Bedeutung haben zwar auch durch Handelsfreiheit verursachte Veränderungen der Policy-Netze, ebenso muß aber auf Handlungsspielräume nationaler Ministerien, Besonderheiten des Entscheidungsprozesses auf EG/EU-Ebene, Interpretationsspielräume angesichts des unklaren BSE-Risikos oder das enorme öffentliche Interesse an der Thematik hingewiesen werden.

Einblicke in diese Vielfalt von Bestimmungsfaktoren zu gewähren, kann als großer Vorteil des „héritierschen" Ansatzes der Policy-Netzwerkanalyse angesehen werden (vgl. Héritier et al. 1994, S. 6ff). Durch die Analyse sowohl der Akteure und ihrer Beziehungen als auch der Vielzahl unterschiedlicher Rahmenbedingungen läßt sich ein präziseres Bild von Policy-Prozessen und ihren Ergebnissen formen, als dies die basale Unterscheidung zwischen offenen und geschlossenen Netzwerken oder die Konzentration auf Netzwerkakteure ermöglicht. Diese Perspektivenvielfalt birgt jedoch die Gefahr, sich in einer Vielzahl plausibler Bestimmungsfaktoren zu verlieren und jegliche Verallgemeinerung unmöglich zu machen. In der Analyse der BSE-Policies haben sich auch die Grenzen eines Netzwerkansatzes gezeigt, der die Problemperzeption Regierungshandelnder und deren Reaktion auf bestimmte Rahmenbedingungen in den Mittelpunkt stellt. Eine Untersuchung von Policy-Prozessen und Netzwerkbedingungen über einen längeren Zeitraum (Schumann

1993, S. 410) gestaltet sich schon deshalb schwierig, weil die von Héritier et al. vorgenommene Unterscheidung in abhängige und unabhängige Variablen für viele der Rahmenbedingungen nicht durchgängig möglich ist. Rahmenbedingungen und Handlungen bedingen sich gegenseitig, Ursache und Wirkung sind nicht immer klar zu trennen. Abhilfe könnte hier die Eingrenzung des Untersuchungsgegenstandes auf *eine* Policy schaffen. Anhand mehrerer solcher (Einzel-) Fallstudien ließen sich dann Vergleiche über die Determinanten von Policy-Prozessen anstellen. Rückschlüsse über Netzwerkwandel wären somit - trotz der eingeschränkten Untersuchungszeiträume - möglich.

Im Rahmen einer zukünftigen Untersuchung können sich besonders die Ereignisse nach dem 20. März 1996 als ein ertragreiches Forschungsgebiet erweisen. Aus verschiedenen Gründen bietet sich in diesem Zusammenhang eine Analyse des Netzwerkwandels an: Die Einsetzung des unabhängigen BSE-Ausschusses unter dem Vorsitz des Schweizer Professors Charles Weismann und die Bedeutung, die das Europäische Parlament durch seinen BSE-Untersuchungsausschuß erlangte, könnten als Anzeichen eines Netzwerkwandels gewertet werden. Erst recht scheinen die institutionellen Veränderungen, die der Bericht des EP-Untersuchungsausschusses auslöste, langfristig die Rahmenbedingungen der Politikgestaltung verändert zu haben: So versprach Kommissionspräsident Santer, dem EP bei zukünftigen Entscheidungen zum Gesundheitsschutz ein Mitentscheidungsrecht einzuräumen und kündigte darüber hinaus an, daß die Zuständigkeit für Kontrollen im Bereich Tiermedizin und Gesundheitsschutz zukünftig nicht mehr in den Geschäftsbereich des Generaldirektoriats für Landwirtschaft, sondern in jenen des Generaldirektoriats für Verbraucherschutz fallen werde (S.Z., 20.2.1997). Für einen grundlegenden Wandel der britischen *agricultural policy community* - hin zu offeneren Policy-Prozessen - könnten auch die BSE-Untersuchungsausschüsse sorgen. Nicht umsonst erhielt der von Labour eingesetzte BSE-Untersuchungsausschuß im April 1998 den „Freedom of Information Award" (BSE-Inquiry Press Release, 18.4.98).

Im Mittelpunkt einer Untersuchung der Vorgänge ab 1996 könnte damit statt der hier untersuchten Frage, ob die BSE-Krise *als Folge* eines Netzwerkwandels zu werten sei, die Problemstellung stehen, ob die BSE-Krise einen Netzwerkwandel *ausgelöst* hat und wie sich dieser auf die weitere Politikgestaltung auswirken wird. Eine solche Fragestellung könnte auch zu einer Überprüfung und Weiterentwicklung der theoretischen Annahmen zum Netzwerkwandel (vgl. Kapitel 2.2.1) führen, da nach dem März 1996 mehrere der Netzwerkwandel auslösenden Faktoren - zum Beispiel neue wissenschaftliche Erkenntnisse oder das Versagen etablierter Akteure - deutlich sichtbar wurden.

6 Literaturverzeichnis

Primärquellen

Absatzfonds, 1994: Die BSE-Problematik in den Ländern Großbritannien, Niederlande, Frankreich und Belgien, Vermerk 452-49-26 des Absatzförderungsfonds der deutschen Land- und Ernährungswirtschaft, 23.9.1994.

AgV (Arbeitsgemeinschaft der Verbraucherverbände e.V. et al.[Hrsg.]), 1995: Die Verbraucherverbände und ihre Aufgaben. Mitgliederverbände, in: Verbraucher Rundschau 7-8/95, Bonn.

AgV (Hrsg.), 1996: Rinderwahnsinn BSE, 4., völlig überarb. Aufl., Hamburg.

BGA (Bundesgesundheitsamt): BGA-Pressedienst, (verschiedene Ausgaben).

BMELF-Informationen, hrsg. v. Pressedienst des Bundesministeriums für Ernährung, Landwirtschaft und Forsten, Bonn (verschiedene Jahrgänge).

BMELF (Hrsg.), 1995: Unsere Landwirtschaft im Wandel, Bonn.

BMELF (Hrsg.), 1996a: Agrarbericht der Bundesregierung, Bonn.

BMELF, 1996b: Das Bundesministerium für Ernährung, Landwirtschaft und Forsten informiert. Fragen zur Agrarpolitik. Bundesminister Jochen Borchert antwortet, Bonn.

Bundestag: Drucksache 13/4436: Antwort der Bundesregierung auf die große Anfrage zu den „gesundheitlichen Gefahren durch Rinderwahnsinn (BSE)".

Bundesrat: Drucksache 371/90: Verordnung des BMELF „zur Verhütung einer Einschleppung der Spongiformen Rinderenzephalopathie aus dem Vereinigten Königreich".

Bundesrat: Drucksache 205/94: Entschließung des Bundesrates zum „Schutz der menschlichen und tierischen Gesundheit vor der Übertragung der Bovinen Spongiformen Enzephalophathie (BSE) und der Traberkrankheit der Schafe (Scapie)".

*DBV (*Deutscher Bauernverband [Hrsg.]),: Situationsbericht. Zur wirtschaftlichen Lage der Landwirtschaft, Bonn (verschiedene Jahrgänge).

DBV-Informationen (verschiedene Ausgaben), hrsg. v. Deutschen Bauernverband.

DBV-Pressedienst (verschiedene Ausgaben), hrsg. v. Deutschen Bauernverband.

DBV-Präsidium 1992: Stellungnahme des DBV-Präsidiums zur Reform der gemeinsamen Agrarpolitik, 23.06.1992.

DBV, 1995: Interner Vermerk für Generalsekretär Dr. Born, 6.3-V60-95-Fö-1z, (27.6.95).

DBV, 1996a: Interner Stichwortkatalog für Präsident Heeremann, 6.1-V29-96-Me-lz, (4.4.96).

Europäische Kommission (Hrsg.),1991: Die Lage der Landwirtschaft in der Gemeinschaft. Bericht 1990, Brüssel, Luxemburg.

Europäische Kommission (Hrsg.), 1994a: Pressemitteilung vom 4.3.1994, BSE (Bovine Spongiforme Enzphalophatie „Rinderwahnsinn"), Bonn.

Europäische Kommission (Hrsg.), 1994: Die Lage der Landwirtschaft in der Gemeinschaft. Bericht 1993, Brüssel, Luxemburg.

Europäische Kommission (Hrsg.), 1995: Leitfaden für den europäischen Verbraucher, Brüssel, Luxemburg.

Europäische Kommission (Hrsg.), 1996: Die Lage der Landwirtschaft in der Europäischen Union. Bericht 1995, Brüssel, Luxemburg.

Europäische Kommission 1996a: Arbeitspapier der Kommissionsstellen über übertragbare spongiforme Enzephalopathien, Dokument Nr. KEG/V/F/1/LUX/16, 10.5.1996.

*Europäisches Parlament,*1993: Entschließung vom 15.2.1993 zur spongiformen Rinderenzephalopathie (BSE), in: Amtsblatt der Europäischen Gemeinschaften, C 42, S. 273-275.

Europäisches Parlament, 1990: Entschließung vom 14. Juni 1990 zur Rinderseuche BSE, in: Amtsblatt der Europäischen Gemeinschaften, C 175, S. 173-174.

European Parliament, 1996: Temporary Committee of Inquiry into BSE. (Draft Report, 19.12.96).

HoC (House of Commons), 1990a: Bovine Spongiform Encephalopathy (BSE). 5th Report from the Agricultural Committee, Paper No. 449.

HoC, 1990b: Bovine Spongiform Encephalopathy (BSE). Response of the Government to the Fifth Report from the House of Commons Agricultural Committee, 1989/90 session, Paper No. 1328.

MAFF (Ministry of Agriculture, Fisheries and Food) / DoH (Department of Health), 1989a : Report of the Working Party on Bovine Spongiform Encephalopathy („Southwood Report"), London.

MAFF, 1989b: Consultative Committee on Research into Spongiform Encephalopathy. Interim report („Tyrell-Report"), London.

MAFF, 1995a: Bovine Spongiform Encephalopathy in Britain: A Progress Report, Eds. MAFF / Animal Health (Disease Control Division), Surbiton/Surrey.

MAFF, 1995b: BSE and the Protection of Human Health, London.

MAFF, 1996a: Programme to eradicate BSE in the United Kingdom, MAFF-Internet-Pages.

MAFF, 1996b: The work of the Ministry of Agriculture, Fisheries and Food, MAFF-Internet-Pages.

MAFF, 1996c: UK farming output, input and income at current prices: 1973-1995, MAFF-Internet-Pages.

MAFF, 1996d: Agriculture and the Economy. UK 1980-1995, MAFF-Internet-Pages.

MAFF, 1996e: Household Food Consumption 1974-1995, MAFF-Internet-Pages.

MAFF, 1996f: Erklärung von Richard Packer (Staatssekretär im britischen Landwirtschaftsministerium) vor dem BSE-Untersuchungsausschuß des Europäischen Parlaments am 7.10.1996, Dok. E 26/96.

MAFF News Release, verschiedene Ausgaben, 1989-1996.

MAFF, 1998: MAFF BSE-Information. Support to the Beef-Industry. Consumer Confidence, MAFF-Internet-Pages.

MLC (Meat and Livestock Commission), 1995/96: UK Market Survey. Trade in Meat, o.O.

NCC (National Consumer Council), 1988: Consumers and the CAP, London.

VZN (Verbraucherzentrale Niedersachsen [Hrsg.]): Jahresberichte 1989-1995, Hannover.

Verhandlungen des Deutschen Bundestages, 1994: Stenographischer Bericht, 222. Sitzung, 12. Wahlperiode, Bonn, 21.4.1994.

Verhandlungen des Deutschen Bundesrates, 1994: Stenographischer Bericht, 667. Sitzung, 18.3.1994.

VpK (Verbraucherpolitische Korrespondenz), herausgegeben von der Arbeitsgemeinschaft der Verbraucherverbände e.V., Bonn (verschiedene Ausgaben).

ZMP (Zentrale Markt- und Preisberichtstelle für Erzeugnisse der Land-, Forst- und Ernährungswirtschaft [Hrsg.]), 1998: Fleischverbrauch 1997 weiter gesunken, ZMP-Nachrichten 44/98, 5.6.98, Bonn.

ZMP (Hrsg.), 1997: ZMP-Zentralbericht 45/97, Bonn.

ZMP (Hrsg.), 1996: Agrarmärkte in Zahlen. Europäische Union '96, Bonn.

ZMP (Hrsg.), 1995: ZMP-Bilanz Vieh und Fleisch '95, Bonn.

ZMP (Hrsg.), 1994: Agrarmärkte in Zahlen. Europäische Union '94, Bonn.

Rechtsakte

Bovine Offal (Prohibition) Regulations 1989, SI 1989 No.2061.

Bovine Spongiform Encephalopathy Order 1988, SI 1988 No.1039.

Bovine Spongiform Encephalopathy Amendment Order 1988, SI 1988 No.1345.

Bovine Spongiform Encephalopathy Compensation Order 1988, SI 1988 No1346.

Bovine Spongiform Encephalopathy Compensation Order 1990, SI 1990 No.222.

FlHG (Fleischhygienegesetz), 8.7.1993, Bundesgesetzblatt I, S. 1189.

ProdHaftG (Gesetz über die Haftung für fehlerhafte Produkte), 15.12.1989, Bundesgesetzblatt I, S. 2198.

TierSG (Tierseuchengesetz), 3.4.1980, Bundesgesetzblatt I, S. 387.

85/374/EWG: Richtlinie des Rates zur Angleichung der Rechts- und Verwaltungsvorschriften der Mitgliedstaaten über die Haftung für fehlerhafte Produkte, in: Amtsblatt der Europäischen Gemeinschaften, L 210 (1985), S. 229

89/662/EWG: Richtlinie des Rates vom 11.Dezember 1989 zur Regelung der veterinärrechtlichen Kontrolle im innergemeinschaftlichen Handel im Hinblick auf den gemeinsamen Binnenmarkt, in: Amtsblatt der Europäischen Gemeinschaften, L 395 (1989), S. 13-21.

89/469/EWG: Entscheidung der Kommission vom 28. Juli 1989 zum Erlaß von Maßnahmen zum Schutz gegen spongiforme Rinderenzephalopathie im Vereinigten Königreich, in: Amtsblatt der Europäischen Gemeinschaften, L 225 (1989), S. 51.

90/59/EWG: Entscheidung der Kommission vom 7. Februar 1990 zur Änderung der Entscheidung 89/469/EWG zum Erlaß von Maßnahmen zum Schutz gegen spongiforme Rinderenzephalopathie im Vereinigten Königreich, in: Amtsblatt der Europäischen Gemeinschaften, L 41 (1990), S. 23-24.

90/200/EWG: Entscheidung der Kommission vom 9. April 1990 über zusätzliche Anforderungen an gewisse Gewebe und Organe im Hinblick auf spongiforme Rinderenzephalopathie, in: Amtsblatt der Europäischen Gemeinschaften, L 105 (1990), S. 24-25.

90/261/EWG: Entscheidung der Kommission vom 8. Juni 1990 zur Änderung der Entscheidung 89/469/EWG zum Erlaß von Maßnahmen zum Schutz gegen spongiforme Rinderenzephalopathie im Vereinigten Königreich und der Entscheidung 90/200/EWG über zusätzliche Anforderungen an gewisse Gewebe und Organe im Hinblick auf spongiforme Rinderenzephalopathie, in: Amtsblatt der Europäischen Gemeinschaften, L 146 (1990), S. 29-30.

91/89/EWG: Entscheidung der Kommission vom 5. Februar 1991 über die Finanzierung eines Vorhabens zur Inaktivierung der Erreger der Traberkrankheit und der spongiformen Rinderenzephalopathie, in: Amtsblatt der Europäischen Gemeinschaften, L 49 (1991), S. 31-32.

94/474/EG: Entscheidung der Kommission vom 27.7.1994 über Schutzmaßnahmen die spongiforme Rinderenzephalopathie und zur Aufhebung der Entscheidung 89/469/EWG und 90/200/EWG, in: Amtsblatt der Europäischen Gemeinschaften, L 194 (1994), S. 96-98.

94/794/EG: Entscheidung der Kommission vom 14.Dezember 1994 zur Änderung der Entscheidung 94/474 über Schutzmaßnahmen gegen die spongiforme Rinderenzephalopathie und zur Aufhebung der Entscheidungen 89/469/EWG und 90/200/EWG, in: Amtsblatt der Europäischen Gemeinschaften, L 325 (1994), S. 60/61.

95/60/EG: Entscheidung der Kommission vom 6.3.1995 zur Änderung der Entscheidung über Schutzmaßnahmen in bezug auf die spongiforme Rinderenzephalopathie und die Verfütterung von aus Säugetieren gewonnenen Futtermitteln, in: Amtblatt der Europäischen Gemeinschaften, L 55, (1995), S. 43.

95/287/EG: Entscheidung der Kommission vom 18.7.1995 zur Veränderung der Entscheidung über Schutzmaßnahmen gegen die spongiforme Rinderenzephalopathie und zur Aufhebung der Entscheidungen 89/469/EWG und 90/200/EWG, in: Amtsblatt der Europäischen Gemeinschaften, L 181 (1995), S. 40/41.

Zeitungen und Zeitschriften

Agra Europe
The Economist
Financial Times
Frankfurter Allgemeine Zeitung
Göttinger Tageblatt
Nature
New Scientist
Süddeutsche Zeitung
Der Spiegel
Deutsches Tierärzteblatt
Time Magazine
The Times
Die Welt
Die Zeit

Interviewpartner

- Arbeitsgemeinschaft der Verbraucherverbände e.V.: 2.9.1996
- Britische Botschaft, Bonn: 12.12.1996
- Bundesministerium für Ernährung, Landwirtschaft und Forsten: 2.9.1996
- Bundesministerium für Gesundheit: 15.10.1996
- Bundesverband der Deutschen Fleischwarenindustrie e.V.: 15.10.1996
- Deutscher Bauernverband (DBV): 3.9.1996
- Ministerium für Ernährung, Landwirtschaft und Forsten, Niedersachsen: 10.9.1996
- Deutsches Mitglied des Wissenschaftlichen Veterinärausschusses (WVA): 17.01.1997
- Verband Fleischmehlindustrie e.V.: 12.12.1996
- Verbraucherzentrale Niedersachsen (VZN): 10.9.1996

Sekundärquellen

Ackermann, P., 1977: Landwirtschaftliche Interessenpolitik in der Bundesrepublik. Organisationsstruktur - Adressaten - Erfolgsbedingungen, in: Der Bürger im Staat, Jg.27, H.4, S. 298ff.

Ahner, Dirk, 1991: Gemeinsame Agrarpolitik - Herzstück und Sorgenkind, in: Röttinger, M./Weyniger, C.: Handbuch der Europäischen Integration, 1.Aufl., Wien-Mainz.

Ahner, Dirk, 1996: Gemeinsame Agrarpolitik - Herzstück und Sorgenkind, in: Röttinger, M. / Weyniger, C.: Handbuch der Europäischen Integration, 2.Aufl., Wien-Mainz.

Altmann, Torsten, 1994: Zeitbombe für Verbraucher und Bauern, in: Top Agrar, H.4, S. 3.

Andersen, Svein S. /*Eliassen*, Kjell A., 1991: European Community Lobbying, in: European Journal of Political Research, H.20, S. 173-187.

Barclay, Christopher / *Cushion*, Jane, 1995: Bovine Spongiform Encephalopathy. Research Paper 95/132, Science and Environment Section, HoC Libr., London (HMSO).

Bentrup, Hans-Hermann, 1990: Lebensmittelkontrolle im Binnenmarkt - eine (un)lösbare Aufgabe?, in: In Sachen Lebensmittel, Schriftenreihe des BLL (Bund für Lebensmittelrecht und Lebensmittelkunde e.V.), H.114.

Beutler, Bengt et al., 1993: Die Europäische Union. Rechtsordnung und Politik, 4. Aufl., Baden-Baden.

Birnkammer, Herrmann, 1991: Europäischer Binnenmarkt nach 1992 - Chancen und Risiken für unsere Landwirtschaft, in: Berichte über Landwirtschaft, H.69, S. 1-11.

Böse, C. / *Welschof*, J., 1991: Grundlagen zur Agrarpolitik, in: VDL-Schriftenreihe, Bd.18.

Borrmann, Christine / *Michaelis*, Jochen, 1990: Lebensmittel im Europäischen Binnenmarkt. Zwischen Verbraucherschutz und Wettbewerb, Hamburg.

Burkhardt-Reich, Barbara / *Schumann*, Wolfgang, 1983: Agrarverbände in der EG. Das agrarpolitische Entscheidungsgefüge in Brüssel und den EG-Mitgliedsstaaten unter besonderer Berücksichtigung des Euro-Verbandes COPA und seiner nationalen Mitgliedsverbände, Kehl am Rhein, Straßburg.

Carr, Kimberly, 1993: A question of confirmation, in: Nature, Vol. 365, 30.9.1993.

Consumers in the European Community Group (Hrsg.), 1994: Common Agricultural Policy: How to spend 28bn Pounds a Year without Making Anyone Happy, London.

Cox, Graham / *Lowe*, Philip / *Winter*, Michael, 1985: Changing Directions in Agricultural Policy: Corporatist Arrangements in Production and Conservation Policies, in: Sociologia Ruralis, Jg.25, S. 130-153.

Cox, Graham / *Lowe*, Philip / *Winter*, Michael, 1986: Agriculture and Conservation in Britain: A Policy Community under siege, in: Cox, Graham / Lowe, Philip / Winter, Michael 1986 (Hrsg.): Agriculture: People and Politics, London

Dealler, Stephen, 1993: Bovine Spongiform Encephalopathy (BSE): The Potential Effect of the Epidemic on the Human Population, in: British Food Journal, Jg.95, Nr. 8, S. 23-34.

Dealler, Stephen / *Kent*, J. T., 1995: BSE: an update on the statistical evidence, in: British Food Journal, Jg.97, Nr. 8, S. 3-18.

Dowding, Keith, 1995: Model or Metaphor ? A Critical Review of the Policy Network Approach, in: Political Studies, Jg.43, H.1, S. 136-158.

Eising, Rainer / *Kohler-Koch*, Beate, 1994: Inflation und Zerfaserung: Trends der Interessenvermittlung in der Europäischen Gemeinschaft, in : PVS-Sonderheft, Nr. 25, Opladen, S. 175-206.

Ervine, Cowan / *Hunter*, Joan, 1994: Completion of the Internal Market and Consumer Protection: A UK Perspective, in: Journal of Consumer Policy, Jg.17, S. 207-220.

Ferry, Georgina, 1994: Mad brains and the prion heresy, in: New Scientist, 25.5.1994, S. 32 ff.

Fischer Weltalmanach (WA), Frankfurt am Main, verschiedene Jahrgänge.

Flynn, Andrew / *Marsdem*, Terry / *Ward*, Neil, 1991: Managing Food? A Critical Perspective on the British Experience, in: INRA-Actes et Communications, Nr.7: Changement technique et restructuration de l'industrie agro-alimentaire en Europe, Paris, S. 159-181.

Ford, Brian J., 1996: BSE: The Facts. Mad Cow Disease and the Risk to Mankind, London.

Freidhof, Enrico, 1991: Anmerkungen zum Gemeinschaftlichen Lebensmittelrecht im Binnenmarkt, in: Recht der internationalen Wirtschaft, Heft 11, S. 925-929.

Grant, Wyn, 1989: Pressure Groups, Politics and Democracy in Britain, Hemel Hempstead.

Greenwood, Justin / *Grote*, Jürgen R. / *Ronit*, Karsten (Hrsg.), 1992: Organized Interests in the European Community, London.

Greer, Alan, 1994: Policy-networks and State-Farmer Relations in Northern Ireland, 1921-72, in: Political Studies, Jg.XLII, S. 396-412.

Groschup, M.H. / *Haas*, B., 1994: Die Bovine Spongiforme Enzephalopathie (BSE), in: Fleischwirtschaft, Jg.74, H.6, S. 633-636.

Groschup, M.H. / *Haas*, B., 1996: BSE und CJD: ein Überblick zur gegenwärtigen Situation, in: Amtstierärztlicher Dienst und Lebensmittelkontrolle, Jg.3, H.II, S. 104-106.

Hartmann, Jürgen, 1985: Verbände in der westlichen Industriegesellschaft, Frankfurt / New York.

Heinze, Rolf G., 1992.:Verbandspolitik zwischen Partikularinteressen und Gemeinwohl - Der Deutsche Bauernverband, Gütersloh.

Hendriks, Gisela, 1992: Germany and European Integration: The Common Agricultural Policy: An Area of Conflict, New York / Oxford.

Henrichsmeyer, Wilhelm / *Witzke*, Heinz Peter, 1994: Agrarpolitik, Bd.2: Bewertung und Willensbildung, Suttgart.

Héritier, Adrienne, (Hrsg.), 1993: Policy-Analyse. Kritik und Neuorientierung, Opladen.(PVS-Sonderheft 24/1993).

Héritier, Adrienne / *Mingers*, Susanne / *Knill*, Christoph / *Becka*, Martin, 1994: Die Veränderung von Staatlichkeit in Europa. Ein regulativer Wettbewerb: Deutschland, Großbritannien und Frankreich in der Europäischen Union, Opladen.

Hummel-Liljegren, Herrmann, 1987: Verbraucherschutz. Schwerpunkt Lebensmittelüberwachung. Friedrich Ebert Stiftung, Abteilung Politische Bildung (Seminarreihe Verbraucherinteressen und Verbraucherpolitik), o.O.

John, A., 1995: 75 Jahre Politik für „Land und Leute". Vom Reichsministerium für Ernährung und Landwirtschaft zum Bundesministerium für Ernährung, Landwirtschaft und Forsten, Bonn.

Jones, Bill et al. (Hrsg.), 1994: Politics UK, Hemel Hempstead.

Jordan, G. / *Maloney*, W.A. / *McLaughlin*, A.M., 1994 : Characterizing Agricultural Policy-Making, in: Public Administration, Jg.72, S. 505-526.

Jordan, A.G. / *Richardson*, J.J., 1983: Policy communities: the British and European policy style, in: Policy Studies Journal, Jg.11, H.4, S. 603-615

Jordan, A.G. / *Richardson*, J.J., 1987: British Poilitics and the Policy Process, London.

Keeler, John T. S., 1994: Explaining the Enduring Power of a Declining Sector: Political and Institutional Bases of European Agriculture's Success in Resisting Liberal Reform, in: Schriften der Gesellschaft für Wirtschafts- und Sozialwissenschaften des Landbaues e.V., Bd. 30, S. 13-27, Münster.

Kjeldahl, R./ *Tracy*, M. / *Wilkinson*, A., 1994: Renationalisation of the Common Agricultural Policy?, in: APS (Agricultural Policy Studies), Valby.

Klotzsch, L. / *Stöss*, R., 1983: Die Grünen, in: Stöss, R. (Hrsg.), 1983: Parteienhandbuch. Bd. 2, Opladen.

Kluge, U., 1989: Vierzig Jahre Agrarpolitik in der Bundesrepublik Deutschland, Bd.2, Hamburg / Bremen.

Kluge, U., 1990: Staatliche Agrarpolitik, in: *Beyme*, Klaus von / *Schmidt*, Manfred G. (Hrsg.): Politik in der Bundesrepublik Deutschland, Opladen, S. 309ff.

Kohler-Koch, Beate, 1992: Germany: Fragmented but strong Lobbying, in: Van Schendelen, M. (Hrsg.): National Public and Private EC-Lobbying, Aldershot, S. 23-48.

Kohler-Koch, Beate, 1994: Patterns of Interest-Intermediation in the European Union, in: Government and Opposition, Jg.29, S. 165-180.

Köster-Lösche, Kari, 1995: Rinderwahnsinn - BSE. Die neue Gefahr aus dem Kochtopf, München.

Lacey, Richard W., 1992: Unfit for Human Consumption. Food in Crisis - the Consequences of Putting Profit Before Safety, London.

Lacey, Richard, 1994a: Mad Cow Disease. History of BSE in Britain, St. Helier.

Lacey, Richard W., 1994b: Bovine Spongiform Encephalopathy: A „Progress" Report, in: British Food Journal, Jg.96, Nr. 7, S. 46-48.

Lohner, Michael, 1994: Transformation veränderter Verbraucherwünsche in das Nachfrageverhalten gewerblicher Abnehmer von Agrarprodukten, in: Schriften der Gesellschaft für Wirtschafts- und Sozialwissenschaften des Landbaues e.V., Bd. 30, S. 509-520, Münster.

Maier, Lothar, 1993: Institutional Consumer Representation in the European Community, in: Journal of Consumer Policy, Jg.16, S. 355-374.

Marsh, D.A. / *Rhodes*, R.A.W. (Hrsg.), 1992: Policy Networks in British Government, Oxford.

Marsh, John, 1991: Agricultural Policies in Europe, Rom.

Marsh, John (Hrsg.), 1993: The Changing Role of the Common Agricultural Policy: The Future of Farming in Europe, London / New York.

Mayntz, Renate, 1993: Policy-Netzwerke und die Logik von Verhandlungssystemen, in: Héritier, A.: Policy-Analyse. Kritik und Neuorientierung, Opladen (PVS-Sonderheft 24/1993).

Mazey, Sonja / *Richardson*, Jeremy (Hrsg.), 1993: Lobbying in the European Community, Oxford.

Moravcsik, A., 1991: Negotiating the Single European Act, in: International Organization, Jg.45, H.1, S,19-65.

Neville-Rolfe, Edmund, 1984: The Politics of Agriculture in the European Community, London.

Nicoll, W., 1984: The Luxembourg Compromise, in: Journal of Common Market Studies, Jg.23, H.1, S. 35-43.

Niendieker, Volker / *Schmidt*, Peter / *Seegers*, Theodor, 1996: Neue Ansätze nationaler Agrarpolitik aus bundespolitischer Sicht, in: Konrad Hagedorn (Hrsg.): Institutioneller Wandel und politische Ökonomie von Landwirtschaft und Agrarpolitik. Festschrift zum 65 Geburtstag von Günther Schmitt, Frankfurt am Main, S. 403-427.

N.N., 1990: Mad Cows and the Minister, in: Nature, Vol. 345, 24.5.1990.

N.N, 1996: Bovine Spongiforme Enzephalopathie, in: Deutsches Tierärzteblatt, H.5, S. 422-425.

Nugent, Neill, 1991: The Government and Politics of the European Community, Basingstoke / London.

Pain, Stephanie, 1988: Mad cows and ministers lose their heads, in: New Scientist, 11.08.1988, S. 27 f.

Pain, Stephanie, 1990: What madness is this?, in: New Scientist, 9.6.1990, S. 32 ff.

Pearce, Joan, 1983: The CAP: Accumulation of Special Interests, in: *Wallace*, Helen / *Wallace*, William / *Webb*, C. (Hrsg.): Policy-Making in the EC, 2.Aufl., Chichester, S. 143-175.

Rathke-Hebeler, Eckhard, 1988: Staatliche Agrarpolitik - Politik für wen?, Frankfurt am Main.

Priebe, H., 1988: Die subventionierte Unvernunft. Landwirtschaft und Naturhaushalt, 3.Aufl., Berlin.

Rausser, Gordon C., 1995: GATT Negotiations and the Political Economy of Policy Reform, Berlin / Heidelberg.

Rhodes, R.A.W. / *Marsh,* D., 1992: New directions in the study of policy networks, in: European Journal of Political Research, Jg.21, S. 181-205.

Rieger, Elmar, 1996: The Common Agricultural Policy: External and Internal Dimensions, in: *Wallace,* Helen / *Wallace,* William, 1996: Policy-Making in the European Union, 3.Aufl., Oxford, S. 97-123.

Ritson, Christopher / *Gofton,* Leslie / *McKenzie,* John, 1986: The Food Consumer, Chichester.

Röttinger, M. / *Weyniger,* C, 1991.: Handbuch der Europäischen Integration, 1.Aufl., Wien, Mainz.

Röttinger, M. / *Weyniger,* C, 1996.: Handbuch der Europäischen Integration, 2.Aufl., Wien, Mainz.

Sbragia, Alberta M., 1992.: Euro-Politics. Institutions and Policy-Making in the „New" European Community, Washington.

Scharpf, F.W., 1985: Die Politikverflechtungs-Falle: Europäische Integration und deutscher Föderalismus im Vergleich, in: PVS, Jg.26, S. 323-356.

Scharpf, F.W., 1991: Die Handlungsfähigkeit des Staates am Ende des 20. Jahrhunderts, in: PVS, Jg. 31, S. 621-634.

Schleicher, Ursula, 1995: BSE: Europäische Regelung und Gesundheitsschutz, in: Zeitschrift für das gesamte Lebensmittelrecht , H.6, S. 728-732.

Schubert, Klaus, 1991: Politikfeldanalyse, Opladen.

Schumann, Wolfgang, 1993: Die EG als neuer Anwendungsbereich für die Policy-Analyse: Möglichkeiten und Perspektiven einer Weiterentwicklung, in: *Héritier,* A. (Hrsg.): Policy-Analyse. Kritik und Neuorientierung, Opladen (PVS-Sonderheft 24/1993).

Schumann, Wolfgang, 1994: Politikergebnisse in der gemeinsamen Agrarpolitik - ein Erkärungsversuch aus Sicht der Politikfeldanalyse, in: Schriften der Gesellschaft für Wirtschafts- und Sozialwissenschaften des Landbaues e.V., Bd. 30, S. 131-142, Münster.

Schwinne, Erhard, 1994: Entscheidungsmechanismen in der EG-Agrarpolitik: Handlungsspielräume, Endscheidungsvorbereitung und Entscheidungsfindung, in: Schriften der Gesellschaft für Wirtschafts- und Sozialwissenschaften des Landbaues e.V., Bd. 30, S. 143-149, Münster.

Scott, A., 1992: Internal Market Policy, in: *Bulmer* et al., The United Kingdom and EC-Membership evaluated, London.

Smith, Martin J., 1991.: From Policy Community to Issue Network: Salmonella in Eggs and the New Policy of Food, in: Public Administration, Jg.69, S. 235-255.

Smith, Martin J., 1992.: The Agricultural Policy Community. Maintaining a Closed relationship, in: *Marsh*, D.A. / *Rhodes*, R.A.W.(Hrsg.): Policy Networks in British Government, Oxford.

Smith, Martin J., 1993.: Presssure, power and policy: State autonomy and policy networks in Britain and the United States, Pittsburgh.

Stoker, Gerry, 1993: The Politics of the Local Government, 2.Aufl., Basingstoke.

Swinbank, Alan, 1989: The Common Agricultural Policy and the Politics of European Decision Making, in: Journal of Common Market Studies, Jg.27, H.4 , S. 303-322.

Teasdale,Anthony L., 1993: The life and the death of the Luxembourg Compromise, in: Journal of Common Market Studies, Jg.31, H.4, S. 567-579.

Tilston, Colin, 1993: Beef Consumption: The impact of BSE, Bradford.

Tilston, Colin et al., 1992: The Effect of BSE: Consumer Perceptions and Beef Purchasing Behaviour, in: British Food Journal, Jg.94, H. 9, S. 23-26.

Van der haegen, Antoine, 1996: Konsumentenpolitik, in: *Röttinger*, M. / *Weyniger*, C.: Handbuch der Europäischen Integration, 2.Aufl., Wien, Mainz.

Volle, Angelika, 1989: Großbritannien und der europäische Einigungsprozeß, Bonn.

Waarden, F. van, 1992: Dimensions and types of policy networks, in: European Journal of Political Research, Jg.21, H.1/2, S. 29-52.

Wallace, Helen / *Young*, Alasdair R., 1996: The Single Market: A New Approach to Policy, in: *Wallace*, Helen / *Wallace*, William: Policy-Making in the European Union, 3.Aufl., S. 125-155, Oxford.

Wendt, Heinz,1991: Anpassung in der Ernährungswirtschaft an Änderungen im Lebensmittelrecht, in: Schriften der Gesellschaft für Wirtschafts- und Sozialwissenschaften des Landesbaues e.V., Bd.27, Münster.

Weindl, Josef, 1993: Europäische Gemeinschaft: Institution, System, Binnenmarkt sowie Wirtschafts-und Währungsunion auf der Grundlage des Maastricher Vertrages, München.

Weindlmaier, Hannes, 1991: Konsequenzen des EG-Binnenmarktes für den der Landwirtschaft nachgelagerten Bereich, in: Schriften der Gesellschaft für Wirtschafts-und Sozialwissenschaften des Landesbaues e.V., Bd.27, Münster-Hiltrop.

Wilkinson, Alan, 1994: Renationalisation: An evolving debate, in: *Kjeldahl*, R./ *Tracy*, M. / *Wilkinson*, A., 1994: Renationalisation of the Common Agricultural Policy?, in: APS (Agricultural Policy Studies), Valby, S. 23-32.

Windhoff-Héritier, Adrienne, 1987: Policy-Analyse. Eine Einführung, Frankfurt / New York.

Wirtschaftslehre, 1993, :Die Landwirtschaft. Lehrbuch für Landwirtschaftsschulen, Bd 4., völlig neubearb. Aufl., Münster-Hiltrup.

7 Anhang

Abkürzungsverzeichnis

Abl.	Amtsblatt der Europäischen Gemeinschaften
AgV	Arbeitsgemeinschaft der Verbraucherverbände e.V.
BEUC	Bureau Européen des Unions des Consommateurs
BGA	Bundesgesundheitsamt
BMELF	Bundesministerium für Ernährung, Landwirtschaft und Forsten
BMG	Bundesministerium für Gesundheit
BSE	Bovine Spongiforme Enzephalopathie
CA	Consumers Association
CBI	Confederation of British Industries
CJD	Creutzfeldt-Jakob-Krankheit
COGECA	Comité Général de la Coopération Agricole de la CE (Allgemeiner Ausschuß der ländlichen Genossenschaftswesen der EWG)
COPA	Comité des Organisations Professionelles Agricoles de la CE (Ausschuß der berufsständischen landwirtschaftlichen Organisationen der EG/EU)
CVL	Central Veterinary Laboratory
DBV	Deutscher Bauernverband
DoH	Department of Health
EAGFL	Europäischer Ausrichtungs- und Garantiefonds für Landwirtschaft
EG	Europäische Gemeinschaft
EGV	Vertrag zur Gründung der Europäischen Gemeinschaft in der Fassung des Vertrages über die Europäische Union v. 7.2.1992
EP	Europäisches Parlament
EU	Europäische Union
EuGH	Gerichtshof der Europäischen Gemeinschaften
EWGV	Vertrag zur Gründung der Europäischen Wirtschaftsgemeinschaft v. 25.3.1957
F.A.Z	Frankfurter Allgemeine Zeitung
FlHG	Fleischhygienegesetz
F.T.	Financial Times

GAP	Gemeinsame Agrarpolitik der EG/EU
GATT	General Agreement on Tariffs and Trade (Allgemeines Zoll- und Handelsabkommen)
HoC	House of Commons
MAFF	Ministry of Agriculture, Fisheries and Food
MLC	Meat and Livestock Commission
MP	Member of Parliament
MRM	Mechanically Recovered Meat
NCC	National Consumers Council
NFU	National Farmers Union
NMHS	National Meat Hygiene Service
OIE	Office International des Epizooties (Internationales Tierseuchenamt)
SBO	Specified Bovine Offals (Bestimmte Rinderinnereien)
SE	Spongiforme Enzephalopatie
SEAC	Spongiform Encephalopathy Advisory Committee
SVS	State Veterinary Service
S.Z.	Süddeutsche Zeitung
TSE	Transmissible Spongiforme Enzephalopathien (Sammelbegriff)
Verh.	Verhandlungen des deutschen Bundesrats/Bundestags
VpK	Verbraucherpolitische Korrespondenz
WSA	Wirtschafts- und Sozialausschuß
WHO	World Health Organization (Weltgesundheitsorganisation)
WTO	World Trade Organization (Welthandelsorganisation)
WVA	Wissenschaftlicher Veterinärausschuß

Leitfaden für die Experteninterviews

Zunächst einige Bemerkungen zur Art des Interviews: Es ist nicht das Ziel dieser Befragung, abgesicherte Informationen über Ausmaß, Gefahren und Ursachen der BSE-Krise zu gewinnen. Statt dessen stehen Ihre persönlichen Ansichten und Erfahrungen im Vordergrund, mit deren Hilfe sich ein *Gesamtbild von Entscheidungsprozessen* im für die BSE-Politik relevanten Politikfeld erschließen soll.

Gefragt ist daher **Ihre Meinung**, auch wenn sich diese nicht immer mit „harten Fakten" belegen läßt. Sollten Sie bestimmte Fragen als unbeantwortbar erachten, so können diese Fragen ausgelassen werden.

1. Welches sind Ihrer Meinung nach in dem Politikfeld, in dem die für die BSE-Krise ausschlaggebenden Entscheidungen getroffen werden, die wichtigsten Akteure, Akteursgruppen und Gremien?

Können Sie diese in eine ihrer Bedeutung (Einfluß auf die BSE-Politik) angemessene Rangfolge ordnen? Welche?
Begründen Sie bitte Ihre Rangfolge mit einigen wenigen Worten.

2. Gibt es Ihrer Meinung nach Akteure oder Akteursgruppen, für welche die BSE-Politik von großer Bedeutung ist, die in o.g. Politikfeld nicht vertreten oder unterrepräsentiert sind? Wenn ja, welche sind dies?
Begründen Sie bitte kurz Ihre Auswahl.

3. Eine Frage zur Rinderseuche als solcher: Halten Sie die das Auftreten der Rinderseuche BSE für einen unglücklichen Zufall oder gibt es Ihrer Meinung nach "tiefere Ursachen"? Sollte letzteres zutreffen, welches sind diese tieferen Ursachen?

Die nun folgenden Fragen beziehen sich auf den Zeitraum vom ersten wissenschaftlich untersuchten Auftreten der BSE im Jahre 1986 bis zum März 1996 (Bericht des SEAC). Es geht hier also nicht um die Ereignisse des Jahres 1996, welche eine enorme Belastung für Produzenten, Verbraucher und nicht zuletzt internationale Beziehungen mit sich brachten, sondern um deren Vorgeschichte.

Die erste der jetzt folgenden zwei Fragen bezieht sich auf Sie persönlich, die zweite auf Ihre Behörde/ Organisation/ Ihren Verband/ Ihre Akteursgruppe.

4. Auf welche Art hatten Sie während des Untersuchungszeitraumes in Ihrem Beruf mit BSE zu tun? (Was waren im Untersuchungszeitraum Ihre Haupttätigkeiten im Zusammenhang mit BSE (Besonderheiten / Tagesroutine etc.) ?)

Als Unterpunkt zur ersten, speziell auf Ihre persönliche Tätigkeit bezogenen Frage: Wenn Sie Ihre Handlungen im Untersuchungszeitraum betrachten, welches waren Ihre wichtigsten Interaktionspartner...

...was die Häufigkeit der Interaktion angeht:
...was die Qualität der Kooperation angeht:

5. Charakterisieren Sie bitte kurz die Aktivitäten / Positionen der durch Sie repräsentierten Akteursgruppe im zeitlichen Umfeld folgender Kulminationspunkte:

November 89: Dtl. verhängt unilaterale Importrestriktionen (Zertifikatspflicht), Vorgeschichte (behind the scene-negotiations)
Mai/ Juni 90: erster Importstop
Dez. 93-Mai 94: Sanktionsdrohungen / Seehofer-Ultimatum im Mai 94
Juni-Juli 94: Kompromiß: 6-Jahres-Regel (Umsetzung durch Seehofers Dringlichkeitsverordnung)
Dez. 94: EU-Kommission erläßt Entscheidung zur Erleichterung britischer Rindfleischexporte
Februar 96: Alleingang der Bundesländer

Sind Sie in irgendeiner Form in den Entscheidungsprozeß mit einbezogen worden? In welcher?
Wieweit sind Ihrer Meinung nach die eben erläuterten Positionen in der regulativen BSE-Politik berücksichtigt worden?
(Nur falls es Defizite in der Umsetzung dieser Positionen gibt:) Worauf führen Sie die Defizite in der Umsetzung Ihrer Positionen zurück?

Anhang

6. Gibt es Ihrer Meinung nach einer aus Ihrer Sicht sinnvollen BSE-Politik entgegenwirkende nationale oder internationale Interessen oder direkte Gegenspieler? Wenn ja, welche sind dies?

7. ("Brainstorming") Ich nenne Ihnen nun einige der Hauptakteure des Politikfeldes. Sagen Sie mir bitte zu jedem dieser Akteure oder Akteursgruppen, ob sie sich Ihrer Meinung nach hinsichtlich der Zeit von ca. 1986 bis 1996 den Vorwurf schwerwiegender Fehler oder Versäumnisse gefallen lassen müssen und benennen Sie ggf. diese Fehler oder Versäumnisse.
    die britischen Landwirte
    die britischen Konsumenten
    die britische Regierung
    sonstige (Großbritannien)
    die Kommission der EG/EU
    der Agrarministerrat der EG/EU
    der ständige Veterinärausschuß der EG/EU
    der wissenschaftliche Veterinärausschuß der EG/EU
    sonstige (auf EG/EU-Basis: Parlament, WSA etc.)
    die deutschen Landwirte
    die deutsche Regierung (BMELF, BMGes)
    die deutschen Konsumenten
    sonstige (in Deutschland: Medien, Parteien, Länderregierungen etc.)

Die Rinderseuche BSE ist bisher weitestgehend auf Großbritannien beschränkt geblieben. Die Regierung des Vereinigten Königreichs hatte daher bisher zumeist zu *agieren* (wobei *nicht-Handeln* in diesem Zusammenhang auch als „Aktion" zu verstehen ist) und wurde demgemäß hierzulande auch am heftigsten für Fehlverhalten kritisiert. Die Anforderungen an das Handeln der Bundesregierung, ihrer europäischen Partner und der Europäischen Union unterschieden sich von den Anforderungen an das Handeln der britischen Regierung, da sich der Seuchenherd und damit die Ursache der Krise ihren unmittelbaren Einflußbereichen entzog.

8. Können Sie sich vorstellen (damit ist die folgende Frage rein hypothetisch), daß unter umgekehrten Vorzeichen eine der BSE-Krise

ähnliche Entwicklung auch in Deutschland ihren Ausgang nehmen könnte?
Folgt keine Erläuterung - eine der folgenden Fragen stellen:
(Lautet Ihre Antwort „ja":) Hinsichtlich welcher entscheidender Faktoren (die eine solche Krise auch in Deutschland möglich machen) ähneln sich die Rahmenbedingungen in Deutschland und Großbritannien?
(Lautet Ihre Antwort zu vorangegangener Frage „nein" oder halten Sie eine solche Entwicklung in Deutschland zumindest für weniger wahrscheinlich:) Was könnte einer vergleichbaren Krise in Deutschland entgegenwirken/ sie verhindern?

9. Sie sind in ihrem Beruf wesentlich den Mechanismen des EU-Binnenmarktes und der gemeinsamen Agrarpolitik ausgesetzt. Allgemein gesagt, sind Sie der Meinung, daß Ihnen bei der Durchsetzung Ihrer beruflichen Anliegen (politisch/inhaltlich) durch die europäische Integration eher Nachteile oder eher Vorteile erwachsen? Welches sind für Sie die wichtigsten Vorteile / Nachteile?

10. Auch die Tierseuche BSE, das damit verbundene Handeln der Verantwortlichen und die darauffolgende Vertrauenskrise der Verbraucher unterlag Gesetzmäßigkeiten der europäischen Integration. Geben Sie zu folgenden Aspekten der BSE-Krise / BSE-Politik bitte an, ob die europäische Integration Ihrer Meinung nach förderlich oder hinderlich war (bzw. keinen Einfluß hatte) und begründen Sie bitte (kurz!) Ihre Entscheidung.

-Erkennen der Seuche
-Inkenntnissetzen der Öffentlichkeit
-Einleiten von wirksamen Sofortmaßnahmen zum Konsumentenschutz
-Einleiten von wirksamen Sofortmaßnahmen zur Seuchenbekämpfung
-Festlegung von Forschungsprioritäten
-Entwicklung wirksamer Kontrollen
-Berücksichtigung von Produzenteninteressen
-Finanzielle Unterstützung Geschädigter
-*Schnelles* Handeln der Regierungsverantwortlichen
-*Wirkungsvolles/angemessenes* Handeln der Regierungsverantwortlichen

Anhang

11. Sind Sie der Ansicht, daß der Verbraucherschutz (besonders in Sachen Lebensmittel) in den letzten Jahren zugenommen oder abgenommen hat? Welches sind Ihrer Meinung nach die Faktoren, die Art und Ausmaß gesetzgeberischer Tätigkeit im Verbraucherschutz bestimmen?

12. Abschließend eine allgemeine Einschätzung Ihrerseits. In den letzten Jahren hat es wiederholt größere Krisen durch gesundheitsschädliche Lebensmittel gegeben - Weinskandal, Nudelskandal oder Salmonellenvergiftungen sind nur einige der bekanntesten Fälle. Gibt es Ihrer Meinung nach offensichtliche Schwachstellen im System? Wenn ja, sind diese hinzunehmen oder gäbe es Möglichkeiten zur Abhilfe? Welche? (Frage ist absichtlich allgemein gehalten, bei „Schwachstellen im System" kann es sich um Defizite in der Gesetzgebung, Unzulänglichkeiten im Entscheidungsprozeß, etc. handeln).

Jahr	Großbritannien		Deutschland		EG/EU	
1988	April:	Southwood-AG wird eingesetzt				
	Juni:	Southwood-Interim-Report, BSE-Meldepflicht				
	Juli:	Tiermehlverbot				
	Aug.	Gesetz ü. Zwangsschlachtung kranker Tiere, 50% Kompensation				
1989	Feb.:	Southwood-Report, Tyrell-Ausschuß wird eingesetzt	Mai:	Importverbot für britisches Tiermehl	Juli:	Keine Rinder aus GB, wenn vor 18.07.88 geb., keine BSE-Nachkömmlinge
	Juni:	Regierung erhält Tyrell-Report	Nov.:	unilaterale Importrestriktionen (Zertifikatspflicht)		
	Nov.	SBO-Bann tritt in Kraft				
1990	Feb.:	Volle Kompensation bei Schlachtung	Jan.:	Zertifikatspflicht nur noch bei nicht-entbeintem Fleisch	Feb.	Lebendexport aus GB: nur unter 6. Monate alte Kälber
			April:	Importverbot (SBO/Gehirne)	April:	EG-weite Meldepflicht, SBO-Bann
			Mai/Juni: völliger Importstop (5Tage)		Juni:	Kompromiß nach Importstop: schieres Muskelfl.: frei; nicht-entb. Fleisch: nur mit Zertifikat (Herde 2 Jahre BSE-frei)
1991	Nov.:	SBO-Bann für Düngemittel				

1992	Juni:	1. Tyrrell-Report wird veröffentlicht		Mai:	Embryo-Bann
1993			Nov.:	BGA-Gutachten	
1994			bis Apr.:	Sanktionsdrohungen	
			März:	Verbot der Tiermehlverfütterung an Rinder	
					Juni: Tiermehl (Verfütterung an Wiederkäuer)-Verbot Nicht-entbeint. Fleisch nur aus 6 Jahre BSE-freien Herden (Kompromiß nach Drohung)
			Mai:	Ultimatum: Lösung bis Monatsende, sonst nationaler Alleing.	
			Juli:	Bundesrat segnet Seehofers Dringlichkeitsverordnung ab	Juli: 1.Lockerung der Gesetzgeb. (Fleisch von nach 1.1.92 geb. Rindern frei zu handeln)
	Nov.:	SBO-Order wird ausgeweitet			Dez.:
1995			Feb.:	Seehofer setzt Lockerung per Dringlichkeitsverordnung um	
	Juni:	nach 1.1.92 geb. Rind erkrankt an BSE	Aug.:	Seehofer setzt Verschärfung per Dringl.-VO in nat. Recht um	Juli: Ausnahmeregelung wird wieder verschärft: Nicht mehr Geburtsdat. sondern Schlachtalter (30 Monate) entscheidend
1996	März:	SEAC-Bericht über 10 CJD-Fälle	Feb.:	Dringl.-VO läuft aus: Bundesländer verhängen Importstop	

Abbildung 1: Handlungen und Ereignisse im Zusammenhang mit BSE 1988-1996

Danksagung

Keine Frage, die Sache mit den Rindern hat das Zeug dazu, junge Politikwissenschaftler in den Wahnsinn zu treiben. Daß mir 1997 dieses Schicksal erspart blieb, führe ich - rein netzwerktheoretisch - auf eine Reihe von „Rahmenbedingungen" zurück: Dank für sachkundige Unterstützung gebührt Herrn Professor Ernst Kuper sowie sämtlichen Interviewpartnern, die sich die Zeit nahmen, einem Fachfremdem ihre Ansichten zu erklären.

Für ihre freundschaftliche Unterstützung sei Serena Foresi, Juliane von Roenne, Michael Herbst, Heiko Stölting und Thilo Zinecker gedankt. Besonderer Dank gilt Claudia Jäger, die mir während des gesamten Bearbeitungszeitraumes eine große Hilfe war

Christian Wolters, Göttingen 1998